U0199486

协和妇产科值班医师手册

主　编　向　阳

副主编　彭　澎　李晓燕

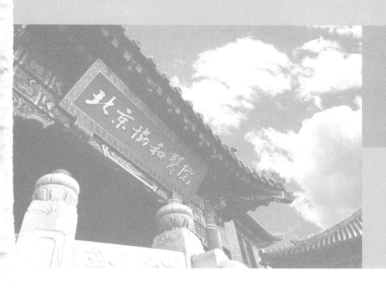

人民卫生出版社
·北京·

图书在版编目（CIP）数据

协和妇产科值班医师手册 / 向阳主编 . —北京：
人民卫生出版社，2021.8（2024.12重印）

ISBN 978-7-117-31856-3

Ⅰ. ①协… Ⅱ. ①向… Ⅲ. ①妇产科病 —诊疗 —手册
Ⅳ. ①R71-62

中国版本图书馆 CIP 数据核字（2021）第 153173 号

人卫智网	www.ipmph.com	医学教育、学术、考试、健康，
		购书智慧智能综合服务平台
人卫官网	www.pmph.com	人卫官方资讯发布平台

协和妇产科值班医师手册
Xiehe Fuchanke Zhibanyishi Shouce

主　　编：向　阳
出版发行：人民卫生出版社（中继线 010-59780011）
地　　址：北京市朝阳区潘家园南里 19 号
邮　　编：100021
E - mail：pmph @ pmph.com
购书热线：010-59787592　010-59787584　010-65264830
印　　刷：北京顶佳世纪印刷有限公司
经　　销：新华书店
开　　本：889 × 1194　1/32　印张：13.5
字　　数：298 千字
版　　次：2021 年 8 月第 1 版
印　　次：2024 年 12 月第 4 次印刷
标准书号：ISBN 978-7-117-31856-3
定　　价：59.00 元

打击盗版举报电话：**010-59787491**　E-mail：**WQ @ pmph.com**
质量问题联系电话：**010-59787234**　E-mail：**zhiliang @ pmph.com**

编者名单（排名不分先后）

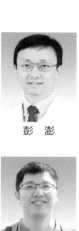

彭 澎

李晓燕

陈 娜

崔秉谦

范 融

桂 婷

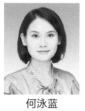

何泳蓝

李 玲

刘 倩

李 舒

李晓川

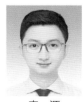

李 源

3

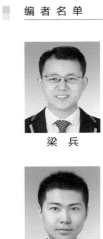

梁　兵

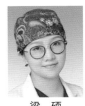

梁　硕

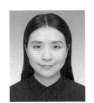

娄文佳

毛　溯

邱　琳

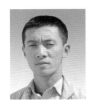

任　远

宋晓晨

仝佳丽

王　丹

王永学

杨　华

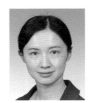

杨　洁

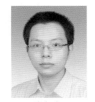

张加韧

张志博

周　倩

主编简介

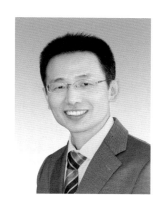

　　向　阳　中国医学科学院中国协和医科大学北京协和医院妇科肿瘤中心主任兼妇产科学系副主任、教授、博士研究生导师、首批协和学者特聘教授。担任国际滋养细胞肿瘤学会执行委员及第18届执行主席，中华医学会妇科肿瘤学分会副主任委员，中国医师协会妇产科医师分会妇科肿瘤专业委员会主任委员，中国医师协会整合医学分会妇产疾病整合专业委员会主任委员，中国抗癌协会妇科肿瘤专业委员会常务委员，北京医学会妇科肿瘤分会主任委员，北京医学会妇产科学分会副主任委员，北京医师协会妇产科医师分会副会长等。

　　主要致力于妇科肿瘤的临床及基础研究，尤其是对滋养细胞肿瘤的诊断与治疗有独特的见解，并取得了重要成绩。曾于 1998 年及 2000 年获得北京市科学技术进步奖二等奖，2005 年及 2007 年获得中华医学科技奖，2006 年获得国家科学技术进步奖二等奖，2016 年获得北京医学科技奖一等奖，2017 年获得华夏医学科技奖二等奖，2017 年国家高等学校科学研究优秀成果奖（科学技术）二等奖，2017 年获得北京市科学技术进步奖二等奖等。于 2004 年获得由人事部等七部委授予的首批"新世纪百千万人才工程"国家级人选称号，享受国务院政府特殊津贴。

在国内外学术刊物共发表论文 500 余篇，其中由 SCI 收录 100 余篇。主编《宋鸿钊滋养细胞肿瘤学》《滋养细胞肿瘤的诊断与治疗》《子宫肿瘤》《协和妇产科查房手册》《妇产科手术要点难点及对策》《滋养细胞肿瘤——协和 2017 观点》等多部专著。主译《Novak 妇科学》《临床妇科肿瘤学》《妇产科遗传学》《儿童及青少年妇科学》《妇产科急诊学》《外阴疾病图谱》等多部译著，并著有《妇科肿瘤 210 个怎么办？》《探密妇科肿瘤》《协和名医谈妇科肿瘤》等多部科普书籍，以及参与编写医学著作数十部。同时还担任《中国实用妇科与产科杂志》《中国妇产科临床杂志》的副主编，以及 *Inter J Gynecol Cancer*《中华妇产科杂志》《国际妇产科杂志》《生殖医学杂志》《现代妇产科进展》《实用妇产科杂志》等杂志的常务编委或编委。

前　言

　　每每夜晚、周末和节假日,医院的值班室都是由值班医师们在坐诊和把关中。作为一名值班医师通常会遇到很多来自门诊、急诊及住院患者各种各样的临床问题,而这些大大小小的问题又常常会比日常工作中遇到的更加多样、复杂、急迫。于是,当面对的问题比较棘手,且值班人员又相对较少的情况下,如何处理各种状况,对于各级值班医师们来说都是一种不小的考验。当然,如果在遇到这些问题的过程中,能够做到理论知识扎实过硬,对值班常规烂熟于心,准确把握疾病的诊治原则,那么就能够从容地应对患者,有效地处理病情。

　　作为一名刚刚参加临床工作的住院医师,也是一名一线的值班医师,需要经过数年的轮转和临床工作磨炼后,才能够逐渐成长为一名合格的二线、三线医师。在日复一日的值班经历及年复一年的临床工作中,每一个病例都在潜移默化地影响和推动着疾病研究的进展,甚至是指南的更新,最终使疾病的治疗理念也发生着变化。因此,为了帮助年轻医师们尽快承担起临床值班的重任,我们组织了北京协和医院妇产科具有丰富值班经验的医师根据妇产科各亚专业的临床诊疗进展和自身临床经验的积累,并结合了平时所谓的"不成文规定""默认的常规""传统的习惯"等经验,同时依据不断更新的指南和文献,总结及编写完成了《协和妇产科值班医师手册》一书。本书主要以值班当中遇到的临床问题为核心，主线索是介绍解决这些问题的方法。具体内容包括问题的起因、在忙碌的值班环境中如何迅速地找到问题的关键点，以及如何按照常规、安全、高效的方式进行处理。

虽然本书的内容均是由北京协和医院妇产科的二线值班医师们（相当于住院总医师和主治医师）所编写，但是从初稿的完成，内容的更新与丰富，再到审核和出版，以上每个阶段都有高年资的上级医师层层把关。因此，我们相信本书能够为妇产科的一线值班医师化解"远水解不了近渴"的尴尬，同时对于从事临床工作的读者们提高工作水平也有一定的裨益。

由于本书是北京协和医院妇产科的值班经验分享，因此在内容和方法等方面可能并不一定适用于其他医院所遇到的所有临床问题，加上我们的能力和经验有限，书中难免会有不少错漏及尚需斟酌之处，此处还恳请各位同仁和广大读者在阅读过程中结合自身工作情况，在汲取书中精华部分的同时，也要指出其中的不足和错误之处，本书出版之际，恳切希望广大读者在阅读过程中不吝赐教，欢迎发送邮件至邮箱 *renweifuer@pmph.com*，或扫描封底二维码，关注"人卫妇产科学"，对我们的工作予以批评指正，以期再版修订时进一步完善，更好地为大家服务。

感谢在本书的编写过程中付出辛勤劳动的所有年轻医师们，同时也希望该书的出版可以为协和百年华诞献上一份薄礼！

主编

2021 年 8 月

目　录

第一章　普通妇科

第一节　术前需要进行的化验和检查

【重点关注】

1. **常规化验和检查**　常规化验和检查包括血常规、尿常规、ABO血型Rh因子、凝血功能、肝肾功能、肝炎等输血传染性疾病指标检查，以及心电图、X线胸片检查［注意：如近半年曾行胸部计算机断层扫描（computed tomography，CT）或正电子发射体层成像（positron emission tomography，PET）检查可以不拍摄X线胸片）］。

2. **影像学检查**

（1）通常要有妇科超声检查，必要时需行肝、胆、胰、脾、肾B超、CT、MRI检查。

（2）2013年美国麻醉医师学会（American Society of Anesthesiologists，ASA）发布指南，不再推荐对进行低危手术的ASA Ⅰ/Ⅱ级患者进行常规的术前检查，尤其是血常规、生化和凝血功能的检验，同时也不推荐对无相关既往病史的患者进行心电图和X线胸片的检查。不过积习难改，2019年ASA调查发现，指南发布后其低危患者进行术前心电图和X线胸片检查的情况并没有明显减少。因此，我们在临床工作中应根据国情、医院相关规定和患者的病情酌情进行术前检查,但要注意避免不必要的检查,以免增加患者的经济和心理负担。

3. 肿瘤标志物

(1)CA125:子宫内膜异位症、卵巢癌必查,其他妇科肿瘤酌情检查。

(2)鳞癌相关抗原(squamous cancinoma-associated antigen,SCC):宫颈鳞癌必查。

(3)CA199:多见于胰腺、胆道肿瘤,而卵巢畸胎瘤、黏液性肿瘤也可升高。

(4)癌胚抗原(carcinoembryonic antigen,CEA):多见于肠道肿瘤,而卵巢黏液性肿瘤也可升高。

(5)甲胎蛋白(α-fetoprotein,AFP)、β- 人绒毛膜促性腺激素(human chorionic gonadotropin,HCG):多见于生殖细胞肿瘤。

(6)雌二醇(estradiol,E_2)、孕酮(progesterone,P)、睾酮(testosterone,T)、乳酸脱氢酶(lactate dehydrogenase,LDH):多见于性索间质肿瘤。

4. 特殊检查

(1)心脏彩超、肺功能检查,适用于年龄大或有心肺基础疾病的患者。

(2)术后可能要进行化学治疗者可行肾血流图。

(3)盆腔肿物者,若粪便隐血试验(+),为排除消化道肿瘤应行胃镜、纤维结肠镜检查。

(4)下肢肿胀、疼痛者行下肢静脉彩超,甚至下腔静脉彩超以除外下肢深静脉血栓形成(deep vein thrombosis,DVT)。鉴于妇科恶性肿瘤有较高的合并下肢深静脉血栓风险,哪怕是无血栓症状者也可考虑进行DVT 排查。

(杨 洁)

第二节　术前肠道准备的流程及注意事项

【重点关注】

1. 小手术(如诊刮、宫腔镜等)无需肠道准备。

2. 大部分腹腔镜、开腹手术需要肠道准备。

3. 可能处理肠道的手术(如直肠阴道隔子宫内膜异位症等)、肿瘤手术需进行 3 天的肠道准备。

【处理】

1. 常用的肠道准备方法

(1)50% 硫酸镁 40ml 口服,大量饮水。

(2)复方聚乙二醇电解质散 2 袋加水配成 2 000ml 溶液口服。

(3)药物灌肠(甘油灌肠剂 110ml)。

2. 常用的术前 3 天肠道准备方法

(1)第 1 天:给予半流食,硫酸镁 / 复方聚乙二醇电解质散。

(2)第 2 天:给予流食,硫酸镁 / 复方聚乙二醇电解质散,予以肠内营养液及口服补钾(枸橼酸钾 10ml,每日 3 次)。

(3)第 3 天:禁食,不禁水,给予硫酸镁 / 复方聚乙二醇电解质散 / 药物灌肠,予以补液,并注意电解质平衡。

【特殊问题】

1. 上午开始做肠道准备者推荐选用硫酸镁,下午推荐选用复方聚乙二醇电解质散,老年人(>65 岁)推荐药物灌肠,肠道准备不满意者可于术前晚上灌肠。需注意腹泻引起的电解质紊乱。

2. 加速康复外科(enhanced recovery after surgery,ERAS)也引入了妇科手术中,良性和恶性肿瘤的妇科手术都可以进行加速康复流程,该模式在不增加手术并发症的前提下,减少了术前肠道准备的要求,降低了患者的平均住院日,可改善患者围手术期体验。

3. 如果术前肠道准备后的患者突发乏力、晕厥,首先应查找病因,包括生命体征(如血压、心率、手指血氧饱和度,必要时检查心电图),指血血糖,血常规、电解质、肝肾功能。最可能的原因是低钾,但要注意其他原因,如低血糖、心源性因素、迷走神经反射等。低钾处理包括如下方面:

(1)见尿补钾,不忘补镁。

(2)口服补钾:每次最多 40mmol,每 4~6 小时可重复。可予以枸橼酸钾口服液 40ml 顿服。

(3)静脉补钾:1 000ml 液体最多可补 4.5g 氯化钾,如严重低钾可予以静脉泵入,并保持外周静脉压 <10mmol/h,中心静脉压 <20mmol/h。

【谨记】

1. 肠道准备的效果常常会影响到手术野的暴露,因此不能忽视。

2. 肠道准备的过程中可能也会出现较严重的并发症,尤其是对于原发病较重、高龄或有基础疾病的患者。

【请示和会诊】

特殊手术患者的肠道准备需请示上级医师。

（杨 洁）

第三节 高血压患者术前准备的注意事项

【重点关注】

1. 术前患者血压至少应控制在 180/110mmHg 之内,最好术前几个月血压能控制在 140/90mmHg 以内。

2. 术中及术后应减少高血压及低血压的发生,注意容量、疼痛控制、激惹等容易引起血压波动的情况。

【处理】

1. 阿司匹林、氯吡格雷等抗血小板药物至少应停用 1 周再行手术。

2. 长期口服含有利血平类降压药(如复方利血平氨苯蝶啶片)最好停 2 周再手术,以减少术中顽固低血压的发生。

3. 长期口服血管紧张素转化酶抑制剂(angiotensin converting enzyme inhibitor,ACEI)、血管紧张素受体阻滞药(angiotensin receptor blockers,ARB)、钙通道阻滞剂(calcium channel blocker,CCB)类降压药的患者在手术当天的早上仍应继续服用。

【请示和会诊】

对于血压控制不满意者应请内科、麻醉科医师进行术前评估。

(杨 洁)

第四节 糖尿病患者术前准备的 注意事项

【重点关注】

1. 当患者血糖 >11.1mmol/L 及糖化血红蛋白（glycosylated hemoglobin，HbA1c）水平 >7 时，其术后严重并发症及感染的发生情况显著增加（Dronge，2006），但围手术期的血糖控制水平尚无定论，大多机构采用 11.1mmol/L 这一标准。

2. 应注意患者电解质、尿常规及心电图情况，有助于识别糖尿病肾病、心肌梗死等糖尿病并发症的发生。

【处理】

1. 手术当天停用所有的口服降糖药，监测血糖，皮下或静脉用胰岛素调控血糖。

2. 小手术可以继续使用皮下胰岛素，减量 1/3~1/2，用胰岛素泵者只用基础量。

3. 大手术直接静脉输注胰岛素调整血糖。

【请示和会诊】

术前请内分泌科、麻醉科医师会诊，术中带胰岛素备用。

（杨 洁）

第五节 长期抗凝患者的 术前准备及注意事项

【处理】

1. **华法林抗凝**

（1）停用抗凝药，当国际标准化比值（international normalized ratio，INR）达到 1.5 以下（INR 2~3 者需要 5~6 天），可进行手术。一般可先过渡为低分子肝素皮下注射，术前 12 小时停用低分子肝素。术后 24 小时后恢复抗凝，视手术情况和血流动力学决定。

（2）如需要急诊手术可给予华法林拮抗药物——维生素 K 及新鲜冰冻血浆或凝血酶原复合物或Ⅶ因子（Douketis，2008）。

（3）手术当天应检测 INR，以决定是否需要加用维生素 K 和凝血因子。

2. **低分子肝素抗凝**　至少术前 12 小时停用，术后血流动力学稳定的情况下，可于 24 小时后恢复低分子肝素抗凝。

3. **Ⅹ因子 / 凝血酶原拮抗剂（利伐沙班、达比加群）口服抗凝**　手术当日停用利伐沙班，术前 2 天停用达比加群，24 小时可恢复利伐沙班，2 天后可恢复达比加群。

（杨　洁）

第六节 肌瘤剔除术宫腔导管的作用及放置方法

【重点关注】

多发的、肌壁间的子宫肌瘤在剔除过程中可能进入宫腔,因此术前放置宫腔导管能够起到指示的作用。如果患者合并有不孕症,还可以使用导管进行术中通液治疗。

【处理】

患者取截石位,导尿后留置导尿管。使用窥器暴露宫颈,宫颈钳钳夹固定宫颈,探入宫腔深度,再将带导丝的双腔管插入宫颈内口适当长度。球囊打水约5ml后,拔出导丝,使用纱布包裹双腔管外口。

(杨 洁)

第七节 术前放置输尿管支架或导管的处理

【重点关注】

1. 放置支架或导管的主要目的是指示输尿管,减少术中因难以操作、解剖不清引起的输尿管损伤。

2. 对于容易损伤输尿管的情况,留置输尿管支架或导管支撑输尿管一段时间,有助于输尿管微损伤的修复。

3. 术中损伤输尿管的概率,良性疾病中最常见者为子宫内膜异位症;恶性疾病中最常见者为宫颈癌。以下情况可能需要术前放置:宫颈癌患者(尤其是前次手术已切除子宫者),复发部位近输尿管的再次肿瘤细胞减灭术,宫颈肌瘤,严重的子宫内膜异位症等可能损伤输尿管的手术。

【处理】

1. 如果放置输尿管支架的患者出现腰痛,要注意患者的排尿情况,如难以自行排尿者需予以留置尿管导尿。

2. 注意尿量,警惕输尿管支架移位引起的输尿管梗阻,必要时行腹部 X 线片检查以明确支架的位置。术后可能会出现支架滑落到膀胱。

3. 大多数患者放置支架后会出现数小时腰痛,最主要的原因是输尿管痉挛,可给予山莨菪碱肌内注射,通常可迅速起效,30 分钟后可重复给药。另外,可同时可口服非甾体抗炎药(nonsteroidal anti-inflammatory drug,NSAID)类镇痛药。严重者可能需要哌替啶(杜冷丁)或曲马多等更高级别的镇痛药。

（杨 洁）

第八节　术后饮食医嘱

【重点关注】

妇科手术后患者饮食的管理常常被忽视。如果术后饮食管理错误,将直接影响到患者术后的康复过程,甚至影响手术效果。

(1)手术方式和麻醉方式。

(2)术中情况(包括粘连情况、肠道损伤等)。

【处理】

1. 采用哌替啶镇痛的病房小手术(如清宫术、诊刮术、人工流产术等),术后一般禁食、水2~4小时,直至患者神志清楚,无恶心、呕吐等不良反应后恢复正常饮食。其他小手术无特殊要求。

2. 采用静脉麻醉的手术(如人工流产术、清宫术、诊刮术、宫颈环形电刀切除术、宫颈锥切术、宫腔镜检查等)术后禁食和禁水6小时,直至患者神志清楚,无恶心、呕吐等不良反应后恢复正常饮食。

3. 采用全身麻醉的腹腔镜手术(如卵巢囊肿切除术、子宫肌瘤切除术、子宫全切术等),术中无严重粘连,且无肠道损伤者,手术当天禁食、禁水,术后第1天半流食,术后第2天普通膳食。

4. 采用全身麻醉的开腹手术及阴式手术(如子宫肌瘤切除术、子宫全切术等),术中无严重粘连,且无肠道损伤者,手术当天禁食、禁水,术后第1天流食,术后第2天半流食,术后第3天普通膳食。

5. 妇科恶性肿瘤(如卵巢癌、宫颈癌、子宫内膜癌等)分期术、肿瘤细胞减灭术、根治术后,无肠道手术及损伤者,术后禁食禁水,排气后改为禁食不禁水,按照清流食、流食、半流食、普通膳食逐渐过渡(每1~2天)。如术中行肠切除吻合术,需请示上级医师及外科医师,通常需要禁食、禁水5天并排气后开始过渡饮食。

6. 特殊手术(如部分深部子宫内膜异位症、阴道直肠瘘修补术等)要求术后一段时间不能产生大便,应当禁食、禁水。

【特殊问题】

1. 糖尿病患者给予糖尿病膳食；高血压患者给予低盐饮食；少数民族患者给予清真饮食。

2. 禁食、禁水至流食期间需要营养支持(静脉营养或肠内营养)。

3. 过渡饮食过程中应当注意患者有无进食后出现腹胀不适、排气、排便等情况，警惕肠梗阻。

【谨记】

饮食医嘱是患者术后恢复的基本要素。

【请示和会诊】

术中发生粘连严重，以及术中行肠吻合术及肠切除术等情况应请示上级医师及外科医师，以制订过渡期的饮食方案。

(李 源)

第九节 术后血压不稳定的处理

【可能原因】

基础疾病、休克、肺栓塞、术中止血不充分。

【重点关注】

1. 病史

(1)患者的基本情况：包括年龄，因何种疾病手术，既往有无基础并发症。

(2)手术情况：包括手术日期，术式及手术范围，手术时间,术中出入量(术中出血、补液及输血量)。

2. **症状和体征**

(1)症状:有无合并心慌症状。

(2)生命体征:包括体温、意识、血压、心率、氧饱和度。

(3)查体:心肺听诊,若有引流还应关注引流量的变化。

3. **出入量** 了解尿少与患者容量情况是否相关。

4. **实验室检查** 血压降低的患者可能需要关注血常规的变化。

【病因判断】

1. **血压升高**

(1)疼痛:是造成术后血压升高的主要原因之一。若患者术后返回病房即有血压升高,同时主诉疼痛明显,即使患者有既往的高血压疾病,也应考虑此时的血压升高亦与疼痛相关。

(2)基础疾病:既往合并高血压的患者手术刺激可导致术后血压升高。

2. **血压降低**

(1)低血容量性:手术范围大,术中出血多,术后血红蛋白减低,或者术后血红蛋白进行性下降者,出现血压降低,心率加快,考虑低血压与严重贫血及血容量不足相关。若患者引流液颜色鲜红,引流量 >100ml/h 时,可视为术后活动性出血的重要预警信号。

(2)感染性:患者术后出现血压下降,心率加快,查体可扪及腹部压痛、反跳痛及肌紧张。实验室检查提示白细胞计数明显升高,B 超检查可见腹腔积液,重者还可出现意识障碍,考虑血压下降与腹腔内脏器损伤所致的感染性休克相关。若患者手术范围大,粘连重,术中有肠道操作,有上述情况更应警惕。CT比超声检查对肠瘘的诊断更加敏感。

(3)肺栓塞:术后突然出现的呼吸困难,濒死感、发绀、右心衰竭、低血压、肢端湿冷,应考虑出现肺栓塞。

【处理】

1. 高血压

(1)疼痛:尤其是手术当天的疼痛可能导致较为明显的血压升高。可对症镇痛后观察血压变化,血压升高明显者也可同时应用口服降压药物,但应明确不缓解疼痛的单纯降压疗效可能不佳。关于疼痛的治疗详见第一章第十一节。

(2)基础的高血压疾病:患者合并有高血压,虽然疼痛已得到很好地控制,但仍有高血压。①血压升高不明显(<160/90mmHg),无明显头晕、头痛的症状,可继续观察血压变化。②血压升高明显(>180/100mmHg),有明显的头痛症状,可予以口服降压药。药物选择应以起效迅速为依据,如硝苯地平、卡托普利。监测患者血压的变化,如血压下降不好或继续上升应请内科医师会诊。③手术当日漏服降压药者,应嘱患者服用当日漏服的降压药,并监测血压的变化。

2. 低血压

(1)低血容量性:详见第一章第十三节。

(2)感染性:详见第一章第十节。

(3)肺栓塞:出现呼吸困难、血压下降、有濒死感的肺栓塞往往是肺动脉主干的栓塞,往往病情危重。应急查动脉血气、心电图、D-二聚体、CT肺动脉造影(computed tomographic pulmonary angiography,CTPA)以明确诊断,应请内科及重症监护病房(intensive care unit,ICU)医师会诊协助诊治,详见第一章第二十八节。

【特殊问题】

1. 术后血压升高应用降压药时应首选吸收好,起效快的药物,如硝苯地平舌下含服。而缓释片、控释片等剂型,因起效相对慢,含服无法吸收,故不作首选。

2. 术前血压控制不好或此次手术时才发现高血压的患者血压波动可能较大,应积极请内科医师会诊,术后监测患者血压变化。监测血压应尽量应用手动测量的水银血压计,而非电子血压计,因水银血压计所测得血压更为准确。

【请示和会诊】

严重的高血压及低血压休克患者需要及时向上级医师汇报,并请相关科室如心内科、ICU 医师会诊。

(崔秉谦)

第十节　术后心率增快的处理

【可能原因】

发热、疼痛、血容量不足(入量不足 / 贫血)、血容量过多及心力衰竭,手术并发症所致感染性休克,心脏疾病。

【重点关注】

1. 病史

(1)患者的基本情况:包括年龄、因何种疾病手术、既往有无基础并发症,尤其是心肺疾病。

(2)手术情况:包括手术日期、式式及手术范围、手术时间、术中出入量(术中出血、术中补液及输血、手术结束时的尿量及尿的性状)。

2. **症状和体征**

(1)症状:心慌的诱因、程度,有无头晕、乏力、少尿。

(2)生命体征:体温、意识、血压、心率、氧饱和度、心肺听诊。

(3)出入量:入量过多可能导致患者心脏前负荷加重,从而心率增加,重者可出现心力衰竭。

(4)化验检查:有心率增快及心慌症状的患者均应行心电图检查,并抽血查心肌酶谱及脑钠肽(brain natriuretic peptide,BNP)以排除心脏疾病,老年人及有心肺基础疾病者更应如此。

【病因判断】

1. **血容量不足**　可表现为心率加快,患者可能会因为自觉心慌求助。查体可能发现患者少尿,入量不足,或者是发热、多量呕吐及出汗导致丢失增多,中心静脉压(central venous pressure,CVP)降低,详见第一章第十三节。

2. **血容量过多及心力衰竭**　术后出现的心力衰竭大多是因为术后入量过多所致,老年人、既往有心肺基础疾病者更易发生。患者可表现为心慌、憋气、端坐呼吸,尿量可以不多或者出入量明显不平衡(入量明显大于出量),查体可见患者出现下肢水肿、双下肺湿啰音。

3. **感染性休克**　大多由手术并发症所致。患者术后出现发热、腹部疼痛,查体可见患者腹部压痛反跳痛明显,甚至出现板状腹。血常规提示血象升高明显,严重者可有意识障碍、血压下降及呼吸困难。

4. **发热** 单纯的发热,尤其是高热可导致患者出现心率加快,但应排除患者存在手术并发症的可能,详见第一章第十九节。

5. **疼痛** 也是心率升高的原因之一。患者主诉疼痛明显,查体可无上述阳性发现,可考虑心率增快与疼痛相关。

6. **心脏疾病** 多数心脏疾病所致的心慌查心电图及心肌酶谱均可能会有所发现。疑诊时应请心内科医师会诊协助诊治。

【根据病因的对症处理】

1. **血容量不足** 详见第一章第十三节。

2. **心力衰竭** 术后发生心力衰竭的常见原因为入量过多。明确诊断后应减少补液量或暂停补液,留置静脉通路,充分利尿。常用药物为呋塞米,首次可根据情况给予 10mg/20mg 静脉注射,其后根据患者尿量可重复给药。若尿量增多,患者症状缓解可监测患者出入量,观察病情变化,可请内科医师会诊协助诊治。

3. **感染性休克** 大多由手术并发症(如肠瘘、膀胱瘘、输尿管损伤等)所致。患者查体如发现"病因判断"中提及的相关情况后,应急查血常规,并行床旁 B 超检查了解有无腹腔内积液,及时向上级医师汇报。若患者症状加重,已有意识障碍,甚至发生休克,应迅速联系内科、ICU 及相关科室医师会诊,必要时行急诊手术。

4. **发热** 是术后患者常见的情况,相应处理详见第一章第十九节。

5. **疼痛** 若考虑为疼痛所致的心率上升,可对症镇痛治疗,同时观察患者的心率变化。若疼痛缓解后患者心率下降,则可证实疼痛为相关因素。镇痛相关内容详见第一章第十一节。

【特殊问题】

1. 术后发生心力衰竭大多与入量过多有关。在日常诊疗中,除了按照患者体重估算每日补液量外,对于老年患者及心肺功能较差者补液需要谨慎,防范心力衰竭的发生远比发生后的对症治疗积极且主动得多。

2. 发生心力衰竭后以呋塞米利尿为主。若利尿效果不佳,不应盲目增加呋塞米的剂量,还应除外泌尿系统相关疾病及泌尿系统损伤的问题,详见第一章第十二节。当大量利尿后还应关注患者的电解质情况,以尽早发现可能出现的血钾过低。

3. 容量过多导致的心力衰竭及容量不足均可表现为心慌、少尿,但治疗方法却完全相反,应首先判明病因再行治疗。

【请示和会诊】

可疑出现术后并发症应及时向上级医师汇报请示,重症患者需请内科、ICU 及相关科室医师会诊,发生心力衰竭利尿后患者症状改善不好需请内科医师会诊协助诊治,也应及时向上级医师汇报。

（崔秉谦）

第十一节　术后疼痛的处理

【可能原因】

1. 手术伤口所致的疼痛。
2. 术后并发症所致的疼痛。

【重点关注】

1. **疼痛性质** 区分患者主诉的疼痛为一般的术后疼痛，还是发生了术后并发症。

(1)病史：患者的手术日期、术式、术中情况。

(2)疼痛的部位、性质。

(3)生命体征是否平稳，有无其他伴随症状。

2. **常见的术后并发症疼痛**

(1)手术切口处疼痛：①若患者疼痛程度较前无明显变化，体温大致正常，且无其他明显的不适主诉，则可能是术后伤口疼痛，可常规采取镇痛措施。②若患者疼痛较前加重，部位固定，局部皮温升高，有波动感，伤口局部隆起，体温升高，则可能存在伤口血肿及伤口愈合不良，可行切口处超声检查以明确诊断。③如患者疼痛为阵发性绞痛，腹部切口处局限性隆起，腹部听诊肠鸣音亢进，应警惕腹部切口疝的可能性。腹腔镜手术因切口小，术后缝合可能未缝合筋膜层，其发生机会较开腹略高。切口处超声可以明确诊断。

(2)阵发性下腹绞痛：疼痛多为阵发性，患者可伴有呕吐和/或停止排气的病史，听诊肠鸣音亢进，可有气过水声。要警惕有无术后肠梗阻，尤其患者手术范围较大，术中即有肠道手术者，若发生如上情况，更应注意有无肠梗阻的发生，应拍摄下腹立卧位平片以排除可能。

(3)持续性下腹痛：患者手术困难，粘连重，或术中有与肠道或泌尿系统相关的操作，术后出现腹部弥漫的压痛、反跳痛，伴有发热，甚至血压下降，心率上升，则应考虑肠瘘、泌尿系统损伤或术后腹腔内活动性出血所致的腹膜炎。应监测患者血常规，观察白细胞、血红蛋白有无变化，必要时可床旁超声观察有无腹腔内积液。有明显的弥漫性腹膜炎症状的患者应考虑急诊手术治疗。

(4)腰痛:术后持续加重的腰痛,肾区叩击痛(+),需除外泌尿系统梗阻致肾积水导致的疼痛,可行泌尿系超声检查明确有无肾积水。计算机体层摄影尿路造影(computed tomography urography,CTU)可明确诊断及梗阻部位,但该检查并非急诊检查,结果回报较慢,值班时不推荐首选。

(5)腿痛:下肢疼痛,伴有肿胀,腿围增粗,需警惕下肢深静脉血栓,可行双下肢深静脉超声检查明确,血D-二聚体阴性有一定的排除诊断意义。

【处理】

1. **手术当天疼痛的治疗** 在疼痛发作前优先给药并规律用药的镇痛疗效远好于疼痛发作后的临时给药。因此,对于预期术后疼痛较为明显的患者(如手术范围较大的手术、开腹手术、子宫动脉栓塞术后、人工阴道成形及多数盆底手术术后)应在术后返回病房后即予以镇痛治疗。

(1)镇痛应遵循三阶梯原则给药。但对于开腹手术及手术范围较大的妇科恶性肿瘤手术,因术后疼痛本就是中至重度,故给药可直接从第二阶梯药物用起。手术当天可给予曲马多静脉内应用。用法:曲马多100mg肌内注射,或200mg静脉滴注。因该药物可致患者呕吐,可同时用昂丹司琼注射液4ml静脉推注。

(2)目前静脉应用的非甾体抗炎药,尤其是选择性环氧合酶-2受体抑制剂越来越成熟,镇痛效果也十分不错,甚至与第二阶梯药物类似,对于术后疼痛也能起到较好的缓解作用。其优点在于缓解疼痛的同时胃肠道反应较轻,但有消化性溃疡及出血倾向者应慎用。

常用的有氟比洛芬酯及帕瑞昔布钠。对于手术范围大疼痛明显的患者可用至术后 2~3 天，可较好地缓解患者术后疼痛，也有利于患者术后早日下床活动，减少术后并发症。用法：氟比洛芬酯 50mg 静脉推注（时间应 >1 分钟），每 12 小时 1 次 / 每 8 小时 1 次；帕瑞昔布钠 40mg 静脉推注 / 肌内注射，每日 1 次。

2. 术后住院期间疼痛的治疗　对于手术范围不大的良性手术及腹腔镜手术，术后疼痛往往不重，口服 NSAID 类镇痛药往往就已足够，如双氯芬酸钠。用法：双氯芬酸钠 50mg，每 12 小时 1 次 / 每 8 小时 1 次，口服。镇痛效果不好可改用氨酚氢考酮 1 片，每日 12 小时 1 次 / 每 8 小时 1 次，口服。

3. 出现术后并发症而引起疼痛　首先还是要对因治疗。

【特殊问题】

1. 疼痛是指一种令人不快的感觉和情绪上的感受，故此术后镇痛的意义可能比传统意义上的"镇痛"要广泛得多，也应改变观念。对于术后疼痛不应以"忍"为主，而是尽可能地无痛，从而提高患者术后短期内的生活质量。

2. 术后疼痛是一个常见的问题，但不能因为这一症状不去查看患者，草草开出几片镇痛药了事，给予处理前判断疼痛的性质十分重要，应在查看患者排除手术并发症等情况后再对症镇痛。

3. 虽然主诉疼痛需要鉴别的情况较多，但手术创伤所致的疼痛依然是最为常见的情况，值班中应警惕少见的严重情况，不应漏诊，但临床思维仍应从常见的情况开始考虑。所开具的化验检查除针对临床症状外，在值班过程中是否易于操作，结果回报是否迅速，是否有利于迅速判断病情也是选择化验检查的重要衡量标准。最终目的应该是希望可以最方便、快捷、简便地了解患者的情况，迅速及时处理。

4. 开出镇痛药物前应注意已经应用镇痛药物的情况，防止药物过量，对于老年人阿片类药物用量应酌减，以防出现呼吸抑制。

5. 哌替啶因其可致烦躁，代谢较慢从而容易产生蓄积，且疗效并不优于其他镇痛药物，故而不推荐应用于术后镇痛。

6. 静脉内应用选择性 COX_2 受体抑制剂后，若效果不佳可再加用第二阶梯或以上的药物，如曲马多，剂量可减半，这样既增强了镇痛效果，还可以减轻胃肠道反应，呼吸抑制发生风险也会降低，不失为一计良策。

7. 成人应用曲马多一般不应超过 400mg/d。

8. 因有交叉过敏反应的发生，对磺胺类药物过敏的患者不宜选用帕瑞昔布钠进行镇痛。

9. 子宫动脉栓塞术后因局部缺血，患者疼痛会较为明显，应于术后及时镇痛。

10. 镇痛泵的应用极大程度上缓解了患者的术后疼痛，但是由于镇痛泵的药物选择和患者的个体差异，部分患者在应用镇痛泵时可能会出现明显的恶心、呕吐。如遇此种情况，不必为了镇痛而强行维持镇痛泵，毕竟呕吐造成的腹部伤口疼痛也是极为明显的，可以根据患者的情况停用镇痛泵，如果仍有伤口疼痛，必要时可应用其他镇痛药物。

【谨记】

值班时必须观察患者，在对患者毫不知情的情况下避免盲目镇痛。

【请示和会诊】

可疑为术后并发症所致疼痛时,应及时向上级医师汇报,并根据并发症的情况按需请相关科室会诊。带有镇痛泵但镇痛效果依然不好的患者,应明确镇痛泵所给药物及应用方法,在麻醉科医师协助下进行镇痛。

(崔秉谦)

第十二节　术后少尿的处理

【可能原因】

1. 血容量不足(入量不足／贫血)。
2. 血容量过多及心力衰竭。
3. 手术并发症所致泌尿系统损伤。
4. 急性肾衰竭。

【重点关注】

1. **病史**

(1)患者的基本情况:包括年龄、因何种疾病手术、既往有无基础并发症,尤其是心肺疾病。

(2)手术情况:手术日期、术式及手术范围(有无涉及泌尿系统的手术和操作)、手术时间、术中出入量(术中出血量、术中补液及输血量、手术结束时的尿量及尿液性状)。

2. **症状和体征**

(1)症状:有无合并心慌。

(2)生命体征:包括体温、意识、血压、心率、氧饱和度。

(3)查体:心肺听诊,肾区叩痛,尿量及尿色,有无血尿,尿管的位置和通畅情况,有无阴道流液,若有引流还应关注引流量的变化。

3. 出入量 了解尿少与患者容量情况是否相关。

4. 化验检查 可疑肾性少尿或肾后性少尿应抽血查肾功能,了解肾功能受损情况。难以鉴别时可行 CTU 明确诊断,了解肾后性少尿的泌尿系统梗阻位置。

【病因判断】

1. 肾前性少尿 即血容量异常所致的少尿,血容量不足及血容量过多所致的心力衰竭均可导致少尿,详见第一章第十三节。

2. 肾后性少尿 可能为手术损伤泌尿系统所致,保留尿管的患者也可能因为尿管的位置和通畅情况的问题导致尿袋中尿量减少。

(1)手术伤及双侧输尿管,查体可见双肾区叩击痛(+),B 超检查可见双肾积水。CTU 可明确诊断及梗阻部位。

(2)手术损伤膀胱:①出现引流液增多,引流液清亮,血性或似尿色,可同时查血、尿及引流液的肌酐值,引流液肌酐值与尿肌酐值相近可基本确诊。②有多量阴道流液,可行亚甲蓝膀胱灌注试验:即配取亚甲蓝溶液行膀胱灌注,若关注过程中发现阴道穹窿有蓝色液体流出可明确诊断,也可同时查血、尿及阴道流液肌酐值,若引流液肌酐值与尿肌酐值相似,可明确诊断。③也可出现因膀胱损伤所致的腹膜炎,多见于没有留置引流也无阴道排液者。

以上 3 种情况,最终确诊均有赖于膀胱镜检查,不但可以确诊,还可以明确损伤部位。CTU 也有相似的作用。

(3)少尿也可单纯因为尿管堵塞引起,疏通尿管后尿量即可改善。

3. 肾性少尿 术后急性肾衰竭也可导致少尿,因发生率较低,应在排除肾前性及肾后性因素后再做考虑,双侧肾区叩击痛(+),监测血清肌酐值,少尿伴有肾功能进行性恶化可考虑此种情况。

【处理】

1. 肾前性少尿 详见第一章第十节。

2. 肾后性少尿

(1)输尿管梗阻:因术中同时结扎或损伤双侧输尿管所致梗阻的概率很低,故此并不常见。疑诊时可行泌尿系统超声,发现双侧肾积水可高度怀疑,进一步行CTU 可明确诊断及梗阻部位。同时查血清肌酐值了解肾功能受损情况,查血常规明确有无感染。请泌尿外科医师会诊讨论下一步治疗方案。

(2)膀胱损伤:一经确诊需留置尿管,长期静脉应用抗生素,并请泌尿外科医师会诊。

(3)尿管堵塞:疏通导尿管即可。

3. 肾性少尿 术后出现急性肾衰竭,排除肾前性及肾后性的因素,且血清肌酐值持续上升,可考虑肾性少尿的可能,应请肾内科医师会诊,并协助治疗。

【特殊问题】

1. 对于术后留置尿管的患者,如果尿量极少甚至完全无尿,在考虑各种病理状况前,应首先了解尿管位置和通畅情况,除外尿管位置不正确如误入阴道的情况及尿管堵塞的情况。这类情况排查起来最为简单易行,但也应仔细排查,以免造成不必要的医患关系紧张。

2. 在纠正容量问题后仍然顽固存在的术后少尿,应警惕其他原因导致的少尿,盲目持续的补液可能导致继发的容量过多和心力衰竭。

3. 涉及膀胱的手术术后可能会有血尿,留置尿管应较常规手术时粗一些,从而保证尿管通畅,必要时还应进行持续膀胱冲洗,以利于损伤处恢复。

【请示和会诊】

肾后性少尿的情况多需请泌尿外科医师会诊协助,肾性少尿需请肾内科医师会诊协助,而疾病的诊断和治疗往往密不可分,故判断病因和会诊往往需要同时进行。肾性少尿和肾后性少尿情况往往较为复杂,需要及时向上级医师汇报。

（崔秉谦）

第十三节　术后容量不足的处理

【可能原因】

1. 入量不足。
2. 腹腔内活动性出血。

【重点关注】

1. 病史

(1)患者的基本情况:包括年龄、因何种疾病手术、既往有无基础并发症,尤其是心肺疾病。

(2)手术情况:手术日期、术式及手术范围、手术时间、术中出入量（术中出血量、术中补液及输血量、手术结束时的尿量及尿液性状）。

2. 症状和体征

（1）症状：有无心慌、头晕、乏力。

（2）生命体征：包括意识、血压、心率、心肺听诊。

3. 出入量 是监测患者容量情况的重要指标，禁食、禁水的患者正常状态下每日的补液量约为50ml/kg。有发热、腹泻、呕吐的患者因丢失增多其对入量的需求会进一步增加。核对出入量，若患者进食少，补液量也不足，尿量少，尿色深，应考虑可能有容量不足。

4. 中心静脉压 对于留置深静脉导管的患者可在床旁测中心静脉压（CVP），结合补液试验可以迅速了解患者的容量情况，其正常值为 5~12cmH_2O。

5. 化验检查

（1）可抽血查血常规了解血红蛋白及血细胞比容的情况，以了解有无贫血及血液浓缩，手术范围大，术中出血量多的患者更应重视血常规的情况。

（2）患者出现心慌、尿少等症状时，除了应想到容量相关的问题，是否合并心肺疾病也是需要考虑的，有心肺基础疾病的患者更是如此。必要时应查心电图、心肌酶谱、BNP。

【处理】

1. CVP 的测量 对于妇产科术后患者出现心慌、少尿，可疑有容量不足的问题时，若患者有深静脉留置针或经外周静脉穿刺的中心静脉导管（peripherally inserted central venous catheter，PICC）时，可测量 CVP。

测量方法：用一直径为 0.8~1.0cm 的玻璃管和刻有厘米水柱（cmH_2O）的标尺一起固定在输液架上，接上三通开关与连接管,一端与输液器相连,另一端接中心静脉导管。将连接管及静脉导管内充满液体,排空气泡,测压管内充液,使液面高于预计的静脉压上,在扭动三通开关使测压管与静脉导管相通后,测压内液体迅速下降,当液体降至一定水平不再下降时,液平面在量尺上的读数即为中心静脉压。不测压时,扭动三通开关使输液瓶与静脉导管相通,以补液并保持静脉导管的通畅。

2. **CVP 的检测意义** 见表 1-1。

表 1-1 CVP 的检测意义

CVP	血压	原因	处理原则
低	低	血容量严重不足	充分补液
低	正常	血容量不足	适当补液
高	低	心功能不全或血容量相对过多	给予强心药,纠正酸中毒,舒张血管
高	正常	容量血管过度收缩	舒张血管
正常	低	心功能不全或血容量不足	补液试验

3. **补液试验** 取等渗盐水 250ml,于 5~10 分钟内经静脉注入。如血压升高而中心静脉压不变,提示血容量不足;如血压不变而中心静脉压升高 0.29~0.49kPa(3~5cmH$_2$O),则提示患者心功能不全。

4. 血红蛋白稳定,贫血不重,确定为容量不足的患者,应加强补液。可补充晶体(如 5% 葡萄糖或 0.9% 氯化钠)及胶体(如羟乙基淀粉 130/0.4 氯化钠注射液),监测患者出入量,根据患者症状变化和尿量、尿液性状调整液量。防止因液量过多致患者心力衰竭。老年患者补液量应酌减。

5. 严重贫血或血红蛋白波动较大的患者,应除外腹腔内活动性出血,开放液路,补液,必要时输血,积极寻找贫血的原因。手术范围较大、术中出血较多的患者术后出现心慌、憋气、少尿,出入量明显不平衡(入量明显大于出量),应警惕有无严重贫血及腹腔内活动性出血,应急查血常规及凝血功能。若 Hb<60g/L,应输红细胞治疗,输入红细胞量较多时应同时输入新鲜冰冻血浆扩容,改善凝血功能。当 Hb 介于 60~100g/L 应根据手术及患者情况请示上级医师决定是否输血。输血后应复查血红蛋白的变化,观察输血疗效。从理论上来说,输入 2U 的浓缩红细胞患者血红蛋白可上升约 10g/L。若血红蛋白升高不明显或反而继续下降,应警惕腹腔内出血的可能,应查体了解患者有无腹腔内积血及腹膜炎体征,必要时需行腹部 B 超或 CT 除外活动性出血。

【特殊问题】

1. 术后血容量不足往往是因为患者有心慌症状或发现患者术后少尿从而发现的,切忌在情况不明时直接对症治疗(如应用 β 受体阻滞剂、补液),而应首先判断患者出现该症状的原因,再进行治疗。

2. CVP 的测量可以准确地反映患者的容量情况,但若患者没有中心静脉置管则难以测量,仅为了了解患者容量情况专程行中心静脉置管略显繁琐。因此,没有中心静脉置管的患者疑有容量不足,不必苛求 CVP 结果,可少量补液或行补液试验。若患者症状和体征可以改善,则考虑为容量不足,可进一步补液治疗。

3. 病房无 CVP 测压设备可简易测量 CVP。患者取平卧位,中心静脉通路接 100ml 生理盐水,观察液体输入顺利后将输液器接生理盐水侧拔出,当输液器中液体不再下降后测量液平至患者右心房口的垂直距离及为中心静脉压值。

4. 手术当日患者因术中的出入量难以准确估算,故术后应关注患者的尿量及尿液性状。若患者尿量不少,尿色清亮,则认为术中出入量大致平衡。

【请示和会诊】

患者重度贫血需要输血或疑有腹腔内活动性出血,应及时汇报上级医师。

（崔秉谦）

第十四节　术后切口愈合不良的处理

【可能原因】

患者是否存在以下切口愈合不良的高危因素。

(1)老年人,免疫力降低,长期使用甾体类激素药物进行治疗者。

(2)肥胖,营养不良,低蛋白血症,贫血。

(3)合并有糖尿病、肾病、肝病等慢性内科疾病。

(4)凝血功能异常(如患有凝血功能障碍性疾病或接受抗凝治疗者)。

(5)盆腹腔有化脓性病灶(Ⅲ类切口),术中涉及肠管、膀胱、输尿管的手术。

(6)术前住院时间长,手术时间长,术中出血多,休克患者等。

(7)术后剧烈咳嗽、呕吐、便秘。

【重点关注】

1. **症状** 术后切口疼痛不缓解甚至加重,切口引流物异常时需警惕切口愈合不良,及时换药观察。

2. **体征** 切口局部红、肿、热、痛,可伴有体温升高,白细胞计数升高。切口部位触痛,可扪及硬结,化脓后可有跳痛或波动感。有波动感时可行超声检查,空针穿刺抽吸明确性质(脓肿、血肿或积液)。

【处理】

1. 积极处理影响切口愈合的因素,纠正贫血,低蛋白血症,控制血糖,止咳化痰,必要时可请内科会诊协助。

2. 换药时动作轻柔,严格无菌操作,避免交叉污染,避免遗留纱布线头。

(1)切口有活动性出血时,应立即拆除缝线,结扎出血点。

(2)少量积液、血肿、脂肪液化,无感染者,每日换药,挤压排出后有自行愈合可能。深部的积液或血肿,可超声定位,空针穿刺抽吸或拆除相应的部位缝线,探查伤口,清创并引流,新鲜无感染的切口可立即再缝合。

(3)早期感染:切口有红肿,缝线针眼处发红时,可用酒精纱布湿敷。有脓性分泌物时提示已发生感染,需拆除相应部位缝线,充分引流并给予静脉抗生素。

(4)脓肿形成:尽早拆除缝线,适当扩大创口,充分清创及引流,留取脓液行细菌培养及药敏试验。创口应外大底小,避免呈烧瓶样,充分清除创面内异物,所有线头(包括可吸收缝线头)及失活组织,保持创面新鲜,利于肉芽生长。开放性化脓性伤口可用生理盐水冲洗。水肿明显的肉芽组织可用 3%~5% 高渗盐水纱布湿敷。过度生长或不健康的肉芽创面可用 10%~20% 硝酸银棉球处理,腐蚀完全后用生理盐水棉球擦净创面,避免残留。可疑厌氧菌感染者则用过氧化氢溶液(双氧水)冲洗创面。换药后伤口应填塞凡士林纱布,保护创面,利于引流同时防止伤口表层愈合。每日换药 1~2 次,根据脓液多少调整,以保持敷料干洁为宜。如拆除缝线较多,或创伤口较大,可于中间部位加用蝶形胶布牵拉以利于愈合。较大的创口,可待创面清洁,基底部出现新鲜肉芽时行二次缝合,一般 1 周后拆线或间断拆线。对于创面较大处理较复杂,或者患者状况不佳估计愈合困难的患者,可请整形外科等相关科室协助诊治。

【特殊问题】

1. 可疑铜绿假单胞菌或其他特殊致病菌感染时需专人负责换药,换药后的器械敷料需特殊处理,有条件者住单人病房,以减少院内交叉感染机会。

2. 每次换药应仔细观察,并做好详细病程记录。

【谨记】

一旦发生,需与患者及家属充分交代病情及当前治疗措施与效果。

【请示和会诊】

切口感染可引起全身性感染或脓毒症;切口全层裂开,可引起大网膜、肠管等腹腔器官脱出,重者可危及生命。发现切口愈合异常时及时请示上级医师,每次换药前请上级医师指导注意事项。

(张加韧)

第十五节 术后胃肠道功能
恢复情况的判断

【重点关注】

1. 手术方式、术中情况(如粘连情况、肠道损伤、肠道手术等)。

2. 恶心、呕吐,腹痛、腹胀,排气、排便情况。

3. 肠鸣音、腹胀程度、胃肠型、腹部叩诊、压痛及反跳痛等。

4. 血钾,立卧位腹部平片,必要时行腹部 CT 检查等。

【处理】

1. 每日巡视患者时应注意询问进食、饮水及排气、排便等情况,如有异常应进一步询问。

2. 考虑肠梗阻的患者应监测肠鸣音,听诊肠鸣音时应在腹部触诊之前。

3. 如患者出现呕吐、腹胀,停止排气、排便等情况时需考虑肠梗阻,应暂时禁食、禁水,完善腹部平片检查(是否存在气液平),评估是否存在肠梗阻。请示上级医师是否需要放置胃管胃肠减压。

4. 肠梗阻患者恢复排气,且无呕吐的情况下,可以经胃管灌入香油或液状石蜡 200ml,注意观察大便是否有油花,检验肠道是否通畅。

【特殊问题】

1. 一般而言,阴式手术术后 24 小时排气,腹腔镜手术48小时左右排气,开腹手术可以72小时内排气。

2. 盆腹腔粘连重、手术范围大的患者术后胃肠道功能恢复较慢。

3. 胃肠功能恢复不佳的患者应注意电解质,维持血钾于正常水平。

4. 肠梗阻患者禁食、禁水期间应补足能量。

5. 注意肠梗阻患者腹部体征,特别是有无压痛和反跳痛,警惕肠穿孔的发生。

【谨记】

排气情况是观察术后患者的基本项目。

【请示和会诊】

发现患者存在肠梗阻表现时,应当向上级医师汇报,当肠梗阻保守治疗无效时需请外科医师会诊。

(李　源)

第十六节　术后禁食患者营养状况的评估

【可能原因】

1. 能量摄入不足。

2. 能量消耗增加。

【重点关注】

1. 禁食时间(禁食3天以上初步评估营养状况,1周以上需系统评估营养状况)。

2. 并发症(肿瘤、糖尿病、甲状腺功能亢进、肝肾功能不全等)。

3. 身高、体重。

4. 体内脂肪储存(肱三头肌皮肤皱褶厚度)。

5. 机体肌储存(上臂肌周径)。

6. 血常规(血红蛋白)。

7. 肝肾功能(白蛋白及前白蛋白)。

【处理】

1. 记录 24 小时出入量,监测患者是否存在水钠潴留、脱水,是否存在腹水或胸腔积液,腹水患者每日测量腹围。

2. 术后短期饮食不能恢复正常的患者,在营养支持的同时应监测营养状态指标。每周测量 2 次空腹体重,监测机体脂肪储存及肌储存。每周查 1~2 次血常规及肝肾功能。

3. 除了体重、肱三头肌周长外,血常规淋巴细胞水平也是营养状况的指标。营养状况越差,则淋巴细胞水平越低。

【特殊问题】

1. 身高是较恒定的参数,可用以估算营养需要量,体重可直接评定营养状态,但有些患者因水钠潴留或失水,体重改变并不能准确地反映患者营养状况的变化。

2. 脂肪组织是机体储存能量的主要组织。可通过测量肱三头肌皮肤皱褶厚度来估算体内脂肪储存。测量方法:患者取站立位,右臂自然下垂,或患者卧床,右前臂横置于胸部。应采用同一位置做反复测量。取尺骨鹰嘴至肩胛骨喙突的中点,测者以两指紧捏受试者该点后侧皮肤与皮下脂肪向外拉,使脂肪与肌分开,以卡尺测量皱褶的厚度,卡尺压力为 0.098kPa,卡尺应固定接触皮肤 3 秒后读数,为准确起见,宜取 3 次测量的平均值。正常参考值:男性为 8.3mm,女性为 15.3mm,较正常减少 35%~40% 为重度营养不良,减少 25%~34% 为中度,减少 24% 为轻度。我国尚无群体调查的理想值,可采用患者治疗前后数值进行对比。

3. 上臂肌周径可用于判断机体肌储存。测定部位与上述肱三头肌皮肤皱褶厚度相同,以软尺先测定臂围径,臂肌围(cm)= 臂围径(cm)- 肱三头肌皮肤皱褶厚度(cm)× 3.14。

4. 内脏蛋白质状况(白蛋白、转铁蛋白、前白蛋白、纤维连接蛋白等)是营养监测的主要实验室指标之一。白蛋白是临床最常应用指标,但其周转率很慢,半衰期为 21 天,除蛋白质和能量摄入因素外,其他因素特别是肝功能也明显影响其合成速度。因此,白蛋白不是一项能迅速反映机体蛋白质状况的高度特异指标。前白蛋白具有半衰期短、特异性高的特点,与患者营养状态及预后明显相关,可以作为判断患者营养状态的可靠指标。

5. 术后简易估计营养需要的方法。机体每天所需热量为 25kcal/(kg·d)。

【谨记】

严重营养不良患者并发症可增加。

【请示和会诊】

术后长期禁食的患者需请肠内和肠外营养科医师会诊,制订肠外营养方案。

(李 源)

第十七节 术后患者腹胀的处理

【可能原因】

1. 肠梗阻。
2. 胃肠功能紊乱(过早进食等)。
3. 腹腔镜术后腹腔内残余气体。
4. 术中未能发现的肠道损伤。

【重点关注】

1. 手术方式、术中情况(如粘连情况、肠道损伤、肠道手术等)。
2. 发热,恶心、呕吐,腹痛、腹胀,排气、排便情况,进食、饮水情况,有无肩背部放射疼痛。
3. 肠鸣音有无减弱、有无高调肠鸣音或气过水声,腹胀程度、胃肠型,腹部叩诊、压痛及反跳痛等。
4. 血钾,立卧位腹部平片,必要时行腹部 CT 检查等。

【处理】

1. 轻度腹胀患者可以暂时观察,多下地活动促进肠蠕动。
2. 术后排气时间与手术范围相关,肠道蠕动恢复但未排气可用开塞露置肛促进排气缓解腹胀。
3. 如果患者出现进食后呕吐、腹胀、腹痛,停止排气、排便等情况需考虑肠梗阻,应暂时禁食、禁水,完善腹部平片检查(是否存在气液平),评估是否存在肠梗阻。请示上级医师是否需要放置胃管胃肠减压。

4. 明确肠梗阻诊断后禁食、禁水,胃肠减压,加强肠外营养支持,抑制胃酸或消化液分泌。

5. 肠梗阻患者恢复排气并且无呕吐的情况下,可以经胃管灌入香油或液状石蜡 200ml,注意观察大便是否有油花,检验肠道是否通畅。

6. 不全肠梗阻可使用大承气汤,大黄 10g,枳实 10g,厚朴 10g,芒硝 10g,煎成 3 剂,每剂 200ml。

7. 粘连广泛、严重子宫内膜异位症手术、恶性肿瘤的手术需要想到术中有隐匿性肠损伤的可能,需要请外科会诊。CT 检查有助于诊断。

【特殊问题】

1. 腹腔镜术后腹腔内残余气体过多可能导致部分患者出现腹胀及上腹部不适,伴有肩背部放射疼痛,可鼓励下地活动,促进气体吸收。

2. 盆腹腔粘连重、手术范围大、应用过多镇痛药物的患者术后胃肠道功能恢复较慢。

3. 腹胀者应警惕低钾血症,维持血钾于正常水平。

4. 注意肠梗阻患者腹部体征,特别是有无压痛和反跳痛,警惕肠穿孔的发生。

5. 肠梗阻积极保守治疗 1 周仍不缓解,则需要手术解除梗阻。

【谨记】

腹胀患者应警惕肠梗阻。

【请示和会诊】

妇科术后患者出现轻度腹胀是常见现象,一般持续 1~2 天即可缓解。如果持续存在甚至进行性加重的腹胀大多是病理性的,需要警惕电解质紊乱、肠梗阻,甚至术中隐匿性的肠道损伤。发现患者存在肠梗阻表现时应当向上级医师汇报,肠梗阻保守治疗无效或怀疑有肠道损伤需请外科医师会诊。

（李　源）

第十八节　术后患者腹泻的处理

【可能原因】

1. 感染性腹泻。
2. 渗透性腹泻。
3. 胃肠动力失常。
4. 短肠综合征。

【重点关注】

妇科术后腹泻的原因比较多,需要重点警惕的是因为使用抗生素导致的假膜性肠炎。这一点在很多医院滥用抗生素的情况下显得尤为重要。

1. 手术方式,术中情况(肠道切除吻合情况)。

2. 诱因,与饮食(禁食)关系,不洁饮食史;是否长期使用广谱抗生素。

3. 腹泻严重程度,大便次数,量;粪便性状、有无黏液、血液、脓液、油滴、食物残渣及气味。由于腹痛、里急后重、发热等伴随症状及其与腹泻关系,缓解与加重因素。

4. 肠鸣音、腹部压痛及反跳痛等。

5. 粪便常规＋隐血试验,粪便培养(普通培养、厌氧培养),粪便难辨梭状芽孢杆菌毒素;血常规,电解质。

【处理】

1. 详细询问病史及查体,留粪便查粪便常规＋隐血试验,伴有发热者查血常规。感染性腹泻时粪便常规显示白细胞计数升高,部分患者伴有血白细胞计数升高等感染表现,请示上级医师开始经验性抗感染治疗,并留粪便培养寻找病原学证据。

2. 积极对症治疗,如口服蒙脱石散;暂禁食或易消化流质饮食,进食及饮水不足时考虑通过静脉补充。

3. 记录 24 小时出入量,监测电解质,维持水、电解质平衡。轻症者口服补液盐,重症者静脉补液,维持血钾、钠、氯正常。

4. 口服肠道菌群制剂,如地衣芽孢杆菌活菌胶囊、乳酶生、双歧杆菌三联活菌散等。

【特殊问题】

1. 假膜性肠炎常见于长期应用抗生素引起肠道菌群失调的患者,临床表现为腹胀、腹泻、腹痛及发热,典型粪便为海蓝色。粪便常规检查可见白细胞计数升高,致病菌为难辨梭状芽孢杆菌。粪便培养可见难辨梭状芽孢杆菌阳性,粪便难辨梭状芽孢杆菌毒素阳性可明确诊断。

2. 一旦诊断假膜性肠炎,应停用目前所用的抗生素,避免应用止泻药。同时加用肠道益生菌制剂,补液,纠正水、电解质紊乱,并请内科会诊。口服万古霉素的用法:万古霉素 1g 加入生理盐水 100ml 或 500ml 中口服,每次 0.25g,每日 4 次。

3. 服用肠内营养制剂的患者出现腹泻可考虑减慢饮用或输注营养制剂速度,酌情抑制肠蠕动。

【谨记】

1. 腹泻可导致水、电解质紊乱危及生命。

2. 任何一种抗生素用于不同的患者都有发生假膜性肠炎的可能。

【请示和会诊】

1. 考虑感染性腹泻时需请示上级医师使用抗生素。

2. 考虑抗生素相关腹泻时应停用抗生素,如疑为假膜性肠炎应请内科医师会诊。

（李　源）

第十九节　术后发热的处理

【可能原因】

1. **感染性发热**(上呼吸道、肺部、切口、泌尿系统、盆腹腔、导管相关等)。

2. **非感染性发热**(手术反应热、血肿、输血/输液反应、药物热、深静脉血栓形成、脱水热等)。

【重点关注】

1. **病史**　手术时间、术中情况、热型、伴随症状(如寒战、鼻塞、流涕、咳嗽、咳痰、腹痛、腹泻、尿急、尿频、尿痛、腿痛等),抗生素使用情况及效果。

2. **体征**

(1)生命体征:意识、体温、血压、心率、出入量。

(2)手术切口:红肿、渗液、波动感等。

(3)心肺体征:呼吸音、湿啰音、心脏杂音等。

(4)腹部体征：腹部压痛及反跳痛,肠鸣音,肝、脾、双肾区叩痛等。

(5)其他：腓肠肌压痛等。

3. 实验室检查

(1)血常规(是必需的基本检查,根据白细胞总数和中性粒细胞百分比判断是否有细菌感染)、尿常规、便常规、降钙素原、其他相关培养。

(2)X 线胸片,盆、腹腔、泌尿系统、双下肢深静脉 B 超,必要时行胸、腹、盆腔 CT 检查。

【处理】

1. 物理降温(冰袋、酒精擦浴等);体温 >38.5℃可采用药物降温(对乙酰氨基酚口服、吲哚美辛栓置肛、赖氨匹林入壶等)。

2. 适当补充液体和电解质(口服或静脉),体温每升高 1℃,应补充 1 000ml 液体。

3. 手术反应热一般不超过术后 4 天,通常低于 38.5℃,可物理降温,多饮水或补液,观察。若体温升高幅度过大(如 >38.5℃),或恢复接近正常后再度发热,或发热持续不退,应当寻找原因。

4. 术后感染通常以发热为主要表现,从病史、体征和术后不同阶段可能引起发热的原因综合分析,有针对性地进行辅助检查,明确诊断并进行相应的治疗。

5. 考虑感染的患者应当寻找感染原及感染灶。经验性抗感染同时尽可能地进行病原学检查(痰、尿、便、引流液、伤口或阴拭子培养等),可疑感染的患者体温超过 38.5℃应做血培养,连续 3 次,且最好在体温开始上升、寒战时采血。根据症状和体征提示针对性地选择 X 线胸片、B 超、CT 等检查。

6. 根据术后发热时间,大致判断感染部位和原因,并做相应的检查。

(1)早期发热(术后 48 小时内):感染部位应首先考虑肺部,包括肺不张、坠积性肺炎。尤其是术前有上呼吸道感染者,询问患者有无鼻塞、流涕、咳嗽、咳痰等呼吸道症状,检查扁桃体是否肿大,听诊肺部是否有湿啰音,完善 X 线胸片检查,必要时做痰培养和血培养,并注意除外输液反应。

(2)中期发热(术后 48 小时至 5 天):原因较多,包括泌尿系统感染、盆腔感染、膈下脓肿、伤口感染、阴道残端感染。应做的工作有:询问患者泌尿系统症状,检查伤口有无红肿及溢液、恶臭阴道分泌物、腹部压痛和反跳痛、肾区叩痛等。完善尿常规及尿培养,以及盆、腹腔和切口超声检查,以明确是否有盆腔积血及血肿、筋膜下血肿、肾盂积水、输尿管扩张等情况。必要时可做伤口拭子或阴道拭子培养。

(3)晚期发热(术后 5 天后):感染部位除了中期发热中提到者外,需要警惕妇科肿瘤术后的特殊并发症(漏尿、肠瘘、深静脉血栓形成等),尤其是原因不明的发热者。需要检查有无阴道异常排液、双下肢腓肠肌有无压痛、有无腹胀、肛门排气是否正常等。

严重感染患者(尤其是败血症)出现寒战、高热、脉速、脸面潮红、皮肤湿暖等表现时应警惕感染性休克早期表现,休克进展后患者表现为苍白、发绀、皮肤湿冷、低血压、心动过速、少尿。应当进行心电监护(早期低血压并不太重),监测液体出入量,快速补液,有效纠正血容量不足,同时向上级医师汇报及请内科、ICU 医师会诊。

【特殊问题】

1. 盆腔内血肿形成可以出现低热,如血肿较小可保守治疗,较大时可能需要手术处理。

2. 输液、输血引起的发热并不少见,发热出现在输血、输液的过程中,患者主要表现为突发寒战、高热,体温可达 39~40℃,严重者可出现休克。出现输血、输液反应后,应立即停止输入药液及血液,更换新液体及新输液器,肌内注射异丙嗪,或静脉注射地塞米松。如有休克症状应抗休克处理,注意监测患者生命体征直到发热反应缓解。

3. 不明原因发热的患者,一般情况良好,且无明显中毒症状,无感染灶及其他可解释的原因,白细胞计数正常或偏低时,发热与药物(主要为抗生素)使用关系密切,应当考虑药物热。

4. 长时间使用广谱抗生素应当警惕假膜性肠炎及真菌感染的发生。

5. 发热也可能是其他并发症(如泌尿道或肠道损伤、深静脉血栓形成等)的最初表现。

6. 抗生素治疗后效果评价需要一定时间(一般观察 3 天),值班医师不应轻易更换抗生素。

7. 长期放置静脉导管患者出现发热时需要警惕导管相关感染,应请示上级医师或会诊后拔除静脉导管,并送细菌培养。

【谨记】

严重感染可导致休克并危及生命。

【请示和会诊】

1. 临床考虑感染性发热的患者应当请示上级医师给予抗生素治疗,如果效果不理想应请内科医师会诊。

2. 如发现血肿、脓肿、漏尿、肠瘘、深静脉血栓形成等应当请外科、介入科医师会诊。

3. 严重感染的患者出现休克前期表现时,应当迅速向上级医师汇报,并请 ICU 科医师会诊。

(李 源)

第二十节 术后引流的观察及处理

【重点关注】

1. 妇科术后引流管的分类

(1)供给性管道是指通过管道将氧气、能量水分或药液源源不断地补充到体内。如给氧管、鼻饲管、输液管、输血管等。在抢救危重病患者时,这些管道被称为"生命管"。

(2)排出性管道是指通过专用性管道引流出液体、气体等,常作为治疗、判断预后的有效指标,如胃肠减压管、留置导尿管、胸腔引流管、腹腔引流管、阴式引流管、皮下引流装置。

2. 留置腹腔、阴式引流管的目的

(1)及时将手术创面、手术区域内的积血、积液及渗出液等引流出来,以防止形成腹腔内感染、促进伤口愈合。

(2)便于观察盆腔、腹腔内有无出血或渗液。

(3)用于日后的腹腔化学治疗。

(4)便于观察是否发生肠瘘、输尿管瘘、乳糜漏等。

(5)盆腹腔感染时,在积极抗感染的同时,引流盆腹腔脓液。

3. 术中放置引流装置指征

加速康复外科(ERAS)妇科手术中国专家共识中

指出：

（1）术中鼻胃管的放置：放置鼻胃管不能减少术后肠瘘的发生，反而会增加术后肺部感染的风险，以及患者术后的不适感。如胃胀气明显，可考虑术中置入鼻胃管，以减少气腹针或穿刺套管（trocar）穿刺时损伤胃的风险，但应在手术结束前取出。

（2）腹腔引流管的放置：放置腹腔引流不能减少吻合口瘘等并发症的发生，也不能早期识别外科伤口感染（surgical siteInfection，SSI）及腹腔内出血，反而会影响患者术后的早期活动，延长住院时间。因此，不推荐常规放置引流管。在子宫广泛性切除术中，以及存在手术创面感染、吻合口张力较大、血供不佳或其他影响切口愈合的不良因素时，可考虑留置引流管，但术后应尽早拔除。

（3）留置尿管：留置尿管可影响患者术后活动，延长住院时间，并且增加泌尿系统感染的风险。因此，除子宫广泛性切除术外，不推荐留置尿管，如需放置，也应尽早拔除。

【处理】

1. 引流管固定

（1）皮肤戳口处缝合固定，患者卧床时用别针将引流管固定在床单上。

（2）搬动患者或为患者翻身时，注意避免牵拉引流管。

（3）腹腔引流袋固定的位置应低于腹壁戳口平面，防止引流液逆流引起腹腔感染。

（4）向患者及其家属说明留置引流管的作用和重要性，防止患者自身疏忽使引流管脱落。

2. 保持引流通畅

（1）注意患者体位，尽量争取与引流管同侧卧位，并使引流管处于身体较低或最低位置,使引流液充分流出。

(2)防止引流管弯曲、打折,绑腹带时应避开引流管,固定时应尽量留出后动余地,以免移动后脱落。

(3)预防引流管堵塞。指导患者翻身、变动体位,定时挤压引流管。

(4)及时发现引流管堵塞、不畅、不引流。引流管内液面固定管内凝血块、干结引流液未引出或极少。

(5)及时处理引流管堵塞。指导翻身、变换体位;挤压引流管;转动引流管;冲洗引流管。

(6)加强观察,勤巡视。

3. 保持引流管无菌

(1)消毒隔离。引流管口如有渗液、渗血应随时更换,以保持干燥、防止感染。

(2)引流袋放置应低于腹腔水平,以防引流液反流进入腹腔引起逆行感染。

(3)及时更换引流袋。

(4)引流液的倾倒不能交由陪护人员,应由医务人员完成。

4. 准确观察、记录引流液及并发症的处理

(1)严密观察并准确记录引流液的色、质、量。引流液在正常情况下为每日 <200ml,色淡,且有减少的趋势。

(2)如果引流管在短时间内引出大量的鲜红色血性液体,应警惕是否有腹腔内活跃性出血,及时通知上级医师。开放静脉通路,加快输液速度,需严密监测患者的生命体征、血红蛋白、凝血功能,并积极配血。若患者生命体征平稳,血红蛋白水平稳定,可在严密监测下予以止血药物等保守治疗。一旦诊断为腹腔活跃性大出血,若患者生命体征不平稳,循环不稳定,需输血或血浆补充血容量,在积极纠正休克的同时,还应积极进行手术止血。

(3)若引流突然减少,考虑引流不畅,若患者伴有腹痛、发热时需警惕肠瘘等的发生。

(4)若引流突然增多,监测患者尿量,积极完善引流液肌酐检查,警惕输尿管瘘、膀胱瘘等的发生。

(5)如果引流液为淡黄色清亮液体,可考虑为腹水或淋巴液。

(6)若引流液为乳糜液,考虑患者为乳糜漏,需及时调整患者饮食结构。对于高位腹主动脉旁淋巴结切除的患者尤其应注意这一点。

(7)若引流液变为黄褐色、白色、粉红色黏稠或脓性液体,患者出现发热,外周血白细胞计数和中性粒细胞明显升高,伴有急腹症体征,考虑腹盆腔感染,应及时留取引流液,做细菌培养及药敏试验,需积极抗感染治疗。

(刘 倩)

第二十一节 高龄患者围手术期的管理

【重点关注】

世界卫生组织(World Health Organization,WHO)定义的老年人是指年龄 ≥ 65 岁的人群,其中 65~75 岁称为老年人,75~85 岁为高龄,85 岁以上为超高龄。随着围手术期麻醉并发症及手术并发症进一步的增加,心源性死亡的发生率对于年龄 >70 岁的老年人来说是常人的 10 倍,而呼吸系统并发症 >80 岁的发生率为 16.7%,<50 岁仅为 2.6%,这与麻醉方式关系不大。在常规妇科腔镜手术或阴式手术中,术中体位大多为膀胱截石位,腹部手术为平卧位,手术时间长短取决于术中情况及手术范围;手术范围大、手术时间长,且手术创面大、术中出血多,围手术期并发症及麻醉风险发生率高。患者由于自身体弱,多脏器功能减退,脏器代偿能力低下,围手术期用药及补液相关并发症的发生率也较高。高龄患者免疫力及围手术期抗感染能力下降,易出现术后呼吸系统、手术部位及泌尿系统感染。高龄患者内科并发症多,合并有心脑血管疾病、糖尿病或呼吸系统疾病较多,易出现围手术期心脏、呼吸及肝、肾并发症,需警惕术后高风险,并给予患者个体化管理。术后疼痛刺激、活动受限是心脑血管及深静脉血栓发生的高危因素,术后肠道功能恢复慢也是不可忽视的问题。

1. **手术风险的评估**　高危患者需进行术前评估,术中评估包括手术难度、手术涉及的范围、手术时间及预估手术出血量、创伤程度。

2. **手术时机的评估**　围手术期内科管理,包括心脑血管、糖尿病及呼吸系统疾病。

3. **手术并发症的评估**　肺部感染、心功能不全、房颤、术后心肌梗死、脑梗死、下肢深静脉血栓及肺栓塞。

【处理和特殊问题】

1. **心血管系统疾病的评估及围手术期的管理**　心血管并发症是高龄患者最常见的严重围手术期不良事件,占非心脏手术术后死亡事件的 25%~50%。在特定条件下,围手术期干预可以调整心血管疾病的发病率和死亡率。

(1)病史采集:对老年人及高龄患者术前既往史内科并发症的病史采集至关重要,包括慢性病口服药物的种类、剂量及疗效等,介入手术史及术后抗凝药的用法和用量。阿司匹林/氯吡格雷停药小于7天,华法林停药小于5天,利血平停药小于7天是不符合入院手术标准的,应院外停药或换药后方可入院行择期手术。

(2)血压的评估和管理:血压<160/100mmHg时,不给予特殊处理;血压在160~180mmHg时可适当镇静后,如血压降至基数的10%以下,且不伴有代谢紊乱及心血管系统异常,不需延期手术;收缩压>180mmHg或舒张压>110mmHg停止手术。

(3)心律失常的评估和管理:①偶发的室性期前收缩一般不需特殊处理;严重的心律失常,合并心脏器质性疾病的高龄患者,室上性心动过速未得到控制,病态窦房结综合征等,应推迟择期手术,并请心内科医师会诊协助诊治。②房颤时将心室率控制在休息时60~80次/min,中度活动后90~115次/min;需明确有无心内血栓,是否需60%先行抗凝治疗,必要时请相关科室医师会诊做进一步处理。③心动过缓,心率<50次/min,术前可给予阿托品0.5mg,必要时安置心脏起搏器。④严重的房室传导阻滞,术前需请心内科医师会诊,明确是否需要安装心脏起搏器。

(4)冠状动脉球囊扩张或支架术后患者的围手术期管理:既往有冠状动脉球囊扩张术后患者,阿司匹林/氯吡格雷抗凝时间大于14天;金属裸支架植入术后,阿司匹林/氯吡格雷抗凝时间大于30天;药物洗脱支架置入术后,阿司匹林/氯吡格雷抗凝时间大于1年,如需在上述时限内需实施择期手术,应在术前5~7天开始应用低分子肝素桥联抗凝治疗,同时停用阿司匹林/氯吡格雷,手术当日晨停用低分子肝素,术后24~48小时根据手术创面及引流液情况尽早恢复低分子肝素抗凝治疗。

2. 呼吸系统并发症的管理　①术前戒烟4周以上,行血气分析及肺功能检查;进行呼吸功能训练,练习深呼吸和咳嗽,改善肺功能,以达到自身最佳状态;对合并有上呼吸道感染者择期手术应推迟至感染控制后2周,畸形肺部疾病延期手术,伴有大量痰液者于痰液减少2周后手术。术后易发生呼吸功能不全的高危因素:短距离行走即出现的呼吸困难,动脉氧分压低于65mmHg,或伴有二氧化碳分压高于45mmHg者;肺活量和最大通气量小于预计值的60%,FEV_1<0.5L或FEV_1/FVC<60%。②哮喘发作择期手术推迟。③术后有效镇痛可保证患者有效咳痰而减少术后肺部并发症;术后护理鼓励患者积极咳嗽、排痰,可减少坠积性肺炎等肺部并发症的发生。

3. 围手术期血糖的管理　10%~15%的老年人为糖尿病患者,焦虑、麻醉、手术和发热均可导致应激反应,胰岛素需求量增加,胰岛素拮抗激素分泌增多;术前HbAlc>9%,空腹血糖>10.0mmol/L,随机或餐后血糖>12.0mmol/L,应推迟择期手术,院外调整血糖,择期手术血糖控制的目标是空腹血糖6~8mmol/L。

4. 围手术期抗凝　华法林半衰期为36~72小时,术前7天停用,凝血酶原国际标准化比值(INR)<1.5时,低分子肝素替代治疗至术前24小时;停用华法林的患者,如术前INR 1~2天仍>1.5推荐给小剂量维生素K使INR降至正常。高龄高危患者术前积极排查:D-二聚体定量,下肢静脉超声。围手术期抗凝治疗,术后24~48小时根据术中情况给予低分子肝素0.1U/kg皮下注射,每日1次;尽早下地活动,术中及术后适度补液,以避免围手术期脱水而增加血液浓度,术中及术后规范穿戴抗血栓梯度压力带弹力袜。

5. **围手术期补液**　高龄患者补液量入为出,尽可能地维持负平衡,避免入量过多引起心脏负荷过重,发生心力衰竭。完全静脉营养的高龄患者的补液原则可参考全静脉营养患者围手术期的管理。

【特殊问题】

1. 如果术前已经开始使用β受体阻滞剂,应当根据患者血压、心率情况使用,应将心率控制在 60~80 次/min,血压下降不低于基础的 10%。最新研究表明,β受体阻滞剂可能增加患者围手术期脑卒中的发生率和死亡率。

2. 术后新发房颤是妇科大型手术高龄患者常见的并发症,可导致围手术期心肌梗死、心力衰竭及血栓栓塞并发症显著增多,发生高峰是术后 2~4 天,4~6 周可消失。防治措施:减少术中出血,纠正低氧血症及围手术期使用β受体阻滞剂作为防治措施,采用利尿、扩血管、控制心率及抗凝的治疗措施可获得良好的治疗效果。

【谨记】

由于高龄患者自身体弱,多脏器功能减退,脏器代偿能力低下,故围手术期用药及补液的相关并发症发生率较高,且围手术期呼吸系统、心脑血管及肝肾系统的并发症也较多,因此需要每位手术医师及值班医师提高警惕,从细节入手,个体化管理。

【请示和会诊】

高龄患者自身内科并发症多,手术应激状体会诱发内科疾病病情加重或发生变化,术前应充分询问慢性病的病史及口服药物种类,完善相关内科疾病的术前会诊,给予围手术期用药指导和并发症的预防处理。

(仝佳丽)

第二十二节 开腹术后需警惕坠积性肺炎

【可能原因】

1. **不可调整的危险因素** 客观存在、无法进行调控的危险因素,如年龄(≥ 70 岁)、性别(男性)、手术部位(上腹部和胸部)及全身麻醉等。

2. **可调整的危险因素** 可通过前期或后期干预而调整的危险因素,如需肠外营养、术前肺炎、手术麻醉时间 >3 小时、慢性阻塞性肺疾病(chronic obstructive pulmonary disease,COPD)、术前休克、肺不张、腹腔积液、吸烟、肥胖、术前住院时间长、气管切开术后气道开放时间长、机械通气、侵入性治疗、留置鼻胃管、术后住院 ≥ 15 天、喉返神经麻痹、血尿素氮高、失血量大、血糖高、酗酒、心房颤动和术后卧床时间长。

对于妇科手术而言,最常见且重要的危险因素为术后长期卧床。如果患者高龄、术前有呼吸道疾病史,那么术后应该鼓励患者早期下床活动,无法下床时至少尽早采用半坐卧位,以减少发生呼吸道分泌物坠积的可能。

【重点关注】

《肺炎诊断》(WS382-2012)为我国卫生行业强

制性标准,需同时满足以下 3 条:①至少行 2 次 X 线胸片检查(对无心肺基础疾病,如呼吸窘迫综合征、支气管肺发育不良、肺水肿、慢性阻塞性肺疾病或充血性心力衰竭等的患者,可行 1 次 X 线胸片检查),并至少符合以下 1 项,如新出现或进行性发展且持续存在的肺部浸润阴影、实变和空洞形成。②至少符合以下 1 项,如发热(体温 >38℃),且无其他明确原因,外周血 WBC>$12×10^9$/L 或 <$4×10^9$/L 和年龄 ≥ 70 岁的老年人没有其他明确原因而出现神志改变。③至少符合以下 2 项,如新出现的脓痰或痰的性状发生变化,或呼吸道分泌物增多,或需要吸痰次数增多,新出现的咳嗽、呼吸困难或呼吸频率加快,或原有的咳嗽、呼吸困难或呼吸急促加重,肺部啰音或支气管呼吸音,气体交换情况恶化,氧需求量增加或需要机械通气支持。

【预防措施及处理】

1. 基本措施

(1)抬高床头 30°~45°(无禁忌时抬高,患者不耐受或治疗 + 护理需要时放平)。

(2)术后肠内营养(术后无禁忌时优先肠内营养);围手术期呼吸训练(如咳嗽、深呼吸训练、端坐位腹式呼吸、术前呼吸肌伸展训练、使用可以测量和调节呼吸压力的电子呼吸练习设备等,至少术前 2 周开始)。

(3)戒烟(至少术前 1 个月开始)。

(4)术前口腔清洁(至少术前 1 周开始,每日 5 次,醒来、三餐后、睡前)。

2. 额外措施

(1)用含氯己定的制剂进行口腔护理(围手术期进行)。

(2)预防误吸(术后恢复饮食前实施);吞咽能力评估(术后经口喂食前实施)。

(3)健康教育(对相关人员进行预防宣教)。

(4)尽早下床活动(无禁忌时术后第 2 天开始,包括坐到床旁椅子上或行走,至少每天 1 次)。

(5)改善术后镇痛(术后实施)。

【特殊问题】

有条件的医院(如三级甲等教学医院)应开展术后肺炎的目标性检测,可在充分风险评估的基础上确定检测的人群和手术部位。

【谨记】

术后肺炎(postoperative pneumonia,POP)是指外科手术患者在术后 30 天内新发的肺炎,包括出院后但在术后 30 天内发生的肺炎,术后发生率为 0.3%~1.2%。POP 的后果主要体现在可能导致患者机械通气时间和住院时间延长,造成患者对呼吸机的依赖,增加疾病治疗难度,影响患者的预后,造成病死率增高,还可能会增加 ICU 接诊量、患者再住院率、患者医疗费用和医疗资源消耗等。

【请示和会诊】

请内科、感染科医师会诊,调整抗生素的使用方法,纠正因感染引起的低氧血症及循环不稳定。

(刘 倩)

第二十三节 人工阴道成形术后阴道软模具脱落的处理

【可能原因】

1. 手术部位疼痛,患者有下腹部或阴道局部压迫感,而持续向下用力。

2. 术后因长期卧床或饮食不当致便秘,而过度用力排便。

【重点关注】

1. **病史** 女性生殖道畸形的具体类型,人工阴道成形术的手术日期及手术类型、术后管理(包括疼痛、排便管理)情况等。

2. **体征**

(1)生命体征:关注体温、心率、血压、呼吸是否在正常范围内。

(2)妇科检查:关注外阴缝线是否脱落(因手术后外阴部疼痛或排便困难,用力后可导致外阴缝线脱落,模具脱出,因此手术后要加强疼痛及排便管理);阴道内是否有出血或异常分泌物(若有较活跃出血,可局部压迫止血;若阴道分泌物有异味,可用稀释络合碘盐水冲洗阴道);阴道内是否有膜状组织物脱落(可能为植入的生物补片部分脱落,放入模具扩张,一般不影响预后)。

【处理】

1. 含有络合碘的纱布消毒外阴。

2. 拆除剩余未脱落的外阴缝线。

3. 稀释络合碘盐水冲洗新生阴道。

4. 将高压消毒或络合碘消毒过的尺寸合适的阴道模具(玻璃或医用橡胶材质),放入新生阴道内;此步骤可能会导致患者疼痛剧烈,必要时可提前口服镇痛药物。

5. 指导月经带固定阴道模具。

6. 术后的前 3 个月内建议长期佩戴阴道模具,模具每日更换 2 次,更换的模具用清水冲洗干净即可。3 个月后可逐渐缩短每日模具佩戴时间直至改为每日模具顶压 1~2 次,每次 15~20 分钟。

7. 对于有规律性生活(至少每周 2 次)者可不戴模具。如果性生活不规律,还需间断佩戴模具或定期扩张阴道(每周 2~3 次,每次 15 分钟左右)。

8. 如自觉人工阴道狭窄或长度不够,可间断佩戴或定期扩张以伸展阴道。

9. 性生活开始的时间建议为阴道黏膜上皮形成后可以规律性生活,一般为 3~6 个月后,视不同术式其阴道黏膜上皮化的时间不同而不同。

【特殊问题】

MRKH 综合征患者大多存在自卑心理,因隐私保密的心理需求,不愿诊治或术后随访。此类患者应进行及时诊疗,必要时进行两性关系、人际关系方面的心理学辅导。

【谨记】

对人工阴道成形术后的患者进行满意的镇痛管理和排便管理,预防外阴脱线而致阴道内软模具脱出的情况出现。

【请示和会诊】

出现人工阴道成形术后阴道软模具脱落的情况，及时向上级医师请示下一步的处理。

（陈 娜）

第二十四节 子宫切除术后阴道残端并发症的识别和处理

【可能原因】

子宫切除术后阴道残端并发症的可能原因见表 1-2。

表 1-2 子宫切除术后各种并发症的可能原因

残端并发症	可能原因
残端感染	• 女性生理解剖特点(阴道与肛门邻近,外阴多种微生物生长繁殖) • 术后留置阴道引流管 • 缝线排斥
残端出血	• 早期出血(术后 48 小时内):血管结扎不紧 / 缝合过松 / 止血不彻底 • 中期出血(48 小时至 10 天内):残端缝合不严密或肠线脱落 • 晚期出血(术后 10 天以上):局部炎症感染后形成肉芽肿组织,继发渗血
残端裂开	• 术式:腹腔镜(0.64%~0.75%) / 经腹(0.15%~0.26%) / 经阴(0.08%~0.25%) • 缝合不当[过于接近阴道断端边缘(<1cm)或者未能实现全层缝合] • 电外科器械对组织的破坏

续表

残端并发症	可能原因
残端裂开	• 绝经后 • 阴道创伤(如术后过早性交、器具) • 吸烟 • 盆底缺陷(如本来就患有盆腔器官脱垂) • 阴道血肿 • 放射治疗 • 同时存在导致腹内压升高的慢性疾病(如肥胖、咳嗽、便秘) • 伤口愈合不良(如营养不良、贫血、糖尿病、免疫抑制)
残端息肉	• 缝线溶解松动 / 阴道分泌物增多 / 残端感染 • 阴道肉芽增生 • 息肉形成

【重点关注】

无论在患者住院期间或门诊就诊时,根据患者主诉,对于可能存在阴道残端并发症的病例都不应掉以轻心,应仔细询问病史和查体,并进行必要的辅助检查,及时处理,避免患者病情进一步加重,见表 1-3。

表 1-3 子宫切除术后各种并发症的关注重点

残端并发症	重点关注
残端感染	• 体温(术后 72 小时,体温高于 38.5℃) • 阴道分泌物增多和 / 或有异味 • 阴道分泌物细菌培养阳性 • 血常规:白细胞数目、中性粒细胞比例升高 • 尿常规:排除泌尿系统感染 • 观察腹部切口,有无腹部切口液化 / 感染 • 有无阴道血肿 • 有无膀胱阴道瘘 / 输尿管阴道瘘

残端并发症	重点关注
残端出血	<ul><li>出血发生的时间</li><li>出血量</li><li>出血性状<ul><li>▷ 术后 3 天内,色鲜红者,多为断端止血不彻底</li><li>▷ 术后 7~14 天出血,色暗红者,缝线松动;污秽有异味者,残端感染</li><li>▷ 术后 1 个月以后出血,多为残端息肉出血,量少 / 血性分泌物,与运动或排便相关</li></ul></li><li>出血部位</li><li>生命体征是否稳定 / 有无休克</li><li>有无直肠、膀胱刺激症状</li><li>B 超检查除外腹腔内出血 / 盆腔血肿</li></ul>
残端裂开	<ul><li>发生时间(2~20 个月,最长达 5 年)</li><li>盆腔痛或腹痛(60%~100%)</li><li>阴道出血(30%~60%)</li><li>阴道异常分泌物或液体流出(30%)</li><li>腹部体格检查评估腹膜体征</li><li>阴道内压力或肿块(30%),肠管(回肠末端)最有可能</li><li>阴道检查或双合诊,看到或触诊到阴道断端缺陷和 / 或脱出的结构</li><li>视诊阴道断端有无血肿、蜂窝织炎或脓肿</li><li>注意盆底缺陷(如阴道顶端脱垂)</li><li>有无肠梗阻或肠穿孔</li><li>有无腹部或盆腔肿块、恶性肿瘤或异物</li></ul>
残端息肉	<ul><li>术后 7~14 天开始出现</li><li>阴道血性 / 脓性分泌物</li><li>部分患者诉腹部 / 腰部坠胀隐痛</li><li>阴道检查:阴道残端有肉芽组织突出,伴有出血、渗出</li><li>脓苔下有缝线 / 线结或肉芽内包裹缝线 / 线结</li></ul>

【处理】

子宫切除术后阴道残端并发症的常规处理见表 1-4。

表 1-4　子宫切除术后阴道残端并发症的处理

残端并发症	处理
残端感染	• 根据阴道分泌物药物敏感试验结果应用敏感抗生素 • 最常见：大肠埃希菌［包括产超广谱 β- 内酰胺酶（extended-spectrum β-Lactamase，ESBLs）株］，对亚胺培南、阿米卡星、哌拉西林 / 三唑巴坦、头孢哌酮、舒巴坦及头孢噻肟有较高的敏感性 • 会阴护理，保持外阴清洁 • 小心清除局部坏死组织
残端出血	• 全身应用抗生素预防感染 • 全身 / 局部使用止血药物 • 残端止血不彻底引起的出血，按病情的严重程度采取不同的治疗： 　▷ 量少者可观察 　▷ 量较多色鲜者暴露残端，云南白药 + 纱布填塞压迫 　▷ 量大活动性出血者，麻醉下暴露出血点，缝合 / 电凝出血点 　▷ 出血点不在阴道残端断面并伴有腹腔出血，腹腔镜 / 开腹探查
残端裂开	• 立即建立静脉通路 • 静脉应用广谱抗生素 • 生命体征稳定，且没有肠管脱出者可接受经阴道修补术 　▷ 缝合阴道断端前冲洗裂开部位 　▷ 手术刀切除阴道断端所有坏死组织直到露出新鲜组织的边缘稳定血肿可观察或引流正在扩大的血肿，打开止血阴道断端脓肿后再引流

残端并发症	处理
残端裂开	▷ 肠管脱出者为外科急症,术前需评估:血流动力学状态是否怀疑存在其他损伤(如膀胱损伤),是否存在需同期手术修补的盆底缺陷,是否存在阴道断端脓肿或血肿,可能需要引流和/或冲洗视诊检查可见肠管是否存在损伤,随后轻柔地还纳脱垂的肠管或其他结构,如还纳成功,导尿,头低足高仰卧位,阴道填塞如不可还纳,温生理盐水冲洗脱垂组织,湿纱布包裹修补阴道断端同时开腹/腹腔镜探查 • 在阴道断端裂开修补术后的第2、第6和第12周时复诊
残端息肉	• 仔细查找并彻底拆除线结 • 摘除息肉 • 用20%的硝酸银腐蚀基底部,<u>止血</u>+预防复发

【特殊问题】

1. 子宫切除术后输卵管脱垂(fallopian tube prolapse,FTP)嵌顿于阴道残端切口是罕见的并发症,早期脱垂发生于术后最初几个月,晚期脱垂可发生于术后多年,易与残端息肉相混淆。典型体征是明显可见伞样物脱垂,牵引脱垂物患者会感到剧烈腹痛、坠胀。处理FTP可经腹、经阴道或腹腔镜辅助经阴道行全部或部分输卵管切除。

2. 其他罕见的残端并发症还包括残端子宫内膜异位症种植,发病机制可能是由手术操作将子宫或腹腔内游离的内膜碎片种植至切口残端。

3. 鉴别阴道断端裂开与阴道断端上的缝隙。阴道断端的缝隙是缝合时存在缺口所造成的阴道切口上的开口,但其并未延伸至腹膜。对于阴道断端的缝隙,可以选择期待治疗,除非其太大有器官脱出的风险。

【谨记】

1. 子宫切除术是妇科基本手术,无论是开腹、腹腔镜还是阴式子宫切除,部分患者术后会发生不同程度的阴道残端感染、出血、断开、息肉形成等并发症。

情况严重时可能会危及生命:①阴道残端出血,伴有腹腔内出血活跃者,有可能导致失血性休克。②阴道残端断开,腹腔或盆腔内容物从阴道裂口处脱出。肠管脱出导致肠损伤,包括肠穿孔或肠嵌顿,随后可进展为肠绞窄、肠坏死、腹膜炎或脓毒症,继而威胁生命。

2. 术前充分准备。①评估有无细菌性阴道病并治疗。②纠正贫血和低蛋白血症。③避开月经期。④术前进行阴道冲洗。

3. 缝合时应注意松紧适当,避免影响残端血供。

4. 患者出院后提醒其避免如咳嗽、便秘等导致腹压增高的危险因素,3个月内禁止性生活。

5. 严格控制患者并发症,如高血压、糖尿病等导致伤口延迟愈合的疾病。

6. 对患者进行严密随访,及时发现问题,避免更严重的并发症发生。

【请示和会诊】

1. 一旦发现患者出现全身感染症状、阴道活跃出血、阴道血肿/脓肿、残端裂开(伴有或不伴有脏器脱出),均应立刻请示上级医师。

2. 对于需要立即手术的患者,特别是残端裂开脏器脱出者,请外科上台协同检查;症状严重者术前即应进行多科医师会诊,包括外科、ICU、麻醉科、输血科等。

3. 继发感染者需请感染内科医师指导使用抗生素。

（娄文佳）

第二十五节　阴式术后耻骨后血肿的处理

【可能原因】

耻骨后血肿是经阴道无张力尿道悬吊术（tension-free vaginal tape procedure,TVT）和 TVT-O 术后典型但罕见的并发症（发病率为 1%~4%）。需要游离膀胱后壁的阴式手术也可能损伤膀胱周围静脉丛而引起耻骨后血肿。术中止血不充分或凝血功能异常是常见病因。

【重点关注】

1. **症状**　部分小的血肿（<100ml）,患者可无症状或症状较轻;血肿超过 100ml 可引起中至重度疼痛,疼痛程度与血肿体积相关,可表现为持续性疼痛,也可因压迫膀胱出现尿频、尿急等症状。

2. **体征**　监测患者生命体征,失血多者可有低血容量表现。耻骨上或耻骨后有压痛,部分患者可触及囊性包块,伴触痛。注意双侧足背动脉搏动有无异常,便于及早发现盆腔大血管的损伤。

3. **辅助检查**

（1）经腹或经阴超声表现为耻骨后或耻骨上无回声或低回声区,或膀胱周围异常回声组织。

（2）血常规及凝血功能,注意红/白细胞计数、血红蛋白、血细胞比容等。特别注意血红蛋白和血细胞比容的动态变化。

（3）临床上由于血肿可向腹膜后延伸,失血量常常被低估。因此,不能过分依赖超声检查结果,需结合患者疼痛程度,循环状态及血细胞比容降低程度综合评价。

【处理】

1. 非手术治疗　多数血肿无症状或仅有轻微症状,通常无需手术处理,以保守治疗为主,可绑腹带,动态监测血红蛋白变化。注意观察血肿有无继续增大倾向及合并感染,必要时手术治疗。失血多者需输血及抗感染治疗,无论是否手术,均需常规超声随访,血肿完全吸收可能需要 2~5 个月。

2. 手术治疗

（1）细针穿刺抽吸:①适应证:超声估计血肿体积为 100~200ml,可伴有中度疼痛。②穿刺针至少为18G,需在超声协助下进行,少数患者因未及时诊断,出血凝固而抽吸无效。

（2）手术清除:①适应证。患者有持续剧烈疼痛,超声估计血肿体积超过 300ml。②手术方式。开腹探查术适用于耻骨后动脉或髂外血管损伤引起的大量出血,术中清除血肿,处理出血部位,术后常规留置引流;内镜手术(retzius scopy)属于微创手术探查,通过借助腹腔镜器械,直径 1cm Trocar 直接穿刺进入血肿内,吸尽淤血后二氧化碳充盈耻骨后间隙(Retzius 间隙),直视下第 2 个 Trocar 穿刺进入血肿腔。仔细清除剩余积血并电凝出血部位,术后留置引流管。若内镜下无法控制活跃出血,需中转开腹手术。

【特殊问题】

少数 TVT 或 TVT-O 患者耻骨后血肿可向腹膜后延伸,清除血肿手术过程,尤其是开腹手术,可能影响吊带的松紧度,必要时需再次调节。

【谨记】

血肿较大时可因循环血容量不足致贫血,严重者可致失血性休克。当血肿压迫膀胱,可导致尿潴留,甚至造成肾后性肾功能障碍。一旦发生血肿,需与患者及其家属充分交代病情及当前治疗措施与效果。

【请示和会诊】

及时请示上级医师,可请泌尿外科医师会诊。

(张加韧)

第二十六节　阴式术后残余尿过多的处理

【可能原因】

经阴道无张力尿道悬吊术(tension-free vaginal tape procedure,TVT)和 TVT-O 术后最常见的并发症是膀胱不同程度的排空障碍。需要游离膀胱后壁的阴式手术可能损伤支配膀胱及尿道的神经而引起膀胱排空异常。术中合并膀胱损伤的患者术后留置导尿时间较长可引起膀胱逼尿肌功能异常。少数患者则因膀胱敏感造成。

【重点关注】

1. 症状

（1）尿道梗阻症状，如排尿起始急迫、尿频、排尿踟蹰、尿不尽感等。

（2）尿道刺激症状，如尿急、尿痛等。

2. 体征

包括生命体征；尿道口有无红肿，异常分泌物；阴道有无异常分泌物，必要时使用窥器检查。

3. 辅助检查

（1）泌尿系统彩超，测量残余尿，检查膀胱，输尿管及肾有无异常。

（2）尿常规，有尿道刺激症状者需行尿细菌培养及药敏试验。

【处理】

1. 一般处理

（1）导尿：排空膀胱，测残余尿，原则上 >100ml，则应留置尿管。但具体情况需根据术者经验及患者基础膀胱功能而定。

（2）预防感染。

（3）非手术治疗：①针灸，理疗。②指导膀胱功能锻炼：拔除尿管后最初几次排尿，嘱患者缩短排尿间隔时间，每 0.5~1 小时排尿 1 次，连续几次正常排尿者为恢复正常。当天夜间唤醒排尿 1 次，增加逼尿肌敏感性。③胆碱能受体激动剂：卡巴胆碱、氨甲酰甲胆碱（乌拉胆碱）、溴吡斯的明、新斯的明等肌内注射可能增加逼尿肌收缩改善排尿困难。

2. TVT 或 TVT-O 术后尿潴留处理

术后早期并发症大多与吊带的松紧度掌握不好有关，据文献报道发生率为 2%~20%。

（1）术后早期处理：①术后麻醉和镇静效应消失后测剩余尿 >100ml 者应留置尿管，这类患者大多 48 小时内膀胱排空功能恢复正常。术后轻度排尿障碍多为短暂性，1 个月左右多可恢复，可给予消炎、解痉及物理疗法、盆腔电刺激等非手术治疗。②对于持续排空困难者，可考虑留置导尿管，间断排尿或间歇性导尿，每 3~4 天评价膀胱排空功能是否恢复，尽可能地采取保守治疗。可采用尿道扩张法，用尿道探子向下压迫吊带。③ TVT 术后早期，吊带尚未完全与腹壁组织嵌合，其松紧度可轻微调整。若非手术治疗无效可于术后 5~7 天经阴道前壁切口做吊带松解术，该方法简单、快速、有效。也可延长导尿管的留置时间，部分患者术后 10~14 天可缓解。

（2）术后晚期处理：术后排尿困难持续时间超过 2 周，吊带调整比较困难，可于术后 2 个月经尿动力学检查排除膀胱逼尿肌收缩乏力后，可经阴道前壁切口行吊带松解术，包括吊带粘连松解术，吊带部分剪开延长术和完全剪断术。对于后者，虽然吊带的完整性破坏，但此时吊带已与尿道旁组织粘连嵌合，对尿道仍可起到一定的支撑作用。

【特殊问题】

少数患者残余尿正常，但有尿道梗阻症状，如排尿起始急迫、尿频、排尿踟蹰、尿不尽感等，必要时需行吊带松解术。

【谨记】

急性尿潴留可引起明显不适或痛苦，若不及时处理，可能导致膀胱破裂或急性肾功能障碍。尿潴留还可引起泌尿系统感染，重者可波及全身引起感染性休克,可危及生命。长期尿潴留可引起反流性肾病 / 肾积水,重者可发展为慢性肾衰竭。一旦发生,需与患者及其家属充分交代病情及当前治疗措施与效果。

【请示和会诊】

应及时请示上级医师,可请理疗科、针灸科等医师会诊。

（张加韧）

第二十七节　围手术期深静脉血栓形成及肺栓塞的预防

【可能原因】

1. 血液高凝状态。

2. 血管内皮受损(如淋巴结清除术时对血管的扰动)。

3. 血流缓慢(患者术后活动少)。

4. 其他如左侧髂总动脉易形成涡流(髂血管的特殊解剖结构造成),术中创面促凝,术后强化止血。

【重点关注】

1. 静脉血栓栓塞性疾病的高危因素包括手术、创伤(大范围的或下肢的)、瘫痪、恶性疾病、肿瘤治疗(激素、化学治疗和放射治疗)、既往静脉血栓栓塞性疾病史、年龄增长、妊娠及产褥期、含雌激素的口服避孕药或激素治疗、选择性雌激素受体调节剂、急性内科疾病、心肺功能衰竭、炎性肠病、骨髓增殖性疾病、阵发性睡眠性血红蛋白尿症、肾病综合征、肥胖、吸烟、静脉曲张、中心静脉导管、遗传性或获得性血栓症。

2. 妇科患者发生静脉血栓栓塞症（venous thrombo-embolism，VTE）的高危因素包括肿瘤转移，尤其是肺转移；盆腔肿瘤手术 4 周内；中心静脉置管；化学治疗期间，尤其是贝伐珠单抗；服用雌激素或他莫昔芬；化学治疗前血小板计数高于 $300 \times 10^9/L$，吸烟、肥胖、活动受限，既往有 VTE 病史。

3. 术后患者腹部体征、引流液性状及引流量。

【处理】

1. 详细病史及查体。

2. 完善血常规、凝血功能、肌酐检查。

3. 术前识别高危因素，进行危险程度分级，术后细致观察腹部体征及引流，评价出血风险。未行预防抗凝治疗患者静脉血栓栓塞性疾病的危险程度分级见表 1-5。

表 1-5　未行预防抗凝治疗患者静脉血栓栓塞性
疾病的危险程度分级

危险分级	定义	有效的预防策略
低危	年龄 <40 岁的患者，手术时间少于 30 分钟，无其他高危因素	无需特殊预防措施；术后尽早及尽量恢复活动
中危	患者有其他高危因素，手术时间少于 30 分钟；患者年龄在 40~60 岁，无其他高危因素，手术时间少于 30 分钟；年龄 <40 岁的患者，无其他高危因素，行大型手术者	低剂量普通肝素（每 12 小时 5 000U），LMWH（5 000U 达肝素或依诺肝素钠 40mg，每日 1 次），或梯度压力带，或间断加压装置

续表

危险分级	定义	有效的预防策略
高危	年龄>60岁，或有其他并发症的患者，手术时间少于30分钟；年龄>40岁，或有其他高危因素，行大型手术者	低剂量普通肝素（每8小时5 000U），LMWH（5 000U达肝素或依诺肝素钠40mg，每日1次），或间断加压装置
极高危	年龄在60岁以上的患者，行大手术型，且有既往静脉血栓栓塞性疾病史，肿瘤或分子高凝状态	低剂量普通肝素（每8小时5 000U），LMWH（5 000U达肝素或依诺肝素钠40mg，每日1次），或间断加压装置/梯度压力带＋低剂量肝素或LMWH可考虑出院后继续应用2~4周

4. 采取VTE预防手段，包括梯度压力带、间断加压装置、低剂量普通肝素、低分子量肝素（low molecular weight heparin，LMWH）。低危患者除了要尽早及尽可能地多活动之外，无需预防性抗凝。对于中危或高危患者，患者仅需用一种抗凝措施；特别是在有出血风险的并发症时，间断气压装置被证明是安全、有效且效价比高的方法。对梯度压力带的研究不如间断气压装置深入，如果使用应限于膝部-大腿长度的梯度压力带。有多个危险因素的患者，如被归入极高危级别者，应考虑使用联合抗凝方案，可延长或不延长预防性抗凝至28天。

【特殊问题】

1. 静脉血栓栓塞症（VTE）包括深静脉血栓形成

（DVT）和肺栓塞（pulmonary embolism，PE）。DVT 是妇产科手术后常见的并发症，接受大型的妇科手术患者 DVT 的发生率为 15%~40%。无症状 DVT 与发生临床症状显著的肺栓塞高度相关。大多数死于肺栓塞患者在发病 30 分钟内死亡，可供医疗干预的时间非常有限。

2. 在围手术期应用预防性抗凝的患者，应是在术后静脉血栓栓塞性疾病风险增加者。完整的病史及全面的体格检查能确定高危因素，进而进行危险度分级。

3. 关于静脉血栓栓塞性疾病自然病程的研究发现，近 50% 发生于术后 24 小时内，75% 发生于 72 小时内。梯度压力带或间断加压装置均应在术前开始，并持续应用直至患者能完全自由活动。LMWH 应何时开始尚未完全明确，术后 6 小时内开始 LMWH 与出血增加相关，而延迟抗凝至术后 12 小时以后，可能降低对静脉血栓栓塞性疾病的保护作用。

4. 尽量避免使用下肢静脉输液，以免发生静脉炎。

【谨记】

1. 静脉血栓栓塞症是妇产科手术后的常见并发症。

2. 卧床患者起床后突然出现胸闷、憋气、呼吸困难，甚至晕厥时，首先应想到急性肺栓塞的发生。

【请示和会诊】

术后请示上级医师开始抗凝的时间，出现 DVT 时需请血管外科医师会诊。

（李 源）

第二十八节 宫腔镜水化综合征的预防和处理

【可能原因】

宫内高压、灌流介质大量吸收等。

【重点关注】

1. **术中监测** 生命体征包括呼吸、脉搏、血压、血氧饱和度及心电监护等。

2. **灌流介质** 计算灌流液入量和出量的差值(进入患者体内的灌流量),如该差值 ≥ 1 000ml,应严密观察生命体征改变,警惕灌流液过量吸收综合征发生;当灌流液入量和出量差值达到 2 000ml,应注意生命体征变化,尽快结束手术。

3. **血清电解质** 灌流液出入量差值 ≥ 1 000ml 时,酌情测定血清电解质变化。

4. **B超监护** 可提示宫腔手术切割范围及深度,防止子宫穿孔。

5. **联合腹腔镜手术** 对复杂的宫腔内手术、子宫畸形、子宫穿孔风险大及腹腔内病变需同时诊断与治疗时,酌情选择。

【处理】

1. 吸氧、利尿、治疗低钠血症、纠正电解质紊乱和水中毒,处理急性左心衰竭,防治肺和脑水肿。

2. 特别注意稀释性低钠血症的纠正,应按照补钠量公式计算并补充,切忌快速、高浓度静脉补钠,以免造成暂时性脑内低渗透压状态,使脑组织间的液体转移到血管内,引起脑组织脱水,导致大脑损伤。

【特殊问题】

在宫腔镜手术中无论用何种膨宫液,均建议保持尽可能低于子宫内压,理想情况是低于平均动脉压。在发生灌流液过度吸收(超过 1L)时停止手术操作,静脉注入利尿剂、限制水分摄入,甚至经静脉注射高渗性生理盐水。

【谨记】

1. 宫腔镜水化综合征,灌流液过度吸收是由于子宫内压长期高于动脉压,子宫内膜和子宫肌层内静脉窦扩张导致,发生率为 0.06%~0.2%。宫腔镜手术中膨宫压力与使用非电解质灌流介质可使液体介质进入患者体内,当超过人体吸收阈值时,可引起体内液体超负荷及稀释性低钠血症,并引起心、脑、肺等重要脏器的相应改变,出现一系列临床表现,包括心率缓慢,血压升高或降低、恶心、呕吐、头痛、视物模糊、焦躁不安、精神紊乱和昏迷等,如诊治不及时,将出现抽搐、心肺衰竭,甚至死亡。

2. 使用宫腔镜膨宫与灌流系统,宫腔内压力设置为 80~100mmHg,或小于等于患者的平均动脉压。宫颈和子宫内膜预处理有助于减少灌流的吸收;术中记录灌流液出入量,并计算灌流液吸收量,控制灌流液差值在 1 000~2 000ml;避免对子宫肌壁破坏过深;手术操作前应排空灌流管道内空气;根据能源系统选择灌流液种类。宫腔镜单极电系统多选用 5% 葡萄糖溶液,糖尿病患者可选用 5% 甘露醇溶液;宫腔镜双极电系统多选用生理盐水。

【请示和会诊】

麻醉科、内科医师会诊评估出入量差距,监测电解质水平,及时利尿,维持电解质平衡。

(刘 倩)

第二十九节 宫颈锥切术后 阴道大出血的处理

【可能原因】

1. 缝合不紧密。
2. 创面血痂脱落血管暴露。

【重点关注】

1. 缝合方式,术后时间(术后 7~10 天是高发时间)。
2. 有无诱因(过度活动、性生活)。
3. 出血时间,出血速度,出血量。
4. 生命体征,包括意识、血压、心率、四肢末梢循环温度。
5. 腹部压痛、反跳痛。
6. 血常规(血红蛋白及血细胞比容)。

【处理】

1. 保留会阴垫,观察出血量。
2. 大部分患者卧床休息出血即可减少,卧床期间应保留导尿管,以尽量减少活动次数。
3. 生命体征平稳时,嘱患者减少活动。使用口服止血药物（云南白药、氨甲环酸），出血量较多时使用静脉止血药物（氨甲环酸、卡络磺钠），阴道出血减少时可继续观察。

4. 如出血未见减少或持续超过月经量行妇科检查，在备血、备手术室开放时可用阴道窥器小心伸入阴道内打开，注意不要直接伸到深处，观察宫颈出血原因。

5. 如为创面渗血可用带尾纱球压迫止血，如果出血控制则留置纱球 24 小时后取出。

6. 如为血管断端活跃出血或估计不能压迫止血者，应请上级医师一起检查决定是否缝合，等待期间可用纱球压迫，开放静脉通路，禁食、禁水，同时抽血查术前化验 + 配血。

7. 生命体征不平稳时，迅速协助护士开通静脉通路，补充胶体；术前抽血化验 + 配血。需要紧急手术缝合时，联系手术室接患者，联系上级医师准备手术，手术签字。

【特殊问题】

1. 阴道出血时间较长者考虑预防性应用抗生素。

2. 出血量多时注意患者的生命体征、血红蛋白及血细胞比容的变化。

【谨记】

1. 虽然宫颈锥切术是小手术，阴道出血是其主要的术后并发症，但严重时也可致失血性休克。

2. 可吸收线缝线的吸收时间在 7~10 天，容易出现创面出血。

3. 有的宫颈锥切术会放置碘仿纱条，在术后取出纱条时要先用盐水湿润后慢慢取出。不可在干燥状态下猛然取出,否则很容易造成创面血痂脱落出血。

【请示和会诊】

出血量多而压迫难以控制或生命体征不平稳时应尽快汇报上级医师,不可盲目等待或采用保守措施。

(李 源)

第三十节 妇科腹腔镜手术切口并发症的识别和处理

【可能原因】

妇科腹腔镜手术切口各种并发症的病因分类见表 1-6。

表 1-6 妇科腹腔镜手术切口各种并发症的病因分类

腹腔镜手术切口并发症	可能原因
切口感染	• 不规范的无菌操作 • 标本取出口更易发生(如脐部) • 患者存在其他易感因素 　▷ 糖尿病 　▷ 低蛋白血症 　▷ 盆腔脓肿 　▷ 腹水
切口血肿	• 下腹部置入外侧套管针(通常作为次要套管针)时撕裂 • 腹壁下动脉的分支 • 肌肉腱划处血管 • 腹壁其他小动脉

续表

腹腔镜手术切口并发症	可能原因
切口疝	• 用于取标本的切口较大(总发生率为 7.2%) • 肥胖 • 其他腹压增高的因素 • 多个辅助切口 • 手术时间长 • 在腹内压尚未充分降低时迅速拔除套管导致的肠管嵌顿 • 缝合技术
皮下气肿	• 误置气腹针于腹膜前皮下组织内 • 较大的切口处(残气主要从较大切口排出) • 多次穿刺 • 气腹压力过高 • 手术时间过长 • 套管未固定好,操作过程中退至皮下 • 消瘦,腹壁薄弱、皮下脂肪少

【重点关注】

妇科腹腔镜手术切口并发症的临床表现和关注重点见表 1-7。

表 1-7 妇科腹腔镜手术切口并发症的临床表现和关注重点

腹腔镜手术切口并发症	关注重点
切口感染	警惕坏死性筋膜炎的发生,包括: • 切口周围红斑 • 创口渗液 • 发热 • 伤口取拭子,注意细菌培养结果回报

续表

腹腔镜手术切口并发症	关注重点
切口血肿	• 腹壁疼痛 • 腹壁或侧腰瘀斑 • 套管针部位外出血 • 穿刺孔内出血导致大量失血时,可出现血流动力学不稳定
切口疝	• 伤口明显裂开伴有渗液 • 用力或做 Valsalva 动作时有组织膨出 • 持续膨出伴有疼痛(在肠管或网膜嵌顿时) • 其他肠梗阻或肠梗死的临床体征
皮下气肿	多为局部症状 • 捻发感 • 握雪感

【处理】

妇科腹腔镜手术切口并发症的处理见表 1-8。

表 1-8　妇科腹腔镜手术切口并发症的处理

腹腔镜手术切口并发症	处理
切口感染	• 引流 • 填塞 • 清创 • 适当使用抗生素
切口血肿	• 如果血流动力学稳定且血肿不再扩大,保守观察,血肿通过穿刺孔自行引流,其他治疗包括压迫、冰敷、后期理疗等 • 如果血肿扩大,对于部分患者,可经皮栓塞出血血管 • 如果血肿快速扩大以致出现血流动力学不稳定或继发感染,则需要开放性手术

续表

腹腔镜手术 切口并发症	处理
切口疝	• 手术修复穿刺孔 • 避免肠道并发症(梗阻/绞窄)
皮下气肿	• 可观察,大多症状较轻 • 3~5 天自行吸收

【特殊问题】

腹腔镜切口转移是指腹腔镜肿瘤切除术后肿瘤组织在穿刺切口处生长。腹腔镜下腹腔内恶性肿瘤手术后穿刺孔转移的发生率为 1%~2%,与开腹手术伤口转移的发生率相当。腹腔镜手术后最短 10 天即可观察到穿刺孔转移。可能的机制包括标本从穿刺孔取出时脱落而种植,或腹腔内压使腹腔内脱落的肿瘤细胞被气流冲入腹壁穿刺孔内种植,也可能是血行播散。建议使用伤口保护装置和标本袋尽量降低穿刺孔转移的风险。

【谨记】

1. 腹腔镜手术切口并发症的报道较少,主要包括切口感染、切口血肿、切口疝、皮下气肿、肿瘤种植等。

2. 使用预防性抗生素,严格无菌技术操作,在标本取出过程中使用标本袋,尽量降低伤口感染发生率。

3. 穿刺时,应在腹腔镜指引下切口定位,预防切口出血。因穿刺孔内存在套管,术中可能无法发现穿刺孔处的出血,患者离开手术室后可发生延迟性出血(通常在 1 小时内),延迟性腹壁血肿则可在术后 2~3 天出现,临床上需警惕。

4. 尽可能选择中线以外的位置作为标本取出

部位,以降低标本取出部位疝的风险。当穿刺孔径 ≥ 12mm(部分文献报道建议 ≥ 10mm),无论穿刺部位或套管针 / 套管类型如何,术毕即关闭筋膜缺损。

【请示和会诊】

1. 一旦腹壁血肿进行性增大或穿刺孔活跃出血,在积极处理的同时,立刻汇报上级医师。

2. 考虑患者存在切口疝的症状和体征,应向上级医师汇报,并请外科医师协助会诊。

3. 对于伤口感染处继发坏死性筋膜炎,患者出现全身症状时,需向上级医师汇报,并请感染科医师指导抗生素的使用。

(娄文佳)

第三十一节　值班时可能遇到的影像学知识

【重点关注】

(一)胸部

胸部 X 线片是临床最常用的影像学检查,广泛用于术前检查、心肺纵隔疾病的初步评估及随访。胸片具有简单、经济、辐射小的优势,不宜外出检查的患者还可以床旁进行。例如值班过程中经常遇到呼吸困难的患者,通过基本的病史及体格检查后常常需要进行(床旁)X 线胸片检查分析病因。胸部 CT 能够显示一些可能在 X 线胸片上被忽略或掩盖的细微异常。在肺炎诊断方面,胸部 CT 相对于胸片有着更高的敏感性,CT 可以帮助解释治疗失败的原因,包括肺脓肿及合并脓胸。在肺动脉栓塞中,CT 可以评估血栓栓塞的严重程度,肺动脉高压及右心负荷程度,与治疗选择及患者预后密切相关。

阅读 X 线胸片可以参照 A、B、C、D、E 的顺序(图1-1)。

A. 气道(airway)(气管是否居中,有无气管移位)。

B. 骨骼(bones)(胸骨、锁骨、胸椎、肋骨)。

C. 心脏(cardiac)。

D. 膈肌、肋膈角、膈下(diaphragm)。

E. 双侧肺野(effusion)。

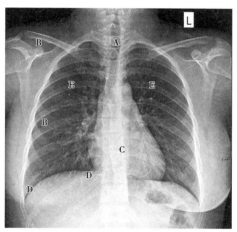

图 1-1 正常胸部正位 X 线片

1. 肺炎(图 1-2)

(1)影像学检查方法:①X 线胸片可以用来发现异常,评价疾病程度,发现并发症及评价疗效,但在定性病原体方面应用价值有限。②CT 可以用来解决 X 线胸片诊断困难的疾病,用于评价未缓解的肺炎或怀疑有并发症的病例。

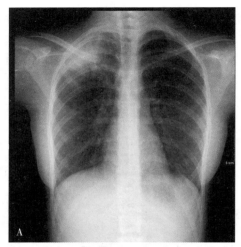

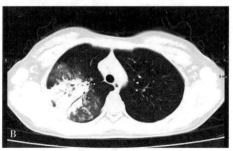

图 1-2 肺炎患者的 X 线胸片及 CT 检查

患者,女性,16 岁。因术后发热入院。A:胸部
X 线正位显示右肺上叶斑片、实变影;B:胸部
CT 显示右肺上叶斑片、实变影伴有支气管通
气征,周围可见磨玻璃片影,考虑为肺部感染

（2）影像诊断要点：①典型表现为局灶性肺实质异常，部位可以累及单个肺叶至多个肺叶，可以表现为肺叶小阴影至多肺叶实变，形态学可以表现为磨玻璃影至肺实变。②肺炎胸部平片的典型表现为单侧或双侧节段性斑片、实变影。③肺炎 CT 表现为磨玻璃样密度影、实变或结节。相对于 X 线胸片，CT 对于发现并发症（肺脓肿及脓胸等）有更高的敏感性和特异度。

2. 肺栓塞（图 1-3）

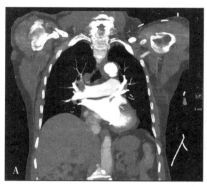
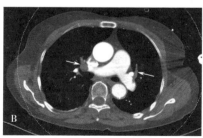
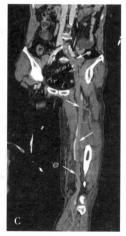

图 1-3　肺栓塞患者的 CTPA+CTV 检查

患者，女性，71 岁。因憋气、血氧下降收入院。A、B：CTPA 检查显示双肺动脉多发充盈缺损，考虑为双肺多发肺栓塞；C：CTV 重建图像显示左侧髂静脉、左下肢深静脉多发充盈缺损，考虑有多发血栓形成

（1）影像学检查方法：肺动脉 CT 血管造影（CTPA）广泛用于评估可疑肺栓塞，具有快速，非侵入性，易于应用的优点。CTPA 可联合腹盆腔及下肢 CTV 来排除深静脉血栓形成（DVT）。

（2）影像诊断要点：①胸部 X 线片表现为非特异性，10% 的患者可正常。② CTPA 显示血管内充盈缺损。发生部位包括主肺动脉、叶肺动脉、段肺动脉、亚段肺动脉。病变大小多变，可堵塞肺动脉主干至肺动脉周边小动脉。形态学多为管状，是体静脉血栓铸型。可直接观察到血管腔内血凝块（充盈缺损）；右心室应变性改变 / 衰竭；肺动脉高压；肺动脉干增宽；亚段肺不张；肺梗死：肺周围胸膜下楔形肺实变，无明显强化，血管征（肺动脉通向实变区域）。

（二）腹部

患者的病史、查体及实验室检查对于评价各种原因引起的急腹症很重要。腹部 X 线片价格低廉、便捷，在可疑消化道穿孔、肠梗阻、寻找异物等情况时可以作为首选的影像学检查方法。腹盆腔的 CT 检查是目前最常用于评估急性腹痛的检查方法，可以减少不必要的手术及药物治疗。CTA 可以详细评估腹部动脉和静脉的结构。但 CT 的缺点在于辐射剂量及检查费用，因此在为急性腹痛的患者选择合适的影像学检查方法时，需综合多因素考虑，包括诊断的准确率、辐射剂量和检查费用。

1. 肠梗阻

（1）妇科患者常见的肠梗阻类型：①机械性肠梗阻：肠道局部的梗阻，导致近端肠道扩张，远端肠腔塌陷，移行区为梗阻部位。②麻痹性肠梗阻：因缺少肠蠕动导致的小肠及结肠成比例扩张积气。

（2）影像学检查方法：立卧位腹部 X 线片（图 1-4，

图 1-5),盆腹腔 CT 平扫(图 1-6)。

(3)影像诊断要点:①机械性肠梗阻:立位腹部 X 线片可见扩张肠祥伴有气 - 液平面,寻找异常和正常肠管之间的移行区以确定梗阻部位,注意小肠靠内,位于腹部中央;结肠靠外,在腹部四周,可见结肠袋结构。CT 可显示梗阻部位近端的肠道扩张伴有气 - 液平面,远端肠腔塌陷,CT 优势在于可以显示引起梗阻的原因,如肿块、粘连等,也可显示其他合并病变,如肠穿孔、肠瘘等。②麻痹性肠梗阻:卧立位腹部 X 线片及腹盆腔 CT 均可见小肠及结肠均成比例扩张积气,未见明显移行区域。

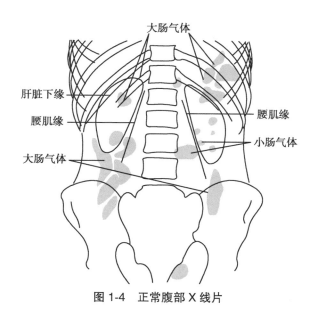

图 1-4　正常腹部 X 线片

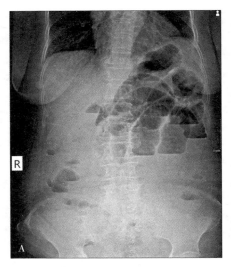

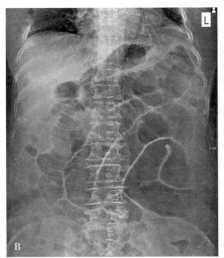

图 1-5 肠梗阻立卧位腹部 X 线片

患者,女性,68 岁。因卵巢癌术后 8 天,进食后呕吐,停止排气排便收入院。A:立位腹部 X 线片显示左上腹小肠肠管明显扩张,并伴有多发阶梯状气液平面;B.卧位腹部 X 线片可见小肠肠管明显扩张积气

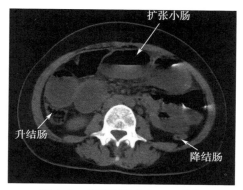

图 1-6 小肠梗阻患者 CT 影像

患者,女性,37 岁。因腹胀、双侧附件占位收
入院。腹部 CT 检查可见小肠肠腔扩张,并伴
有多发气液平面,结肠肠腔未见明显扩张

2. 肠瘘

(1)肠瘘是术后重要的并发症,如果处理不及时可
能出现腹膜炎、感染性休克等。如果术中肠道粘连严
重、肠修补/吻合术后的患者出现发热、腹痛、腹膜刺
激征等表现时需要评估肠瘘的可能性。

(2)影像学检查方法:①消化道造影(泛影葡胺等
碘剂),钡剂可能引起化学性腹膜炎,肠瘘的患者应当
避免钡餐造影。②腹盆腔 CT 检查,必要时可行三维
重建评估。

(3)影像诊断要点(图 1-7):①消化道造影见对比
剂从瘘口流出为肠瘘的直接征象。②CT 显示局部肠
壁瘘口周围渗出、包裹改变。

3. 尿漏

(1)妇科手术后患者如果出现引流液增多、阴道漏
液等症状,需要警惕尿漏(输尿管瘘、膀胱瘘),能量器
械造成的损伤可能在术后 1~2 周才出现症状。如果

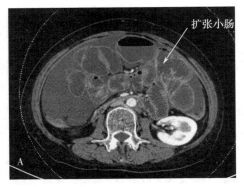

扩张小肠

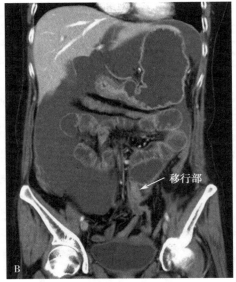

移行部

图 1-7 肠梗阻及肠漏的 CT 影像

患者,女性,57 岁。因卵巢癌术后收入院。A:小肠 CT 轴位图像显示中上腹小肠肠管多发扩张,并伴有气液平面,考虑为小肠梗阻。B:小肠 CT 重建图像显示扩张肠管至盆腔左侧突然变窄(梗阻点可能),狭窄处周围多发渗出改变,考虑有合并肠瘘的可能,且伴有腹腔大量积液

引流液肌酐与血肌酐比值大于 200 : 1,则考虑存在尿漏,需要进一步检查明确损伤部位,亚甲蓝试验可以鉴别是否存在膀胱瘘,CTU 可以更为准确地评估是否存在尿漏及尿漏的部位。

（2）CTU 检查的注意事项:①检查准备时需夹闭尿管,以保证膀胱适度充盈。②如果正常 CTU 排泄期未见明显对比剂外溢,可适度延长扫描时间加扫排泄期图像。③ CTU 检查存在假阴性情况,需结合临床考虑。

（3）影像诊断要点(图 1-8,图 1-9):排泄期可见对比剂从输尿管、膀胱外溢至盆腔、阴道、直肠等结构。

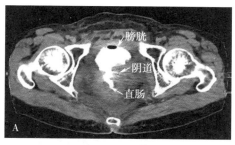

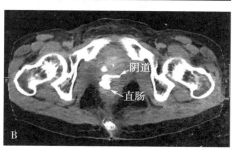

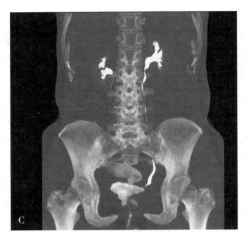

图 1-8 尿漏的 CTU 检查

患者,女性,56 岁。因宫颈癌术后阴道流液收入院。A:CTU 排泄期轴位图像可见对比剂自膀胱后壁外溢至阴道残端、直肠前壁;B:CTU 排泄期轴位图像可见阴道及直肠对比剂连通;C:患者的三维重建最大密度投影(maximum intensity projection,MIP)图像,考虑有膀胱阴道瘘、阴道直肠瘘形成

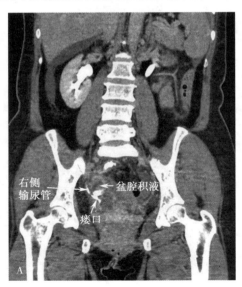

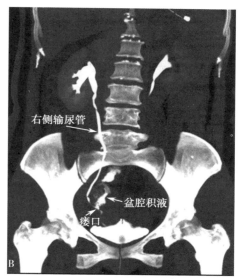

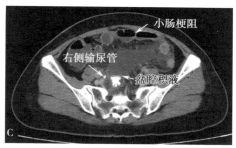

图 1-9　输尿管瘘的 CTU 检查

患者,女性,42 岁。因子宫腺肌病行腹腔镜下子宫全切术,术后 11 天因肠梗阻由急诊入院。A:CTU排泄期冠状位可见对比剂自右侧输尿管外溢至盆腔积液,考虑右侧输尿管瘘;B:三维重建 MIP 图像可见对比剂自右侧输尿管外溢至盆腔积液,考虑右侧输尿管瘘;C:CTU 轴位图像可见盆腔积液中溢出的高密度对比剂影,小肠扩张伴有气液平面,符合肠梗阻的改变

（李 源　何泳蓝）

第三十二节 输卵管异位妊娠的识别及处理

【重点关注】

1. 病史

(1)婚育性生活史:未婚不代表没有性生活;"没有性生活"不代表真实情况,必要时需要反复单独确认病史。

(2)本次妊娠是否自然受孕或辅助生殖:正常人群中宫内宫外同时妊娠的比例为 1/4 000(或 3/10 000),在体外受精(in vitro fertilization,IVF)的情况比例高达 1/100。

(3)停经天数。

(4)月经周期:周期长者可能受精卵着床晚。注意所谓的"月经周期缩短",可能并非真正的月经周期改变,而是妊娠相关的异常阴道出血。

(5)避孕方式:每个有性生活的育龄期妇女一旦出现腹痛或者阴道流血,无论其有否避孕措施均应进行妊娠试验筛查。宫内节育器和输卵管结扎术后妊娠的情况较少见,但一旦妊娠,25%~50% 的概率是异位妊娠。

(6)剖宫产史:考虑为瘢痕妊娠的可能。

(7)是否有生育愿望:若为计划内妊娠,在未确诊异位妊娠以前,应注意妇科检查、影像学检查及孕早期安全用药。

(8)既往有异位妊娠(ectopic pregnancy,EP)史:既往有 EP 史的女性复发风险增加,有过 1 次 EP 史的患者,其重复异位妊娠的概率约为 10%;有过 2 次以上 EP 史的患者,则再发的风险可增加至 25% 以上。既往有 EP 史的患者即使患病的输卵管已经切除,健侧输卵管再发生 EP 的风险仍然上升。约 1/3 的患者在无高危因素的前提下可发生异位妊娠。

2. 体征

(1)生命体征:包括意识,血压(<100/60mmHg 或出现直立性低血压),心率(>100 次/min),四肢末梢循环温度,面色苍白。

(2)腹胀,腹部压痛反跳痛,移动性浊音。

(3)宫颈口闭合情况,是否有组织物,是否有宫颈举摆痛。

(4)后穹窿是否饱满(腹腔内出血体征)。

(5)子宫下段是否有压痛(瘢痕妊娠的体征)。

(6)双附件区有无压痛和包块。

3. B 超

(1)最理想的为阴式 B 超,必要时膀胱注水 B 超(导尿前迅速查体,导尿同时留取 hCG 及尿常规检查,若腹腔积血体征明显可直接行 B 超检查)。

(2)妊娠囊位置。

(3)子宫内膜厚度:如果内膜厚度 >10mm,有宫内妊娠可能。

(4)附件包块情况,盆腔积液,肝肾间积液(平卧位 B 超,肝肾间积液也应计入总腹腔内积液量)。

(5)尿 hCG。

(6)血 β-hCG:①联合血清 hCG 超声阈值 1 500U/L 和子宫内膜厚度(10mm)作为鉴别异位妊娠和宫内妊娠的诊断界值,对异位妊娠具有较高的诊断价值。②初始血清 hCG 值低于 1 500U/L 时血清 hCG 水平最低增幅为 49%;处于 1 500~3 000U/L 者为 40%;超过 3 000U/L 者为 33%。早期妊娠中血清 hCG 水平间隔 48 小时上升幅度低于最低增幅,应高度怀疑异常妊娠(异位妊娠或早期妊娠流产),99% 的正常宫内妊娠其血清 hCG 上升快于最低增幅。

(7)后穹窿穿刺:B 超提示盆腔大量积液或高度怀疑盆腔积血时。

(8)腹腔穿刺:时间紧迫,未做任何化验或检查,但患者生命体征不平稳,腹部体征明显时,可直接进行腹腔穿刺诊断腹腔内积血。

【处理】

1. 患者生命体征平稳,需进行手术时

(1)符合标准:①B 超提示异位妊娠囊内可见胎芽和 / 或胎心者。②血 hCG>5 000U/ml,且进行性升高者。③后穹窿穿刺或腹穿出不凝血者。④阴式 B 超提示附件区包块 >4cm 者。⑤有甲氨蝶呤(methotrexate,MTX)治疗禁忌证者。⑥无随诊条件者。

(2)处理:①很多治疗与诊断是需要同时进行的。②开放大血管静脉通路。③禁食禁水,补液,同时抽血术前化验 + 血 hCG+ 配血,术前准备(备皮),手术带药。④等待 B 超检查及血 β-hCG 结果后向上级医师汇报。⑤完善保守治疗或手术治疗的知情同意,签字。⑥核对各项术前化验结果。⑦上述过程进行中,定期监测血红蛋白和血细胞比容变化。

(3)手术方式:除非患者有其他导致不孕的危险因素,应首选输卵管切除术。对于有对侧输卵管损伤等不孕症危险因素的患者,考虑将输卵管切开术作为输卵管切除术的替代方案。向患者告知接受输卵管切开术者多达 20% 可能需要进一步治疗,包括 MTX 的应用和 / 或输卵管切除术。接受输卵管切开术的患者,

术后第 7 天进行血清 hCG 测定,然后每周 1 次测定血清 hCG,直至结果为阴性。

2. 患者生命体征平稳,可保守治疗时

(1)符合标准:生命体征平稳,除符合以上手术标准以外的患者。

(2)处理

1)期待治疗指征:无腹痛或合并轻微腹痛的病情稳定患者,超声检查未提示有明显的腹腔内出血,输卵管妊娠肿块平均直径不超过 30mm 且没有心管搏动,血清 hCG 水平 <1 000~2 000U/L,患者知情同意,具备随访条件。所有患者随访血清 hCG 直至非孕状态。

2)期待治疗的随诊:在最初检测后的第 2、4 和 7天重复 hCG 水平,如果 hCG 水平在第 2、4 和 7 天比前值下降了 15% 或更多,则每周重复 1 次,直至结果阴性,或者如果 hCG 水平没有下降 15%,保持不变或在前值的基础上上升,则重新根据临床情况进行评估。

3)药物治疗指征:生命体征平稳;低血清 hCG水平(理想者低于 1 500U/L,最高可达 5 000U/L);输卵管妊娠未破裂;无明显腹腔内出血;输卵管肿块 <35~40mm,未见心管搏动;具备随访条件。

a. 完善各项实验室检查,签署手术同意书,并做好随时手术的准备。

b. MTX 绝对禁忌证:宫内妊娠、免疫功能缺陷、中到重度贫血、白细胞计数减少、血小板减少、MTX 过敏、活动性肺病、活动性消化道溃疡、临床有意义的肝肾功能异常、哺乳期、异位妊娠破裂、生命体征不稳定、无随访条件。

c. 需向患者交代病情,告知保守治疗有失败及输卵管随时破裂的可能。

d. 诊断未明确前需留院观察,诊断明确一般情况良好者,经上级医师同意,可考虑门诊治疗。

e. 随诊:定期复查 β-hCG 及阴式 B 超:在治疗后第 1 周(第 4 天和第 7 天)进行 2 次血清 hCG 测定,然后每周 1 次血清 hCG 测定,直至结果为阴性。如果 hCG 水平持平或升高,重新评估病情以进行进一步治疗。尤其需要指出的是,即便是 hCG 持续下降至低水平时,仍有妊娠包块破裂出血的可能,应该告知患者,只要 hCG 未降到正常都应该警惕腹痛、阴道出血的症状。

3. 生命体征不平稳,需紧急手术时

(1)迅速协助护士开通静脉通路,胶体,抽血术前化验 + 血 hCG + 配血。

(2)腹腔穿刺结果可明确诊断,留取尿液进行 hCG 检查。

(3)联系手术室接患者,同时联系上级医师准备手术,手术签字。

4. 在等待手术期间或保守治疗期间突然出现输卵管破裂时　患者往往表现为突然腹痛、突然晕厥,或仅仅是突然出现头晕、恶心,或表现为明显的肛门坠胀感。应立即测量生命体征,迅速检查腹部体征,加快补液速度,以保证有效循环血量。之后的处理同前。

【特殊问题】

1. 需与患者及家属交代:异位妊娠的诊断有时并不容易,明确诊断需要数天甚至更长时间(需定期监测 B 超及 hCG 水平变化),也不能放松警惕(有破裂风险)。

(1)严密随访不明部位妊娠妇女血 hCG 水平直至确诊,随访过程中输卵管妊娠破裂的风险在所有随访人群中低至 0.03%,在确诊为异位妊娠患者中为 1.7%。

（2）通过诊断性刮宫检查宫内刮出物是否有绒毛来鉴别早期宫内妊娠流产与异位妊娠。刮宫后 12~24 小时内血 hCG 值下降超过 15% 提示滋养细胞已清除。刮宫后血 hCG 处于平台期或者上升，提示刮宫不全或超声未显示的异位妊娠。

2. 不能以 hCG 高低来判断是否会破裂（血 hCG 未下降至正常之前都有可能发生破裂）。

3. 如果怀疑异位妊娠而初次超声没有发现妊娠囊，应该在第 2~7 天后反复进行超声检查，直至发现妊娠囊的位置，同时每 2~3 天监测血清 hCG，这样可以在 7 天内诊断 90% 以上的异位妊娠。如果第一次超声检查是经腹超声而没有确定孕囊位置，则尽快行经阴道超声检查。

4. 突发的异位妊娠破裂腹腔内出血术中可进行自体血回输。

5. 目前对最佳的 MTX 治疗方案没有达成共识。单剂量与多剂量方案治疗成功率相似，多剂量方案的不良反应明显增加。二次剂量和单剂量方案的治疗成功率和不良反应相似。但二次剂量方案对初始高血 hCG 水平的患者有更高的成功率。所以，目前单剂量方案使用较广泛。

（1）MTX 单剂量方案

第 1 天：单一剂量肌内注射 50mg/m^2 MTX。

肌内注射 MTX 后的第 4、7 天监测血 hCG。

如果血 hCG 下降超过 15%，每周随访血 hCG 直至正常水平。

如果血 hCG 下降小于 15%，再次肌内注射 50mg/m^2 MTX，继续监测血 hCG。

如果 2 次 MTX 肌内注射后血 hCG 不降，考虑手术治疗。

如果血 hCG 在随访期间处于平台期或上升，考虑为持续性异位妊娠，应给予 MTX 治疗。

（2）MTX 二次剂量方案

第 1 天：第一次剂量肌内注射 50mg/m² MTX。

第 4 天：第二次剂量肌内注射 50mg/m² MTX。

肌内注射 MTX 后的第 4、7 天监测血 hCG。

如果血 hCG 下降超过 15%，每周随访血 hCG 直至正常水平。

如果血 hCG 下降小于 15%，第 7 天再次肌内注射 50mg/m² MTX，第 11 天监测血 hCG。

如果第 11 天血 hCG 较第 7 天下降超过 15%，每周随访血 hCG 直至正常水平。

如果第 11 天血 hCG 较第 7 天下降小于 15%，第 11 天再次肌内注射 50mg/m² MTX，第 14 天监测血 hCG。

如果在 4 次剂量后血 hCG 不降，考虑手术治疗。

如果血 hCG 在随访期间处于平台期或上升，考虑为持续性异位妊娠，应给予 MTX 治疗。

（3）以腹腔血及静脉血的 hCG 比值 >1.0 作为标准，可以帮助快速准确诊断输卵管妊娠，同时对于宫内妊娠合并腹腔积血（黄体破裂、出血性输卵管炎）的患者，可以避免不必要的干预，减少意外的宫内妊娠终止。对于腹腔镜或经腹探查术中未见异位妊娠孕囊的患者，如比值 >1.0，则需仔细探查腹腔，以避免腹腔妊娠导致的严重并发症的发生。

（4）几种治疗方式的比较

1）期待治疗与药物治疗：两种治疗方式后 EP 终止的比率及所需时间无差异。输卵管异位妊娠破裂的概率无差异；需要额外增加的治疗无差异；心理状态评分无差异。治疗后的生育结果无差异。

2) 药物治疗与手术治疗的比较: 腹腔镜输卵管切除术的治疗成功率高于药物治疗, 缩短随访时间、减少复诊和抽血化验次数。腹腔镜输卵管切开取胚术与药物治疗相比, 单剂量方案成功率低; 输卵管切开取胚术与多剂量方案相比治疗成功率无显著性差异。保留输卵管手术与 MTX 治疗相比, 两者间治疗后输卵管通畅率、重复异位妊娠和后续自然妊娠率均无差异。

3) 输卵管切开取胚术与输卵管切除术: 对于另一侧输卵管正常的输卵管妊娠患者, 输卵管切开取胚术和输卵管切除术两组间后续自然妊娠率、重复异位妊娠率差异无统计学意义, 持续性异位妊娠在输卵管切开取胚术后发生率更高。当输卵管损伤严重、手术部位有明显出血的情况下, 输卵管切除术是首选手术方法。有生育要求的患者如果对侧输卵管正常, 也可以考虑行输卵管切除术。既往有异位妊娠史、一侧输卵管损伤、腹部手术史、盆腔炎性疾病史的患者行输卵管切开取胚术, 其术后自然妊娠率高于行输卵管切除术者。

(5) 持续性异位妊娠。①定义: 接受输卵管保守手术后血 hCG 水平升高、术后第 1 天下降 <50%, 或术后第 12 天未下降至术前值的 10% 以下, 均可诊断为持续性异位妊娠。②持续性异位妊娠在输卵管切开取胚术后发生率为 3.9%~11.0%。③如果顾虑异位妊娠物切除不完整, 可以考虑预防性肌内注射单剂量 MTX 治疗, 可明显降低持续性异位妊娠率。④导致持续性异位妊娠发生率增加的可能因素: 术前高血 hCG 水平、术前血 hCG 水平快速上升、术前输卵管妊娠包块过大。

【谨记】

异位妊娠破裂导致失血性休克(异位妊娠发生

率为 2.0%~3.0%,破裂导致的死亡占孕产妇死亡的 2.7%~6.0%)。任何情况下都应警惕漏诊的可能。

【请示和会诊】

及时向上级医师汇报。若患者有右下腹疼痛,需完善阑尾区超声及血常规检查结果后,请外科医师会诊以排除阑尾炎的可能。

(李晓燕)

第三十三节 特殊部位宫外孕的识别及处理

【可能原因】

1. 异位妊娠分为子宫内异位妊娠和子宫外异位妊娠。前者又分为瘢痕子宫妊娠、宫颈妊娠、宫角妊娠和子宫肌壁间妊娠。后者分为输卵管异位妊娠(间质部、峡部、壶腹部)、卵巢异位妊娠、腹腔异位妊娠。特殊部位的宫外孕是指输卵管异位妊娠以外的部位的妊娠,临床上不同部位的发病率不同。

(1)瘢痕子宫妊娠:包括剖宫产瘢痕妊娠,或子宫术后(如子宫肌瘤切除、宫腔镜手术等)的瘢痕子宫妊娠,占宫外孕发病率的 4.0%~6.0%。

(2)宫角妊娠:占宫外孕发病率的 2.0%~3.0%。

(3)卵巢妊娠:占宫外孕发病率的 1.0%~3.0%。

2. 罕见部位的宫外孕是指占宫外孕发病率小于 1.0% 的特殊部位的宫外孕。

(1)宫颈妊娠。

(2)腹腔妊娠,包括阔韧带、卵巢、输卵管以外的腹腔内的妊娠,如肝、脾、腹盆壁表面、大网膜、肠系膜、肠管和腹膜。原发性少见,多为继发性,继发于输卵管妊娠流产或破裂后,或继发于卵巢妊娠时囊胚落入腹腔。

(3)子宫肌壁间妊娠,最罕见。

【重点关注】

1. 病史

(1)同宫外孕识别中重点要关注的病史:①婚育性生活史。②本次妊娠是否自然受孕或辅助生殖。③停经天数。④月经周期。⑤避孕方式。⑥剖宫产史。⑦是否有生育愿望。⑧既往宫外孕史。

(2)除了以上病史外,还需依据宫外孕部位的不同,其病史特点也各有不同:①宫角妊娠破裂时间一般晚于 3~4 个月。②卵巢妊娠停经时间一般为 30~40 天。③腹腔妊娠停经时间则可长达 4~5 个月,或长达1 年。④宫颈、残角子宫妊娠,为停经 2~3 个月。

(3)此外,仍需重点关注患者是否存在发生特殊部位宫外孕的高危因素,如子宫附件手术史(子宫肌瘤或腺肌瘤切除、诊刮史)、生殖系统先天畸形(残角子宫等)、盆腔炎、子宫内膜异位症或宫外孕病史。

2. 体征

除了宫外孕识别中重点要关注的病史以外,依据宫外孕部位的不同,其体征特点也各有不同。宫角妊娠时,可触及子宫角部不对称增大;宫颈妊娠时,宫颈呈圆桶状增粗增大。

3. B超

特殊部位的宫外孕通常诊断困难,超声在剖宫产瘢痕妊娠、宫角妊娠和宫颈妊娠上对于部分患者作用显著。但对于卵巢妊娠、盆腹腔妊娠或罕见的子宫肌壁间妊娠作用有限,通常在宫外孕包块破裂、急诊术中得以明确诊断。

超声下剖宫产瘢痕妊娠典型的表现如下:

（1）宫腔内、子宫颈管内空虚,未见妊娠囊。

（2）妊娠囊着床于子宫前壁下段肌层,部分妊娠囊内可见胎芽或胎心搏动。

（3）子宫前壁肌层连续性中段,妊娠囊与膀胱之间肌层明显变薄甚至消失。

（4）彩色多普勒血流成像（color Doppler flow imaging,CDFI）显示妊娠囊周边高速低阻血流信号。

子宫肌壁间妊娠在超声上容易与子宫肌瘤、胚胎停育、子宫畸形难以鉴别。

4. 盆腹腔磁共振 在生命体征平稳、患者无急诊处理指征时,盆腹腔 MRI 可清晰显示胎儿与子宫、附件、盆腹腔脏器的关系,有助于评估胎盘位置、植入深度、供血动脉,指导手术方式。

【处理】

1. 剖宫产瘢痕妊娠（cesarean scars pregnancy,CSP）

（1）为限时定义,仅限于早孕期受精卵着床于前次剖宫产瘢痕部位。目前并无标准的治疗方案,一般以手术治疗为主,单纯使用药物如甲氨蝶呤（MTX）治疗不是 CSP 治疗的首选方案。

国内指南建议将 CSP 分为以下 4 型:①Ⅰ型,妊娠囊部分着床于子宫瘢痕处,大部分位于宫腔内,妊娠囊与膀胱间子宫肌层厚度 >3mm。②Ⅱ型:妊娠囊部分着床于子宫瘢痕处,大部分位于宫腔内,妊娠囊与膀胱间子宫肌层厚度 <3mm。③Ⅲ型:妊娠囊完全位于子宫瘢痕处肌层并向膀胱方向外凸,宫腔及颈管内空虚,妊娠囊与膀胱间子宫肌层厚度 <3mm,明显变薄甚至缺失。④包块型:Ⅲ型中的特殊类型,位于子宫瘢痕处肌层的混合回声（囊实性）,包块周边血流可丰富（同Ⅰ～Ⅱ型）或少许血流,通常为 CSP 流产后瘢痕处妊娠

物残留出血所致。

（2）手术治疗

1）清宫术：适应证包括<8周的Ⅰ型CSP，>8周的Ⅰ型CSP，部分Ⅱ及Ⅲ型CSP在子宫动脉栓塞（uterine arterial embolization，UAE）或MTX预处理后，均可选择清宫术。建议超声下行清宫术，也可考虑腹腔镜下行清宫术。

术中应先清除宫腔中上段及子宫下段后壁的蜕膜组织，再尽量吸入妊娠囊，之后以较小压力200~300mmHg清除前次剖宫产瘢痕处蜕膜及残余的绒毛组织，尽量避免搔刮原剖宫产瘢痕处。

2）妊娠物清除术或子宫瘢痕修补术：部分Ⅱ及Ⅲ型CSP，有再生育要求并希望同时修补子宫缺损的患者。特别是包块型或明显凸向膀胱者，清宫术风险较大，建议妊娠物清除术或子宫瘢痕修补术。可预防性UAE（术前24~48小时栓塞），或术中有难以控制的出血时，迅速宫腔填塞后行UAE，或髂内动脉结扎。如无条件行UAE，术中发生无法控制的大出血危及生命，可行子宫切除术。妊娠物清除术或子宫瘢痕修补术可于开腹或腹腔镜下完成，可依据术者手术技术水平选择合适的手术路径。

3）宫腔镜下妊娠物清除术：文献报道Ⅰ型CSP采用宫腔镜下妊娠物清除术，有一定的效果，但缺乏较多的临床数据。术中联合超声监视，可降低风险。

2. 宫角妊娠　国内指南建议分成两种类型：①Ⅰ型，孕囊大部分在宫腔内生长，宫角部外凸不明显，妊娠或可至中晚期。②Ⅱ型，孕囊主要向宫角外生长，宫角部有明显外凸，子宫角部肌层破裂大出血风险高。

（1）Ⅰ型宫角妊娠：患者要求继续妊娠，要详细告知患者及家属可能发生的风险,严密监测孕囊生长,注意宫角部肌层厚度及宫角膨隆外凸情况,注意是否存在胎盘植入、早剥,必要时尽早终止妊娠。终止妊娠可选择超声监视下负压吸宫术,必要时腹腔镜监视下清宫。术中若发现妊娠组织仍较多在宫腔外且无法清除,或宫角穿孔、大出血,可于腹腔镜下行病灶清除术+宫角修补术。

(2)Ⅱ型宫角妊娠:常伴有胎盘植入,绝大部分妊娠组织不能通过负压吸宫术清除,需腹腔镜辅助下切开宫角清除妊娠组织,再缝合修复宫角肌层,开腹手术也是宫角妊娠破裂的急诊手术方式之一。术后宫角部位瘢痕形成,可能出现输卵管间质部完全或不全梗阻,造成再次异位妊娠甚至继发不孕。宫角切开术或切除术后有生育要求的患者,应严格避孕2年后再妊娠。

3. 卵巢妊娠 腹腔镜卵巢妊娠组织切除(楔形切除)是治疗的"金标准",视年龄、生育要求及妊娠组织大小,也可行卵巢切除术。若腹腔内活跃出血的紧急情况,也可行开腹手术治疗。也有报道采用MTX单次或多次注射成功治疗的经验,但MTX注射大部分都是用于手术治疗后 β-hCG 下降不满意的患者。

4. 宫颈妊娠 尚无标准的治疗方法。手术治疗可考虑清宫术、宫腔镜下切除术,但须做好止血准备,如子宫收缩剂、血管收缩剂、宫纱、压迫球囊等,必要时术前可行子宫动脉栓塞。手术治疗可能对患者远期妊娠存在影响。对于血流动力学稳定的患者,也有报道采用MTX注射或高强度超声聚焦治疗后联合诊刮的办法成功治疗宫颈妊娠,且MTX注射可保存患者的生育能力。

5. 腹腔妊娠

（1）手术治疗：着床部位不同，处理不同；总体上来讲，建议通过腹腔镜或开腹方式，了解异位妊娠部位，与周围脏器、血管关系后，移除异位妊娠病灶。涉及重要脏器，如肝脏、脾脏或肠管，且胎盘与脏器粘连紧密时，需请外科台上协助。有文献报道可在胎盘根部结扎脐带，移除胎儿后将胎盘遗留在腹腔，术后用药或期待疗法，定期进行超声、CT 或 MRI 检查随诊。

（2）非手术治疗：也有个案报道，在患者病情稳定的情形下，采用期待治疗、母体 MTX 药物注射、超声或 CT 引导下给予 MTX 药物注射、介入选择性动脉栓塞等方法的成功治疗经验。

6. 肌壁间妊娠

没有妊娠至足月的报道，有肌壁间妊娠至 30 周发生子宫破裂行子宫切除的报道。治疗包括期待治疗、子宫动脉栓塞、局部或全身 MTX 注射、病灶切除或子宫切除术。因罕见，目前尚无统一的治疗指南。

【谨记】

不能明确部位的妊娠（pregnancy of unidentified location，PUL）均应警惕特殊部位的宫外孕。

【请示和会诊】

PUL 且合并生命体征不稳定、可疑包块破裂者，需要急诊手术时，要考虑到术中可能会请外科医师协助处理特殊部位的宫外孕。术中若输卵管或腹腔积血中未找到异位妊娠组织者，需考虑到可能出现特殊部位的宫外孕，需进行充分地探查。

（张志博）

第三十四节 急诊接诊青春期女性 周期性剧烈下腹痛的处理

【可能原因】

1. 梗阻性女性生殖道发育畸形。

2. 原发性痛经。

【重点关注】

1. **病史** 包括年龄、有无初潮、腹痛周期、每次腹痛持续时间及腹痛的视觉模拟评分法(visual analogue scale, VAS);若腹痛合并周期性阴道出血,腹痛时间与阴道出血时间的关系(超过了月经初潮的平均年龄而无月经来潮,有周期性下腹痛而无阴道出血,应怀疑完全性梗阻型女性生殖道畸形的可能)。

2. **体征**

(1)生命体征:关注体温、心率、血压、呼吸是否在正常的范围内。

(2)全身评估:包括评估乳房、外生殖器的发育,即性成熟的程度(tanner staging)。

(3)外生殖器视诊:向下牵拉阴唇,充分地打开、分开大小阴唇,看清阴道远端入口形态及阴道分泌物形态。

(4)腹部查体:是否可触及腹部压痛、反跳痛,是否可触及腹部包块,包块位置、大小、质地、活动度及是否合并压痛。

(5)肛检(无性生活者):是否合并盆腔包块,包块位置、大小、质地、活动度、是否合并压痛;协助评估是否有宫颈存在或评估是否有阴道积血扩张,或近端部分膨大的阴道。

(6)阴道指检:如果患者能够接受阴道指检,可探查阴道长度,有无可触及的宫颈(或宫颈闭锁)或是否可触及阴道横隔,是否可触及靠近穹窿的膨大的部分阴道。

3. 盆腔超声或盆腔磁共振检查

(1)对于无性生活的青少年女性,首先推荐经腹部超声检查。观察是否合并阴道积血膨大或宫体(或一侧宫体或子宫角)积血膨大,超声不能明确者,可进一步进行盆腔磁共振检查。

(2)盆腔磁共振检查:有助于观察子宫、阴道是否发育正常,对观察子宫角、子宫内膜、宫颈、近端阴道的形态、位置均有帮助。磁共振检查对梗阻性女性生殖道发育畸形的评估和诊断较超声更为准确,但费用更高。

【处理】

1. 原发性痛经患者的对症镇痛治疗　梗阻性女性生殖道发育畸形的患者原则上不进行急诊手术,需要充分、全面的评估后由熟悉生殖道发育畸形处理的妇科专家来治疗。

2. 梗阻性女性生殖道发育畸形的患者急诊可进行的处理　包括对合并尿潴留者留置尿管,对合并严重的疼痛者给予软化粪便药和镇痛药,部分严重的合并上行性感染(积脓)者,给予广谱抗生素治疗,并尽快将患者转诊至生殖道发育畸形的妇科专家处进行全面评估和手术治疗。

【特殊问题】

1. 对米勒管发育异常的患者,需要同时做肾脏超声及全脊柱正侧位成像的检查,以评估是否合并其他系统发育异常。有文献报道,在欧洲 MRKH 综合征(Mayer-Rokitansky-Küster-Hauser syndrome)患者队列中,合并肾脏、脊柱畸形的 MRKH 综合征患者占 43.5%~54.4%,而在中国 MRKH 综合征患者队列中,合并生殖道系统外其他系统畸形的比例为 7.2%~28.1%。

2. 梗阻性女性生殖道发育畸形的患者术后通常需要进行阴道扩张治疗,术后满意的阴道扩张可以预防术后阴道狭窄,避免再次手术。术前需要与患者充分地沟通及阴道扩张方法的宣教(告知提前备好阴道模具,术后给患者及患者女性直系亲属宣教模具顶压扩张的方向、力度,可每日顶压 1~2 次,每次 30 分钟),使患者做好心理准备。

3. 对于尚不能接受阴道扩张治疗的青少年女性,可通过口服短效避孕药,单纯孕激素或注射促性腺激素释放激素等抑制月经来潮,推后手术干预直至患者心理成熟,能够理解疾病的诊断及阴道扩张的过程,主动参与治疗方案的制订。

【谨记】

因为梗阻性女性生殖道发育畸形患者术后的阴道再次狭窄、周围脏器损伤等并发症风险高,所以将患者转诊至有处理经验的专家处是至关重要的。

【请示和会诊】

及时向有女性生殖道发育畸形处理经验的专家请示和会诊,并制订下一步的处理方案。

(陈 娜)

第三十五节 子宫动静脉瘘的识别和处理

【重点关注】

1. **子宫动静脉瘘** 即子宫动脉分支和子宫静脉丛之间形成异常交通。分为先天性和获得性两类。获得性子宫动静脉瘘常继发于诊刮、流产、剖宫产瘢痕妊娠清宫、自然分娩、剖宫产、子宫手术、感染、滋养细胞肿瘤。

2. **识别**

（1）病史：包括诊刮、流产、剖宫产瘢痕妊娠清宫、自然分娩、剖宫产、子宫手术、感染、滋养细胞肿瘤的病史。

（2）临床表现：表现多样，可无症状，或不同程度的阴道出血，如月经异常或流产、刮宫后的子宫大量异常出血。出血常无先兆，突发突止，称为"开关式"出血，可反复发作。

3. **辅助检查**

（1）超声：非"金标准"，但无创且性价比高，是首选。表现为血管混乱呈镶嵌状，血流呈高速低阻，动脉内为单向或双向血流，静脉血流动脉化。有研究提出，收缩期峰值血流速度（peak systolic velocity，PSV）可以预测病变严重程度，PSV＞0.83m/s 时，患者阴道出血风险高。

（2）CT：可了解子宫动静脉瘘的病变范围，以及周围脏器有无受累。

（3）增强 MRI：可见动静脉之间无交通的血管网。

（4）子宫动脉造影：是诊断的"金标准"。需明确病变的部位、范围、瘘口位置，同时行动脉栓塞术。宫腔镜检查可见宫腔内搏动的血管团块。

（5）病理学：病灶中可见纤维结节状血管。

4. 鉴别诊断　妊娠物残留、妊娠滋养细胞疾病、子宫内膜血管增生，因此需要行血清 β-hCG 检测。

【处理】

1. 期待治疗　无明显的阴道出血。

2. 保守治疗　阴道出血少量且血流动力学稳定。药物治疗和局部压迫止血。药物包括：雌孕激素、口服避孕药、促性腺激素释放激素激动剂（gonadotropin releasing hormone-agonist, GnRH-a）。局部压迫指宫腔填塞或球囊。

3. 手术治疗　包括子宫动脉栓塞术、病灶切除术，子宫切除术针对无生育要求、反复子宫出血、保守或栓塞治疗失败、随访困难者。诊刮术属于禁忌证。

（李　玲）

第三十六节　数字减影血管造影的指征、方法和风险

【重点关注】

1. 数字减影血管造影（digital subtraction angiography, DSA）**的适应证**

（1）患者愿意接受子宫动脉栓塞术的治疗，并理解相关可能的并发症。

（2）异位妊娠：

1)子宫瘢痕妊娠:终止妊娠手术或自然流产时,发生大出血需要紧急止血,包括Ⅱ型和Ⅲ型子宫瘢痕妊娠。

a. Ⅱ型:妊娠囊部分着床于子宫瘢痕处,部分或大部分位于宫腔内,少数甚或达宫底部宫腔;妊娠囊明显变形、拉长、下端呈锐角;妊娠囊与膀胱间子宫肌层变薄,厚度≤3mm;瘢痕处可见滋养层血流信号(低阻血流)。

b. Ⅲ型:妊娠囊完全着床于子宫瘢痕处肌层并向膀胱方向外凸;宫腔及宫颈管内空虚;妊娠囊与膀胱之间子宫肌层明显变薄,甚或缺失,厚度≤3mm;瘢痕处可见滋养层血流信号(低阻血流);包块型血液供应丰富者,手术前预处理行子宫动脉栓塞术,以减少清宫手术或瘢痕妊娠的妊娠物清除手术中大出血的风险。

2)宫颈妊娠。

(3)围分娩期产科出血:①具有前置胎盘或胎盘植入的引产前的预栓塞。②经保守治疗无效的各种难治性产后出血(包括子宫收缩乏力、产道损伤和胎盘因素等),孕产妇生命体征平稳。

(4)子宫动静脉瘘。

(5)妊娠滋养细胞疾病发生大出血需要紧急止血。

(6)子宫肌瘤和子宫腺肌病:①无生育要求的症状性子宫肌瘤,包括月经量多、疼痛,压迫周围器官继发尿频、便秘和腹胀等。②无生育要求的症状性子宫腺肌病,包括痛经及月经量多。③非手术治疗失败或拒绝手术,或有多次手术史而再次手术治疗难度大的子宫肌瘤或子宫腺肌病患者。④同时合并盆腔子宫内膜异位症(包括卵巢子宫内膜异位囊肿)的患者,需告知子宫动脉栓塞术对上述疾病无效,在患者充分理解并要求的情况下,可选择行子宫动脉栓塞术治疗子宫腺肌病联合腹腔镜治疗盆腔子宫内膜异位症(包括卵巢子宫内膜异位囊肿)。⑤有生育要求的症状性子宫肌瘤或子宫腺肌病患者,慎用子宫动脉栓塞术;如果患者强烈要求进行子宫动脉栓塞术的治疗,必须明确告知子宫动脉栓塞术可能导致卵巢坏死或子宫内膜坏死而继发不孕。虽然少见,但仍有可能发生。⑥研究显示,子宫动脉栓塞术的术后并发症与肌瘤大小无明确关系,故以下情况在充分评估和医患沟通后可应用子宫动脉栓塞术:a. 黏膜下子宫肌瘤的直径 >5cm 慎用子宫动脉栓塞术,术后需积极复查,以及时发现并处理肌瘤脱落后可能形成的嵌顿;b. 直径 >10cm 的肌壁间肌瘤慎用子宫动脉栓塞术;c. 外凸 >50% 的浆膜下肌瘤;d. 宫颈肌瘤。

(7)子宫动脉栓塞术后复发患者,经 CT 血管成像数字化三维重建提示子宫动脉已复通,无卵巢动脉参与病灶供血的患者可行二次子宫动脉栓塞术治疗。

2. DSA 的禁忌证

(1)生命体征极不稳定、时间和病情不允许介入治疗和 / 或不宜搬动的患者。

(2)合并有其他脏器出血的弥散性血管内凝血者。

(3)有严重的心、肝、肾和凝血功能障碍者。

(4)碘对比剂过敏者。

(5)妊娠期子宫肌瘤患者。

(6)合并有泌尿生殖系统感染者。

(7)有肌瘤恶变可能,或者高度怀疑子宫肉瘤者。

(8)已知或有可疑的妇科恶性肿瘤并存者。

(9)带蒂的浆膜下肌瘤患者。

(10)经 CT 血管成像数字化三维重建提示病灶主要由双侧卵巢动脉供血的子宫肌瘤或子宫腺肌病患者。

(11)当绝经后妇女患有子宫肌瘤时,也应当避免行子宫动脉栓塞术。

【处理】

子宫动脉栓塞术的操作流程如下：

（1）常规插管操作成功后，先行动脉造影检查，以明确腹盆腔血管的结构、有无变异、子宫动脉开口及病灶的血供和血管网情况。具体流程见图1-10。

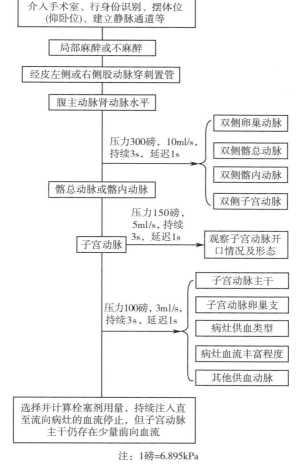

注：1磅=6.895kPa

图1-10　子宫动脉栓塞术的操作流程

（2）栓塞剂的选择：子宫动脉栓塞术可供选择的栓塞剂较多，一般选择颗粒型栓塞剂，总体可分为可吸收和不可吸收两种。可吸收栓塞剂以海藻酸钠微球颗粒为代表，不可吸收栓塞剂以聚乙烯醇（polyvinylalcohol，PVA）为代表。而其他器官的常用栓塞剂如钢圈、无水乙醇、超液态碘油等不建议在子宫动脉栓塞术中使用。栓塞剂颗粒大小的选择：栓塞剂的颗粒直径以 500~700μm 为主，部分也可选择 300~500μm 或 700~900μm。

（3）子宫动脉栓塞术的术后处理：穿刺点压迫止血，可用弹力胶布等加压包扎穿刺点，下肢制动 6 小时；如使用了血管闭合器，可缩短制动时间，提前下床活动。术后需观察双下肢皮肤颜色及皮温，扪及足背动脉搏动并进行标记，定时观察，防止血栓形成。术后不常规应用抗生素。

【特殊问题】

1. 子宫动脉栓塞术的术中并发症

（1）局部出血或血肿：穿刺部位出血或血肿是较为常见的并发症，大多表现为穿刺部位的皮下肿胀，但严重者可造成盆腔腹膜后大血肿。除了术前排除凝血功能障碍外，大多采用压迫止血即可处理。

（2）动脉痉挛：术中导丝多次反复刺激血管或操作时间过长，可能引起动脉痉挛，引起肢体麻木、疼痛，会影响术中操作。严重者可导致肢体缺血坏死，可以使用镇痛药物镇痛和术中应用 2% 利多卡因 5ml 局部动脉内注射。

（3）动脉穿刺伤：术中出现因操作不当或暴力操作导致的动脉穿刺伤虽然少见，但由于盆腔动脉位于腹膜后，一旦发生，将难以压迫止血，可形成腹膜后血肿，不及时发现将威胁患者生命,需急诊行开腹手术止血。因此,术中操作应轻柔,遇到阻力时需辨认血管方向,顺势而为。

2. 子宫动脉栓塞术的术后并发症

(1)疼痛:几乎所有的患者术后会出现疼痛。目前认为,疼痛与子宫动脉栓塞术的术后病灶及子宫的缺血相关。疼痛的程度从轻度至重度绞痛不等。镇痛方法取决于疼痛的严重程度,可选择使用非甾体抗炎药、自控镇痛、阿片类药物口服或胃肠外给药。疼痛的持续时间长短不等,一般在术后 2~5 天逐渐缓解。若疼痛超过 1 周并较为剧烈时,应警惕继发感染、误栓等严重并发症的可能。

(2)栓塞后综合征:表现为盆腔疼痛、恶心、呕吐、发热、乏力、肌痛、不适和白细胞数增多等。多数发生在术后 24 小时内,并在 7 天内逐渐好转,是常见的术后并发症。术后发热一般不高于 38℃,属于术后吸收热,通常不需要使用抗生素治疗。

(3)血栓形成:分为动脉和静脉血栓。动脉血栓形成主要为过度压迫穿刺点,或栓塞剂误栓等造成组织器官及肢体缺血坏死,是危害较大的并发症之一,大多出现于术后 1~3 小时。因此,及时发现尤为重要,应在术后每 30 分钟了解足背动脉搏动情况。如已有血栓形成或栓塞,需要平衡溶栓与继发出血的风险,有条件的单位建议请相关科室会诊,做好手术取栓的准备。静脉血栓多在下肢制动后或卧床过程中形成下肢静脉血栓,表现为下肢肿胀、肤色及皮温改变;血栓形成后栓子脱落,可导致肺栓塞、脑栓塞等危及生命的严重并发症,需做好抢救准备。

(4)动脉破裂或动脉夹层:为严重的并发症,需行外科手术修补。

（5）误栓血管：因髂内动脉前干不仅发出子宫动脉，还有膀胱动脉、阴道动脉、阴部内动脉等。当误栓双侧髂动脉及上述动脉，可出现大小阴唇坏死、膀胱局部坏死等并发症。

（6）感染：子宫动脉栓塞术的操作为Ⅰ类切口，切口感染较为少见，主要为栓塞后病灶坏死，形成无菌性炎症。但由于宫腔与外界相通，子宫动脉栓塞术后阴道排液增多，护理不当可发生宫腔感染，导致子宫内膜炎和/或子宫积脓、输卵管炎、输卵管-卵巢脓肿、病灶继发感染。此时，抗生素治疗常常有效，必要时需手术引流或切除子宫，严重者可发生致命性的脓毒血症。远期并发症可有宫腔粘连。

（7）过敏反应或皮疹：可予以抗过敏治疗。

（8）阴道分泌物：部分患者术后会出现持续的阴道血性分泌物，通常在2周内，极少数也可能会持续数月。短期的分泌物较为普遍，而分泌物持续时间较长则不常见。

（9）月经过少：术后部分患者因子宫动脉血管网栓塞而出现子宫内膜部分坏死，可出现月经量明显减少，但行激素检查未见明显异常，此部分患者如无生育要求，可予以观察，无需处理。

（10）闭经：为子宫动脉栓塞术的远期并发症，分为卵巢性闭经和子宫性闭经。卵巢性闭经主要是供血于卵巢的动脉，如子宫动脉卵巢支或卵巢动脉血流阻断而导致卵巢缺血坏死，卵巢功能衰竭而出现闭经，需长期口服激素类药物维持体内激素的水平。子宫性闭经为子宫内膜缺血坏死，内膜生长受损而导致，不影响激素分泌，可给予观察，但患者无法生育。

（11）其他：其他严重的并发症罕见。静脉血栓栓塞性并发症的发生率约为0.4%。也有子宫动脉栓塞术操作相关的致命性脓毒血症、股神经损伤、双侧髂动脉栓塞、子宫缺血性梗死、大小阴唇坏死、膀胱局部坏死、膀胱子宫瘘、子宫壁损伤、栓塞剂外溢导致双足趾或足跟部坏死等罕见并发症的发生。有 2.4%~3.5% 的患者需要再次入院，1.0%~2.5% 的患者需要行计划外的手术。但是总体而言，子宫动脉栓塞术的死亡率与子宫切除术相比并未增高。

（李 玲）

第二章　妇科肿瘤

第一节　妇科术后胰瘘的识别及处理

【可能原因】

　　术中因肿瘤侵犯行胰腺切除或导致胰腺损伤可发生胰瘘,发病率为 5%~29%。患者年龄 <65 岁、胰腺质地柔软、主胰管未结扎、扩大淋巴结清扫、术中出血 >1L、低蛋白血症等均可增加胰瘘的发生风险。

【重点关注】

　　患者术中如有胰腺损伤或行胰腺切除时,多放置腹腔引流,通过术后监测引流液淀粉酶,可及时发现胰瘘。但对此类患者,仍需重点关注临床表现,避免漏诊。

　　1. 病史

　　(1)患者术前合并胰腺恶性肿瘤侵犯、肥胖、低蛋白血症、年龄 <65 岁等危险因素。

　　(2)术中行胰腺切除,或发生胰腺损伤。

　　2. 症状　根据胰瘘的大小、位置及交通部位,临床表现会有所不同。

　　(1)腹胀、腹痛、恶心、呕吐、呕血、黑粪、排便习惯改变。

（2）体重降低、厌食、无力。

（3）发生胰胸瘘时，患者可有咳嗽、呼吸急促、胸痛、心悸和吞咽困难。

（4）当出现严重感染甚至脓毒症时，患者可出现高热、呼吸急促、意识改变等表现。

3. 体征

（1）切口或引流后口周围皮肤剥脱，愈合不良。

（2）胰源性腹水可有腹部膨隆及移动性浊音阳性，有时在上腹部可触及巨大的假性囊肿。

（3）胰胸瘘患者可能有单侧或双侧胸腔积液，体格检查发现胸部叩诊呈浊音、呼吸音减弱。

（4）严重感染或内出血时可出现高热、心率加快、血压降低、少尿、四肢厥冷等休克表现。

4. 辅助检查

（1）腹腔引流液或腹水中淀粉酶超过血清淀粉酶水平 3 倍，常 ≥ 4 000U/L。

（2）腹部 CT 可显示胸腔和腹腔里游离性和包裹性积液，以及急性或慢性胰腺炎改变，但对瘘管位置判断价值有限，主要用来排除引起腹痛的其他原因。

（3）磁共振胆胰管成像，为无创操作，可以显示胰管完全断裂上游区，指导临床治疗。

（4）内镜逆行胰胆管造影术（endoscopic retrograde cholangiopancreatography，ERCP）能够实时显示胰管造影剂的充溢和外溢，与主胰管直接相连通的积液、胰源性腹水或瘘管，可提供胰瘘的直接证据，同时可行胰腺支架置入术等治疗，但可能诱发急性胰腺炎。

（5）瘘管造影，对于胰腺切除术后发生的胰瘘，可经胰腺引流管进行瘘管造影，可指导引流管的重新放置以达到最大引流效果，但瘘管造影可能导致未引流积液发生感染。

【处理】

1. 国际胰瘘研究小组将胰瘘分为 A、B、C 3 级,其中 A 级为生化性胰瘘,B、C 级为临床相关性胰瘘。

(1)A 级:患者引流液淀粉酶水平升高,但无局部感染或脓毒症的临床症状和体征,此类患者无需特殊处理,可经口进食,无需抗生素、全胃肠外营养或生长抑素类似物等特异性治疗,手术放置的引流管保留不超过 3 周。

(2)B 级:患者出现感染症状和体征,需要改变术后处理方案,如药物治疗(抗生素、生长抑素类似物),肠外营养或置管引流。

(3)C 级:患者有脓毒症或器官衰竭的严重临床症状和体征,或者需要再次手术以控制胰及其后遗症。

2. **胰瘘的支持治疗**

(1)禁食、禁饮以减少胰腺刺激,并应用鼻 - 空肠营养纠正营养不良。

(2)纠正液体和电解质紊乱。

(3)对外瘘引起的皮肤破损进行皮肤护理。

(4)对于高漏出量患者或引起电解质紊乱或皮肤破损的胰瘘患者,需应用生长抑素类似物奥曲肽(每次 100μg,每日 3 次,皮下注射)。

3. 对于有症状或经过 6~8 周支持治疗后腹部影像学随访发现积液持续存在或扩大的患者,需要额外干预,包括内镜下治疗、经皮引流和外科手术。

(1)内镜下治疗:治疗目标是促进胰腺分泌物的内引流,减少其经瘘道流出,通常选择放置胰腺支架和 / 或行胰腺括约肌切开术,成功率为 85%~100%。

(2)经皮引流:对于择期胰腺切除术后发生的胰瘘,推荐对有症状、积液持续存在或积液增加的患者进行术中预防性经皮引流或术后影像学引导下经皮引流,大多数术后胰瘘可在 3~6 周内愈合。

(3)外科手术:适用于内镜下治疗失败或技术上不适合内镜的持续性胰瘘,手术方式包括假性囊肿肠内引流、胰腺空肠吻合术进行胰管减压、部分胰腺切除术及瘘口空肠吻合术,等待 3~6 个月使瘘管形成充分纤维化的管道,有利于提高手术成功率。

【特殊问题】

1. 应在检测腹水淀粉酶的同时,进行腹水常规、细菌培养、生化、细胞学检查,以及外周血全血细胞计数、电解质、谷丙转氨酶、谷草转氨酶、胆红素、钙离子、淀粉酶、脂肪酶和白蛋白检测,对腹痛、腹水原因进行鉴别。

2. 采用支持治疗,约 80% 的外瘘和 50%~65% 的内瘘在 4~6 周内闭合,6~8 周后应行腹部 CT 或 MRI 进行腹部影像学随访,以评估胰周积液的范围;如果患者出现腹痛、发热、寒战、黄疸或早饱,则需尽早重复影像学检查;对于有临床症状、脓毒症生理表现或白细胞计数升高的患者,需对引流液进行革兰氏染色和培养,如有感染,应给予全身抗生素治疗。

【谨记】

对于妇科术中有胰腺切除史或损伤史的患者,如出现腹痛、腹胀、恶心、呕吐、腹水、胸腔积液或腹部切口处渗液等表现,应怀疑胰瘘。引流液或腹水、胸腔积液中淀粉酶水平升高及影像学检查存在胰管破裂的证据时即可确诊。

【请示和会诊】

外科医师会诊协助诊断及指导肠瘘的治疗,临床营养科会诊制订肠外营养方案。

（任　远）

第二节　妇科术后乳糜漏的识别及处理

【可能原因】

多见于妇科恶性肿瘤术中,行腹膜后淋巴结清扫时损伤淋巴管,发生率为 1.2%~3.0%。

【重点关注】

1. **病史**　多数乳糜漏患者无特异性临床表现,可有腹痛、体重减轻、腹泻和脂肪泻、厌食、乏力、水肿等症状,应重点关注妇科术中是否行腹膜后淋巴结清扫。

2. **体征**　主要通过患者腹腔引流液判别,当引流液呈现乳白色浑浊时,应高度怀疑乳糜漏。

3. **实验室检查**

（1）怀疑乳糜漏时应进一步测定腹腔引流液中三酰甘油浓度,当三酰甘油含量 >120mg/dl 即可诊断乳糜漏。

（2）除三酰甘油水平外,还应取引流液送检腹水常规、细菌革兰氏染色与培养,以及总蛋白浓度、白蛋白、葡萄糖、乳酸脱氢酶、淀粉酶和腺苷脱氨酶等生化检测。

（3）同时采集患者外周血行全血细胞计数、电解质、肝肾功能、淀粉酶和脂肪酶等检测,以便与感染性腹水、肿瘤性腹水相鉴别。

（4）影像学检查,包括淋巴管造影（lymphangiography,LAG)或淋巴显像有助于明确乳糜漏及部位,是确诊的"金标准",但可能带来一些并发症,如组织坏死、脂肪栓塞以及造影剂超敏反应,临床应用较少,多用于明确渗漏位置指导手术治疗。

【处理】

1. **饮食治疗**　乳糜漏的治疗以饮食干预为主,采用高蛋白、低脂肪和中链脂肪酸(medium-chain triglyceride,MCT)饮食方案。目前常用 MCT 营养液(肠内营养混悬液)口服及使用 MCT 油烹饪饮食。但文献报道显示,饮食干预作为独立的治疗方法,治愈率仅为 50.0%,且治疗周期长。所以,目前仅推荐乳糜漏量 <100ml/d 的患者使用,或作为临床治疗成功后的巩固治疗。

2. **药物治疗**　生长抑素及其类似物可作用于肠壁正常淋巴管中的特定受体,抑制淋巴液排泄,对治疗乳糜性腹水有一定效果。

3. **手术治疗**　当保守治疗 1 个月后引流无明显减少趋势,或引流量增加,应考虑手术治疗。手术的关键是准确地找到淋巴管漏位置,并行缝扎。术前淋巴管造影或淋巴显像有助于确定渗漏的解剖位置及有无瘘管。

【特殊问题】

1. 患者妇科术后腹腔引流液成白色浑浊状时,应高度怀疑乳糜漏,但应结合患者症状、体征及实验室检查全面评估,因可同时存在感染性腹水、输尿管瘘等情况,需警惕误诊及漏诊。

2. 保持腹腔引流管通畅,监测乳糜引流液质和量的变化,同时需关注患者全身情况,因乳糜漏可导致营养物质及淋巴细胞丢失,可造成患者免疫力低下,易诱发感染,必要时需加用抗生素治疗。

3. 绝大多数乳糜漏均可通过保守治疗治愈,但周期较长,需对患者及家属加强教育,坚持 MCT 饮食治疗,走出传统术后饮食进补误区。

【谨记】

1. 淋巴漏可导致蛋白质、脂肪等营养物质及淋巴细胞大量丢失,导致患者全身状况及免疫功能低下,严重者可出现致命性感染;腹腔乳糜漏量较大时,患者可能会出现腹胀、乏力和腰痛等症状,严重者甚至可压迫膈肌,出现呼吸障碍。

2. 怀疑乳糜漏时,需警惕漏诊感染性腹水、输尿管瘘等术后并发症。

【请示和会诊】

请临床营养科医师会诊,并协助饮食方案的制订及患者饮食的指导。

(任 远)

第三节 妇科术后肠瘘的识别及处理

【可能原因】

1. 术中肠道损伤。

2. 肠吻合口瘘。

3. 补片、血管移植物侵蚀邻近肠道。

4. 营养不良、免疫抑制、创伤性损伤、感染及急诊手术等可增加肠瘘的发生风险。

【重点关注】

1. 病史

（1）术前合并肠道恶性肿瘤侵犯、感染、营养不良等危险因素。

（2）术中行肠切除吻合，或肠道损伤修补。

（3）部分肠瘘患者可无上述病史。

2. 症状

（1）腹腔引流液出现肠内容物，有异味。

（2）腹部伤口排出引流物、腹泻、消化道出血、粪尿或反复的泌尿系统感染、阴道排便。

（3）患者可有腹部不适、腹痛、低热。

（4）当炎性肿块或脓肿形成时，可因压迫肠道出现肠梗阻症状。

（5）如继发严重感染甚至脓毒症，患者可出现高热、呼吸急促、意识改变等表现。

3. 体征　引流或切口处出现肠内容物应高度怀疑肠瘘，患者可有腹膜刺激征，严重感染时可出现心率加快、血压降低、少尿、四肢厥冷等休克表现。

4. 辅助检查

（1）白细胞计数、中性粒细胞比例、C反应蛋白（C-reactive protein，CRP）、降钙素原（procalcitonin，PCT）等感染指标升高，肠液持续丢失可出现水电解质紊乱，休克时可出现急性肾衰竭，甚至凝血功能障碍。

（2）引流液及手术切口分泌物培养可见肠道细菌生长，引流液胰酶及淀粉酶常显著升高。

（3）脓毒症时外周血培养可有阳性发现，但需警惕假阴性可能。

（4）CT能显示瘘管的解剖学结构，以及相关的腹腔内脓肿、积气积液、远端肠梗阻等继发表现，全消化道造影有助于明确瘘管位置。

(5)亚甲蓝试验有助于诊断直肠阴道瘘及膀胱直肠阴道瘘,有条件者可行膀胱镜及电子结肠镜检查。

【处理】

对于疑似肠瘘患者,应请外科医师会诊,协助诊断,评估病情,制订治疗方案。

1. 手术治疗

(1)首先评估患者是否需急诊手术干预,当出现无法控制的脓毒症时,常需立即手术。

(2)手术目的是清除瘘管,包括切除瘘管所在肠段、重建肠道连续性,以及无张力闭合切口,必要时可考虑造口。

2. 保守治疗

(1)适用于患者病情平稳,无严重腹膜刺激征或脓毒症的表现。

(2)纠正体液和电解质紊乱,其中低钾血症是最常见的电解质紊乱。

(3)抗感染治疗,首先选用覆盖肠道菌群的广谱抗生素,如三代头孢菌素、喹诺酮类,再根据药敏结果进行调整。

(4)脓肿引流,对于局限包裹脓肿,可尝试在超声或 CT 引导下进行经皮脓肿引流。

(5)药物治疗,生长抑素类似物,如奥曲肽可减少胃肠道分泌物,促进水和电解质吸收。

(6)营养支持,在治疗初始阶段,应要求患者禁食,辅以肠外营养,当引流量小于 200~500ml/d 时,可考虑饮食过渡。

【特殊问题】

1. 当妇科患者术后引流液浑浊,类似肠内容物时,应怀疑肠瘘,即使体液培养阴性也不能完全除外肠瘘,革兰氏阴性杆菌感染可出现白细胞计数正常甚至下降,警惕误诊导致病情进一步发展,造成严重后果。

2. 肠瘘需要妇科、外科、感染科、营养科在内的多个科室共同参与治疗。

3. 对于肠瘘患者,需加强皮肤瘘口、引流口及手术切口的护理,避免肠液刺激及感染导致伤口愈合不良。

【谨记】

1. 肠瘘死亡率为 6%~22%,主要由肠瘘相关并发症引起的感染和脓毒症导致。

2. 妇科术中肠切除吻合或肠修补后,应警惕肠瘘特别是无症状肠瘘的发生,当疑似肠瘘患者出现无法控制的脓毒症时,应急诊手术探查。

【请示和会诊】

外科医师会诊协助诊断及指导肠瘘的治疗,感染科医师会诊指导抗生素的使用,临床营养科医师会诊制订肠外营养方案。

(任　远)

第四节　妇科术后尿路损伤的识别及处理

【可能原因】

1. **发生率**　妇科手术的输尿管损伤发生率为 0.03%~1.5%,膀胱损伤发生率为 0.2%~1.8%。

2. 患者的危险因素

(1)盆腔手术史。

(2)子宫内膜异位症。

(3)泌尿道畸形(如重复输尿管、盆腔肾)。

(4)盆腔放射治疗史。

(5)肥胖。

(6)巨大盆腔包块。

(7)特殊部位肌瘤,包括宫颈和阔韧带肌瘤。

(8)子宫较大。

(9)盆腔炎症或结核史。

3. 手术操作中导致输尿管损伤的主要原因

(1)电外科器械或其他能量器械(如激光或超声刀)所致热损伤是输尿管损伤最常见的原因。

(2)缝线或吻合装置等结扎输尿管或使输尿管扭结。

(3)钝锐性分离或能量器械使输尿管撕裂或横断。

(4)输尿管失去血供或神经支配。

4. 手术操作中导致膀胱损伤的主要原因

(1)术中行粘连松解是膀胱损伤最常见的原因。

(2)穿透或未穿透膀胱壁的撕裂伤。

(3)膀胱失去血供或神经支配。

(4)缝线或吻合装置意外穿入膀胱内(膀胱内缝线不一定有症状,具体取决于缝线/吻合装置的类型及其在膀胱中的位置,以及是否并发感染和/或结石形成)。

【重点关注】

妇科手术后尿路损伤的表现取决于基础病变和手术后的时间。术中未发现的尿路损伤最常在术后2周内出现症状,但也可能更晚。

1. 病史

(1)关注患者是否存在术中输尿管损伤的危险因

素,以及术中可能导致输尿管损伤的操作(详见本节
【可能原因】部分)。

(2)病史应包括有关以下内容的标准问题:症状开
始及持续的时间,盆腔疾病病史(如癌症、放射治疗、创
伤、梗阻性分娩),症状的特征(如漏尿量、气味、颜色及
阴道分泌物的稠度),还应询问漏液的特点(如持续性、
间断性、体位性)等。

2. 临床症状

(1)阴道或腹部切口漏尿:子宫切除术后早期的阴
道或腹部切口漏尿可能源于腹膜内积存的尿液。膀胱
阴道瘘或输尿管阴道瘘的形成时间从数天至数周不等。

(2)单侧或双侧腰痛:输尿管完全性梗阻患者可在
术后 24 小时内出现同侧腰痛,但许多患者可能呈其他
部位疼痛或无症状。术后镇痛也可能掩盖疼痛。

(3)血尿:导尿管拔除后可能即刻出现血尿,但应
在短时间内消失。若血尿持续存在或出血部位似乎远
离拔管处,应怀疑尿路损伤。

(4)少尿:输尿管梗阻时可能发生少尿,但其并非
特异性表现,因为其他的一些术后因素也可导致术后
少尿(如液体转移到组织间隙)。

(5)无尿:提示双侧输尿管梗阻或横断,或其他结
构性或固有肾脏病变(如肾衰竭),需立即评估。

(6)腹痛或腹部膨隆:输尿管或膀胱缺损伴有尿液漏
入腹膜腔,可表现为腹痛和腹水,提示可能发生腹膜炎。

(7)恶心:可伴有或不伴有呕吐。

(8)肠梗阻:尿液刺激肠道可导致肠梗阻。

(9)发热:腹膜后腔尿液积聚可能发展为尿囊肿,
该病变发展过程相关的感染和炎症可能导致患者发
热。根据尿路解剖,腹膜后尿液积聚通常是输尿管损
伤所致,而非膀胱损伤。

3. 辅助检查

(1)体格检查:生命体征可评估血流动力学稳定性和患者是否发热。应计算最近24小时的尿量,并检查是否有血尿。检查腹部,评估是否有腹膜炎和腹水的征象及肠鸣音。腹部手术后应评估腹部切口的完整性。进行妇科检查,以排除盆腔肿块或压痛及阴道切口漏尿。检查背部是否有肋膈角压痛。

(2)血清电解质、血尿素氮(blood urea nitrogen, BUN)和肌酐水平:双侧输尿管梗阻会导致急性肾衰竭(急性肾损伤)。单侧输尿管完全阻塞时,由于健侧肾可代偿患侧肾功能的丧失,故可呈现肌酐一过性的轻微升高。

(3)尿液分析评估有无感染和血尿,若结果提示有感染,则进行尿培养。

(4)如怀疑腹腔积尿(即尿性腹水),可使用穿刺获取的腹膜液或腹膜内引流液进行生化分析。一般需检测腹膜液肌酐,并与患者血清和尿液中的相应浓度比较,结果解读为:①若血清和腹水中的浓度相近(或腹水中的浓度较低),则可基本排除腹腔积尿。但若仍怀疑存在尿路损伤,需对患者行进一步评估。此外,若存在显著的非尿性腹水,可能需评估其他原因。②如果血清中的肌酐正常,而腹水中的水平升高至与尿液相近,则很可能存在尿路损伤,但仍需膀胱镜检查和/或影像学检查进行确认。③如果血清和腹水中的指标均升高,可能表示同时存在急性肾衰竭和腹腔积尿(可能由尿路损伤引起)。得出该结果后,需进一步评估肾功能并通过膀胱镜和/或影像学检查来进一步评估尿路损伤。

(5)染色试验:可将无菌染色剂溶液经导尿管注入膀胱,如靛胭脂、亚甲蓝等的生理盐水溶液。可用纱布海绵堵住尿道口,防止染料从尿道意外流出,同时逐渐向膀胱内注入混有染色剂的生理盐水。将一个棉塞或较大的棉签塞入阴道,之后检查染料。如果棉塞或棉签无染色,嘱患者咳嗽或做 Valsalva 动作。如果在阴道顶端棉签或棉塞的尖端蓝染,表明存在膀胱阴道瘘;如果变湿而未蓝染,表明可能存在输尿管阴道瘘。

(6)膀胱镜检查:膀胱镜检查可以评估膀胱损伤(如穿孔、出血、被缝合或钉合)和确定尿流源自两个输尿管口。若输尿管未见流出或流出异常(延迟或缓慢),则需进一步评估有无输尿管横断或梗阻。输尿管口出血也可提示输尿管损伤,必须予以检查。但膀胱镜无法检出所有输尿管损伤,可能漏诊输尿管部分阻塞、横断或热损伤。

(7)输尿管镜检查:可有助于评估输尿管损伤,同时可在输尿管镜下放置输尿管支架,对输尿管损伤起到治疗作用。

(8)影像学检查:当怀疑有输尿管损伤时,以超声作为初始检查有助于评估肾盂积水或排除腹膜后积液,随后可根据具体条件行计算机体层摄影尿路造影(CTU)或逆行静脉肾盂造影辅助膀胱镜检查。

【处理】

1. 预防性使用抗生素

(1)若尿路损伤患者的临床征象提示存在尿路感染(导尿管中排出浑浊尿、恶臭尿或膀胱镜检查可见膀胱黏膜炎症),应留取尿培养送检,并在尿培养结果报告前给予尿路感染的经验性治疗。经验性选择的抗生素应覆盖肠道革兰氏阴性杆菌。

(2)对于许多尿路损伤女性患者,常保留导尿管数天或数周。这种情况下无需预防性使用抗生素来预防尿路感染。

2. 输尿管损伤

(1)请熟悉尿路损伤的外科医师(通常是泌尿科医师或妇科泌尿专业医师)会诊。

(2)输尿管损伤的修复往往需要输尿管支架置入或积极的手术修复。

(3)明确是缝线结扎或输尿管扭结的情况,需拆除缝线并检查输尿管的完整性。

(4)若怀疑输尿管的完整性遭到破坏,可能需置入输尿管支架。早期放置输尿管支架有助于使无并发症的输尿管阴道瘘愈合。

(5)若支架放置失败或无法放置时,可考虑行经皮肾造瘘术。

(6)若发生诸如输尿管横断或其他类型广泛性破坏(如挤压伤、热损伤)的损伤,可能需要行输尿管再吻合术或输尿管膀胱吻合术。

3. 膀胱损伤

(1)膀胱损伤的修复方法取决于损伤的部位、类型和严重程度。

(2)膀胱可能受到损伤的部位包括膀胱顶,以及膀胱三角区以上、以内和以下。

(3)请熟悉尿路损伤的外科医师会诊讨论后续治疗问题,包括放置尿管期待治疗、手术等。

(4)如果在术后几周内做出诊断,持续性引流尿液可能治愈少数膀胱阴道瘘。

4. 手术时机

(1)瘘管修复手术的时机取决于周围组织是否适合进行外科手术。如果周围的组织健康,可尽早进行修复。在妇科手术后 6~12 周,多数肉芽组织已消失,可增加修复成功的概率。在组织健康的情况下,可考虑较早期进行修复手术。

（2）在等待手术期间，膀胱插管可能减少症状，并可使瘘管自行闭合。目前在发现漏尿后 1~2 周内早期切除并修补瘘管已变得越来越普遍。

（3）有关输尿管瘘的手术修复时机，目前尚存在争议。一般认为，在条件允许的情况下，应尽快直接对瘘管进行修复。两种例外的情况：①如果可放置一个跨过瘘管的支架且至少在原处留置 4~8 周，那么在其他方面健康的组织中，较小的损伤（<5mm）可能自行愈合。在放置输尿管支架后 7 天内，应单独放置一个经尿道的导管进行膀胱引流，以防发生任何输尿管反流。对于留置经尿道导管或输尿管支架的患者，可使用预防性抗生素帮助减少急性膀胱炎或肾盂肾炎的发生。②如果发生急性盆腔感染，不应立即进行手术。在可进行修复术前，放射介入下经皮肾造瘘术可暂时引流尿液。经皮放置的充气式支架或经膀胱镜放置的输尿管支架，有时可扩张手术钳夹、缝合或局部纤维化导致的输尿管梗阻，并有助于引流尿液。

【特殊问题】

1. 泌尿生殖道瘘的鉴别诊断

（1）其他原因导致的尿失禁。

（2）如果阴道的漏出液质稠且不透明，需考虑是否为阴道分泌物。

（3）在涉及淋巴结切除的妇科手术后，淋巴液漏出可能类似于尿漏的表现。

2. 预防泌尿道损伤及其后遗症

是盆腔手术的核心原则，预防分为以下 3 个层次：

（1）一级预防：避免发生泌尿道损伤。一级预防为最有效的预防措施，其中最重要的方法为术中识别膀胱和输尿管,仔细地进行手术操作以避免损伤。此外,可考虑通过术前识别和评估选择适合的患者预防性放置输尿管导管。

(2)二级预防:术中识别并修复损伤。发生泌尿道损伤时,及时进行术中诊断和处理有助于避免后遗症。方法为外科医师检查结扎残端和泌尿道结构,并需要意识到可能提示损伤的体征。另一种方法为必要时进行常规膀胱镜检查。

(3)三级预防:术后诊断和处理泌尿道损伤。由于早期症状和体征可能比较轻微,故尿路损伤术后诊断的最重要原则是保持高度警觉。怀疑存在损伤时应迅速进行评估,有时可能需采用多种手段进行综合评估。尽早诊断有利于损伤的处理,并可加速恢复。

3. 知情告知

(1)应在手术前的知情同意程序中告知患者泌尿道损伤的风险,并将讨论记录在病历和知情同意书中。

(2)尿路损伤会给患者带来痛苦,主治妇科手术医师应始终参与患者的治疗,并协助解释即将采取的措施、检查结果,为患者解释术中损伤的有关细节和情况。

【谨记】

泌尿系统与女性生殖系统关系密切,应在妇科手术的术前、术中及术后全程关注泌尿系统损伤问题,熟练掌握泌尿系统解剖,及时发现泌尿系统损伤的相关症状和体征,一旦发现应尽早处理。

【请示和会诊】

如患者出现相关症状和体征,及时向手术医师、上级医师汇报,必要时请泌尿外科专科医师会诊。

(李 舒)

第五节　施行化学治疗所需的基本条件

【重点关注】

1. 化学治疗的禁忌证

（1）恶病质。

（2）ZPS 评分 >3 分，KPS 评分 <70 分。

（3）活动性的感染或出血。

（4）重要脏器严重功能异常。

（5）完全性肠梗阻。

（6）没有控制的精神疾病。

2. 化学治疗前进行充分的评估

（1）病史及体格检查，系统回顾尤其注意心脏、肾脏、肝脏等方面的基础疾病。

（2）核实患者既往所用化学治疗的方案、剂量、不良反应等。

（3）实验室检查评估。

（4）血常规中性粒细胞 >1 500/L，血小板 >100 000/L，血红蛋白 >8mg/dl；肝脏功能正常，血肌酐 <1.5 倍正常值的上限；GFR 评估；肿瘤标志物如 CA125、CA19-9、SCC、AFP、β-hCG、CEA 等评估化学治疗的效果。

（5）注意：不同化学治疗药物的毒副作用不同，应根据具体药物进行用药前的评估，不可完全拘泥于上述的实验室评估原则。

（6）影像学检查：X 线胸片、CT、正电子发射体层成像（positron emission tomography，PET）/CT 等检查评估肿瘤及化学治疗效果；心电图、超声心动图、肺功能等检查评估心脏及肺脏功能。

【处理】

1. 对于有禁忌证的患者不应进行化学治疗。

2. 减量及延后化学治疗。患者实验室检查暂时达不到化学治疗的基本条件时,可以适当延迟化学治疗的时间;对于前次化学治疗后出现严重不良反应的患者如粒细胞减少性发热,可考虑减少化学治疗的剂量。

3. 更改化学治疗的方案。在化学治疗过程中出现肿瘤进展的患者考虑更换化学治疗方案。

【特殊问题】

1. 妇科肿瘤化学治疗方案多,有些化学治疗方案所涉及对心脏及肺功能有严格要求的药物,常见的有阿霉素、表阿霉素及博来霉素。

2. 阿霉素具有心肌毒性,严重时常引起充血性心力衰竭,终身累积剂量为 $400mg/m^2$。表阿霉素跟阿霉素相似,主要的毒性反应亦为心脏毒性,化学治疗前应行心脏超声检查,终身累积剂量为 $900mg/m^2$。

3. 博来霉素是细胞毒类糖肽抗生素,具有肺脏毒性,会引起肺脏的纤维化,化疗前应行 X 线胸片及肺功能检查,终身累积剂量为 $250mg/m^2$。

【谨记】

患者进行化学治疗前必须符合化学治疗的基本条件。

【请示和会诊】

1. 在化学治疗后出现器官功能较大幅度的下降时,要及时请相关科室会诊重新评估脏器功能。

2. 体力状况 ECOG 评分标准 Zubrod-ECOG-WHO 见表 2-1。

表 2-1 体力状况 ECOG 评分标准 Zubrod-ECOG-WHO（ZPS,5 分法）

分值	标准
0 分	活动能力完全正常,与起病前活动能力无任何差异
1 分	能自由走动及从事轻体力活动,包括一般家务或办公室工作,但不能从事较重的体力活动
2 分	能自由走动及生活自理,但已丧失工作能力,日间不少于一半时间可以起床活动
3 分	生活仅能部分自理,日间一半以上时间卧床或坐轮椅
4 分	卧床不起,生活不能自理
5 分	死亡

3. Karnofsky（卡氏,KPS,百分法）功能状态评分标准见表 2-2。

表 2-2 Karnofsky（卡氏,KPS,百分法）功能状态评分标准

分值	标准
100 分	正常,无症状及体征,无疾病证据
90 分	能正常活动,但有轻微症状及体征
80 分	勉强可进行正常活动,有某些症状或体征
70 分	生活可自理,但不能维持正常生活或工作
60 分	有时需人扶助,但大多数时间可自理,不能从事正常工作
50 分	需要一定的帮助和护理,以及给予药物治疗
40 分	生活不能自理,需特别照顾及治疗
30 分	生活严重不能自理,有住院指征,尚不到病重
20 分	病重,完全失去自理能力,需住院给予积极支持治疗
10 分	病危,濒临死亡
0 分	死亡

（王永学）

第六节 化疗药物外渗的处理

【可能原因】

1. **化疗药物外渗** 是指注射过程中化疗药物渗漏到皮下组织中引起的损伤。化疗药物根据其细胞毒药物的潜在局部毒性,可将其分为发泡剂和刺激剂。

发泡性药物外渗可能引起皮肤全层丢失,甚至是皮下结构丢失等更严重和/或更持久的损伤。蒽环类药物广泛用于各种化疗方案,且能够引起严重的组织坏死,所以它们是能引起外渗损伤最重要的细胞毒化疗药物,妇科常用的有多柔比星(doxorubicin,DOX,阿霉素,adriamycin,ADM)、表柔比星。

刺激性药物可引起炎症反应,伴有穿刺部位或沿静脉分布的持续不适、烧灼感、紧绷感、疼痛和静脉炎。临床表现包括外渗区域有温热感、红斑和压痛,但没有组织坏死脱落。症状持续时间通常较短,且没有长期持续的后遗症。当外渗量大且浓度高时,某些刺激剂可引起组织坏死。但刺激性与发泡性化疗药物之间并无绝对界限。此外,组织损伤范围可能与药物外渗量有关。

总之,化疗药物外渗轻者发生局部皮肤红、肿、热、痛、静脉炎,严重者可导致组织坏死,甚至溃疡经久不愈,可深及肌腱及关节,造成机体功能障碍及残疾。

2. **药物因素** 表柔比星、5-氟尿嘧啶、环磷酰胺等 pH 偏低或偏高,血管内皮细胞受到的刺激最大,导致血管壁通透性增加,是导致静脉输注发生外渗的重要原因。长时间输注刺激性药物或者短时间大剂量快速输注强刺激的化疗药物也可对血管造成损伤,从而造成药物外渗。

3. 患者自身因素

(1)既往多次静脉穿刺(化疗次数增多)导致血管管腔腔变小、循环不畅、药物滞留刺激血管,或者因淋巴结清扫、淋巴水肿、截肢等因素而导致可用的静脉有限。肥胖、高龄,导致静脉不易观察到和触及,血管弹性和血流速度降低,小血管硬化,血管脆性增加。

(2)输注化疗药物时由于化疗药物的不良反应如恶心、呕吐,进食、大小便等,增加了患者活动的机会,导致针头穿破血管,药液外渗。

(3)老年人和儿童自我控制能力差,易导致针头移位,造成药物外渗。

(4)播散性皮肤病(如湿疹、银屑病)。

(5)患者感觉障碍(如瘫痪、既往脑卒中病史、镇静、嗜睡、认知障碍、精神状态异常),导致患者察觉化疗给药部位感觉变化的能力受损。

(6)对化疗药物血管不良反应不了解,重视程度不够,或不能早期发现药物外渗。

4. 护理人员因素

(1)选用了局部血管有病变(淋巴水肿、骨折)的肢体,或选用了有静脉炎的静脉、手腕等关节处的静脉,或者选择比较细、弹性差、弯曲的静脉进行输注化疗药物,血管直径 <3mm 时会引起血管痉挛、充血、水肿、渗出,甚至静脉炎。

(2)一次穿刺成功率低,反复穿刺造成血管多部位受损,应用高刺激的化疗药物时容易造成外渗。

(3)护理人员不当操作导致穿刺过程中各种损伤,如针尖刺破血管、针尖固定不当等。

5. 中心静脉通路装置(central venous access device,CVAD) 通常经 CVAD 输注,可以减少皮下外

渗的可能性。但化疗药物通过 CVAD 也存在外渗风险,可能由注射技术或装置故障引发。

(1)装置置入过程中出现困难或置入位置错误。

(2)导管从静脉移位到组织中。

(3)装置长期留置(6 个月或以上)。

(4)输液港放置过深。

【重点关注】

化疗药物外渗损伤的早期症状和体征通常不易察觉。这些症状和体征一般在外渗后立即出现,但也可能延迟数日至数周才出现,需在护理、输注过程中重点关注。

输注过程中应密切监测患者输注部位是否出现疼痛(通常为沿静脉放射的轻至重度烧灼感或麻刺感),并检查输注部位有无红斑、瘙痒或肿胀。在 2~3 天内,可能出现红斑增多、疼痛、皮肤颜色灰暗、硬结、干燥脱屑和 / 或水疱。少量药物外渗时,症状可在数周内消失。而药物较广泛渗透时,数周内可能发生坏死、焦痂形成,以及伴有隆起性红色痛性边缘和黄色坏死基底的溃疡。极小的溃疡通常会逐渐愈合,但较大的病灶往往会持续存在,并逐渐扩展。如果不给予治疗,溃疡可能会累及深层的肌腱、神经和血管,从而可能导致神经压迫综合征、永久性关节僵硬、挛缩和神经功能障碍。

当药物从 CVAD 外渗时,外渗液体可聚集在纵隔、胸膜或者胸部或颈部的皮下组织内。主要症状为胸痛。对于中心静脉置管患者,若导管尖端刺穿了上腔静脉,异常表现可能还包括胸腔积液导致的胸痛或呼吸困难。

化疗药物的外渗存在回忆现象的报道,该现象是指患者经远处的静脉再次使用同种发泡性药物时，既往外渗部位再次发炎。据报道，这种现象在使用紫杉醇、多柔比星、表柔比星和多西他赛时均有发生。

【处理】

1. **预防**　是应对药物外渗损伤的最佳方法。

（1）外周输注化疗药物时，应在近期建立静脉通路，所选静脉应大而完好，并在开始输注前应确保血液回流通畅。

（2）应按以下优先顺序选择输注位置：前臂（贵要静脉、头静脉和前臂正中静脉）、手背、手腕、肘前窝。输注发泡剂（如蒽环类化疗药物）时，应尽可能避免选择肘前窝、手腕和手背及关节上方。发泡剂在这些区域外渗引起的挛缩可导致严重的长期并发症。对长期化疗患者在常规采血和输注非化疗药物时应尽量使用小血管，并保护大血管，制订静脉使用计划。

（3）应避开硬化、血栓或瘢痕形成的部位，以及有循环障碍的肢体。因乳腺癌而行乳房切除术的女性存在淋巴水肿，则应尽量避免在术侧建立静脉通路。

（4）应用胶布将蝶形针或塑料套管固定在皮肤上。应避免用胶布将入口处覆盖，以便于检查。而一旦用胶布将套管接口或蝶形针固定于皮肤上之后，应使用透明敷料覆盖皮肤入口处。

（5）即将输注药物前，尤其是不同化疗药物之间，应使用5~10ml等张盐水或5%葡萄糖溶液冲洗静脉通路，以确保其通畅。应始终获得回血，并在整个推注过程中定期检查。

（6）告知患者若输注部位出现疼痛、渗漏或其他感觉变化，应立刻通知医师。应确保能够进行有效沟通。

（7）化疗药物经适当稀释后，应与等张盐水或5%

葡萄糖溶液一起,经静脉血流通畅的一侧手臂输注。在输注化疗药物时应遵循先慢后快的原则,给药速度过快则会对血管造成强力刺激而出现损伤,可使用输液泵或注射泵使药物匀速注入血管。此外,在输注两瓶化疗药物时,中间用生理盐水冲洗输液管,注射后用生理盐水冲管使残余药物全部输入,拔针后迅速压迫3~5 分钟,并抬高肢体。

(8)不能使用带翼的钢质输液器("蝴蝶针")来输注发泡性化疗药物,因为针很容易移位或刺穿静脉壁,应使用柔性套管。对于发泡性化疗药物的输注,强烈建议采用中心静脉途径。输注药物前,应通过影像学检查来确认中心静脉导管放置的位置。此外,若患者诉疼痛(即使没有软组织肿胀),或者不能回抽血液或无法注入冲洗液,则在继续化疗输注前需要再次确认导管位置。

(9)应尽量避开既往放疗的区域。

2. 应急处置

(1)立即停止输液,保留针头。

(2)通过针头尽可能多地回抽药液,减少外渗部位药液残留。

(3)如果需要使用化疗药物解毒剂,可以在回抽药液后通过针头静脉输入解毒剂。

(4)之后拔出针头,轻按针眼,抬高外渗侧肢体。

(5)建议准备药物外渗处置工具盒,在拔针前用记号笔标记外渗范围,局部皮肤拍照作为原始记录。

3. 化疗药物外渗后的解毒剂应用

(1)常用的局部封闭方案:生理盐水 5ml+ 地塞米松 5mg+2% 利多卡因 100mg,以 25G 或更小的针头分 5~8 点围绕外渗部位皮下注射,范围超过外渗部位2cm,外渗后 6 小时内执行 1 次。

（2）其他解毒剂

1）透明质酸酶（hyaluronidase）：该酶可降解皮下组织的透明质酸，以加快外渗药物的吸收，使用于植物碱类（如长春新碱、长春花碱），高浓度鬼臼毒素类和紫杉醇外渗。处理方法为：用生理盐水稀释透明质酸酶，配成 150U/ml 制剂，于外渗部位皮下多次注射 15~900U，数小时后重复注射。

2）二甲基亚砜（dimethyl sulfoxide）：局部使用二甲基亚砜可治疗蒽环类药物外渗引起的组织损伤。具体方法为 99% 的二甲基亚枫溶液薄薄地涂于外渗局部皮肤，自然风干，每 8 小时 1 次，持续 1 周。

3）右丙亚胺（dexrazoxane）：完整疗程为连续 3 天，于外渗发生的当日和第 2 天经外渗对侧肢体静脉注射 1 000mg/m^2，但最大剂量不超过 2 000mg，第 3 天静脉注射 500mg/m^2，但最大剂量不超过 1 000mg。

4）硫代硫酸钠：可用于解救丝裂霉素、阿霉素及高浓度顺铂的药物外渗。建议局部注射新配制的 4%（1/6mol/L）或 2% 硫代硫酸钠（Grade 2C），每毫克外渗量使用 2ml。使用单独的 25G 或更小的针在外渗部位皮下注射该溶液。

4. 其他治疗

（1）化疗药物外渗后的冷热敷：除长春碱类和依托泊苷之外，其他发泡性药物外渗时，如 5- 氟尿嘧啶，均建议局部冷敷（Grade 2C），每次 20 分钟，每日 4 次，持续 1~2 天。间歇冷敷可使血管收缩，从而减少药物扩散及局部损伤范围。此外，冷敷还能减轻局部炎症和疼痛。而长春碱类和依托泊苷、奥沙利铂外渗时，则建议热敷（Grade 2C），每次 20 分钟，每日 4 次，持续 1~2 天；因为冷刺激能导致这些药物引起溃疡恶化，局部加热可使局部血管扩张和血流量增加，从而增强药物清除。对于紫杉醇外渗,部分指南建议冰敷,但欧洲肿瘤护理学会(European Oncology Nurses Society,EONS)/欧洲肿瘤内科学会(European Society for Medical Oncology,ESMO)指南建议热敷,也可使用硫酸镁、喜辽妥等药物局部外敷。

(2)其他物理治疗:包括红外线、高压氧等。

(3)外科治疗:尚无统一指南,其适应证包括:初始保守治疗失败伴持续性红斑、肿胀和疼痛,或者存在大面积组织坏死、皮肤溃疡或局部组织存在感染迹象。欧洲肿瘤护理学会(EONS)推荐,若组织坏死或疼痛持续 10 天以上且并未缓解,则应行外科清创、皮瓣移植、植皮等。

(4)如发生广泛坏死,可行手术清创。

(5)全身解毒剂使用:用来预防坏死和溃疡:对于有较高可能导致组织溃疡的蒽环类药物外渗,推荐全身性给予右雷佐生(Grade 1B),应在外渗后 6 小时内尽快开始治疗。若不能立即获得右雷佐生,则外用二甲亚砜(dimethylsulfoxide,DMSO)。蒽环类药物脂质体外渗通常不会导致坏死性损伤,不需要右雷佐生治疗,除非是在极少数有症状的外渗情况下。

奥沙利铂外渗时,建议给予大剂量口服皮质类固醇(地塞米松,每次 8mg,每日 2 次,最长连用 14 天)(Grade 2C)。皮质类固醇可能会加重依托泊苷或长春碱类药物所致的皮肤损伤,因此这些情况下皮质类固醇尤为禁忌。

【谨记】

1. 化疗药物渗漏问题重在预防,提前放置中心静脉导管可有效保护外周血管,预防化疗药物渗漏事件的发生及相关并发症。

2. 化疗药物渗漏的处理应重视早预防、早发现、早处理。

3. 应充分重视医患、医护的沟通问题。

【请示和会诊】

发生可疑渗漏后，及时的医护、医患沟通、请示上级医师及护士是必要的。密切观察局部皮损的变化，必要时需请外科、整形科医师给予多科协助治疗。

（李　舒　张志博）

第七节　化疗药物过敏的处理

【可能原因】

1. 输液反应（infusion reactions）。
2. 过敏反应（allergic reactions）。

【重点关注】

1. **患者的生命体征**　包括血压、呼吸、心率等基本生命体征。

2. **临床表现**

（1）轻度过敏反应：表现为皮肤潮红、皮疹、皮肤瘙痒、胸部发紧、背痛、寒战等。

（2）重度过敏反应：表现为皮疹加重、瘙痒加重、水肿、呼吸急促、呼吸困难、胸闷憋气、胸痛、恶心、呕吐、濒死感、血压下降，甚至休克。

3. **化疗方案**　妇科肿瘤常见的过敏反应药物有紫杉醇、卡铂、顺铂、多西紫杉醇、脂质体阿霉素、奥沙利铂等。

4. **化疗的疗程数**　紫杉醇过敏常发生于首次化

疗。铂类药物过敏常发生于多次化疗后,尤其常见于复发患者再次接受铂类药物的化疗。

【处理】

1. 可疑或考虑出现化疗药物过敏反应,不管是轻度还是重度反应均应首先立即停药,再进行心电监护。

2. 对出现心搏骤停患者立即进行心肺复苏,同时呼叫急诊科及 ICU 科医师协助抢救。

3. 轻度过敏反应患者给予苯海拉明 20mg 肌内注射,地塞米松 5mg 肌内注射或静脉注射,同时抽取肾上腺素备用,严密观察病情变化。

4. 对于重度过敏反应患者立即肌内注射肾上腺素 0.3~0.5ml;保持呼吸道通畅,给予高流量吸氧;肌内注射苯海拉明 20~40mg;静脉推注地塞米松 5~10mg;开放新的静脉通路,生理盐水快速补液;严密观察病情变化。过敏反应的抢救流程见图 2-1。

【特殊问题】

紫杉醇导致的反应通常表现为轻度反应,可以归为输液反应,主要由紫杉醇的溶媒蓖麻油所导致,通常出现在第一次应用时。脂质体阿霉素也可出现输液反应,减慢滴速后常可缓解。对于出现轻微输液反应的药物,后续可在严密监测下再次试用,试用之前给以苯海拉明、地塞米松预防;对于严重的输液反应,需由变态反应专科医师进行评估。

卡铂导致的反应为真正的过敏反应,通常出现复发后再次接受铂类药物化学治疗后。卡铂过敏后建议更换其他类型的化疗药物;若需继续应用卡铂,需由变态反应科专科医师进行评估,并在严密监护下进行卡铂脱敏处理。

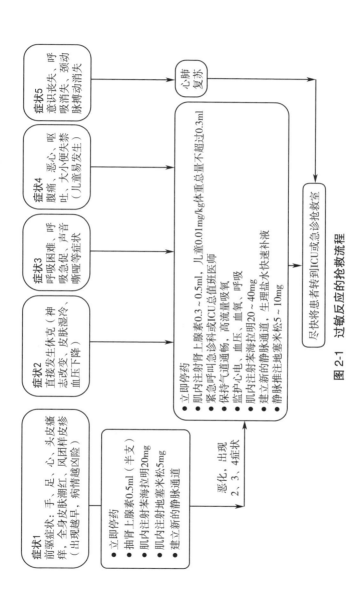

症状1
前驱症状：手、足、心、头皮瘙痒，全身皮肤潮红，风团样皮疹（出现越早，病情越凶险）

- 立即停药
- 抽肾上腺素0.5ml（半支）
- 肌内注射苯海拉明20mg
- 肌内注射地塞米松5mg
- 建立新的静脉通道

恶化、出现2、3、4症状

症状2
直接发生休克（神志改变，皮肤湿冷，血压下降）

症状3
呼吸困难，呼吸急促，声音嘶哑等症状

症状4
腹痛、恶心、呕吐，大小便失禁（儿童易发生）

症状5
意识丧失，呼吸消失，颈动脉搏动消失

心肺复苏

- 立即停药
- 肌内注射肾上腺素0.3～0.5ml，儿童0.01mg/kg体重总量不超过0.3ml
- 紧急呼叫急诊科或ICU总值班医师
- 保持气道通畅，高流量吸氧
- 监护心电、血压、血氧、呼吸
- 肌内注射苯海拉明20～40mg
- 建立新的静脉通道，生理盐水快速补液
- 静脉推注地塞米松5～10mg

尽快将患者转到ICU或急诊抢救室

图 2-1 过敏反应的抢救流程

【谨记】

1. 对于有可能发生过敏反应的药物在进行化疗前要进行充分的预处理。

2. 一旦发生过敏反应应立即停药,然后进行后续的治疗。对于严重过敏反应呼呼吸心搏骤停患者应立即进行心肺复苏,同时呼叫同事进行协助治疗。

【请示和会诊】

患者一旦发生严重过敏反应,应及时汇报上级医师,同时请 ICU 及急诊医师协助行心肺复苏及气管插管。

(王永学)

第八节　化疗患者呕吐的处理

【可能原因】

1. **化疗药物导致的呕吐**　可分为急性呕吐、延迟性呕吐、心因性呕吐、爆发性呕吐。

2. **其他因素导致的呕吐**

(1)部分或完全性肠梗阻。

(2)前庭功能障碍。

(3)肿瘤脑转移。

(4)电解质紊乱,包括高钙血症、高血糖、低钠血症。

【重点关注】

1. 患者的基本生命体征。

2. 患者的出入量,呕吐物的性质及总量。

3. 所用化疗方案。

4. 既往所用止吐方案及效果。

5. 排除其他原因导致的呕吐。

6. 实验室检查如血生化检查,包括抽血查钾、钠、氯等;呕吐物的隐血检查。

【处理】

1. 补液维持水、电解质平衡,保证足够的液体、电解质和能量摄入。

2. 呕吐严重患者建议禁食、禁水,减轻胃肠道负担,同时防止呕吐导致的误吸。

3. 止吐药物的应用

(1)常用的止吐药物:包括 5-HT$_3$ 受体拮抗剂(昂丹司琼、格拉斯琼、帕洛诺司琼);神经激肽 -1 受体拮抗剂(阿瑞匹坦):选择性的阻断中枢神经系统中 NK-1 受体上 P 物质的结合,从而起到与其他通用的止吐药物不同的作用。

(2)其他类型的止吐药物:包括皮质类固醇类(地塞米松、甲强龙),吩噻嗪类药物(氯丙嗪),苯二氮䓬类(地西泮、劳拉西泮),甲氧氯普胺(胃复安)等。

4. 对于强致吐性化疗药物常用的预防止吐方案

(1)5-HT$_3$ 受体拮抗剂:格拉斯琼 0.01mg/kg 入壶;或昂丹司琼 8~16mg 入壶(每日最大剂量为 32mg);或帕洛诺司琼 0.25mg 入壶(推荐)。

(2)激素:地塞米松 12mg 入壶。

(3)神经激肽 -1 拮抗剂:阿瑞匹坦 125mg 口服,或福沙吡坦 150mg 入壶。

(4)劳拉西泮 0.25~2mg 口服或入壶,每 4 小时或 6 小时 1 次。

(5)H$_2$ 受体阻滞剂或质子泵抑制剂。

不同药物每天的用量根据患者的呕吐情况进行适当的调整。

5. 爆发性呕吐的治疗 一旦发生爆发性呕吐，需加用其他作用途径的药物；很多患者可能需要几种不同的药物联合应用。强烈推荐程序、不间断给药而不是必要时给药；可能要改变给药的时间或方式。针对爆发性呕吐患者，在使用常规止吐药物的同时可使用地西泮＋甲氧氯普胺各 10mg 加入 100ml 生理盐水中静脉滴注，可以每 12 小时重复 1 次。若呕吐仍不能控制可加用冬眠合剂（异丙嗪 50mg，氯丙嗪 50mg，哌替啶 100mg）1/3 量肌内注射，可每 8~12 小时重复 1 次。同时可以给予质子泵抑制剂减轻患者烧灼感。

【特殊问题】

1. 甲氧氯普胺偶尔可导致急性锥体外系反应如斜颈、牙关紧闭、颈部痉挛等，可以给予苯海索对抗。

2. 氯丙嗪的不良反应包括口干、直立性低血压、锥体外系反应。出现血压过低可以应用去甲肾上腺素或麻黄碱升压，但不能应用肾上腺素。出现锥体外系反应时可以应用苯海索进行对抗。

【谨记】

1. 化疗止吐重在预防。

2. 仔细询问既往应用止吐药物的方案及疗效。

3. 如果恶心及呕吐得到控制，继续按计划给予止吐药物，而不是必要时应用。

4. 如果没有得到控制需要重新评估给药的计量和给药的时序或更换其他方法治疗。

【请示和会诊】

1. 可以请内科医师协助排除其他原因导致的呕吐。

2. **妇产科常用化疗药物的致吐分级**

(1)高致吐性化学治疗药物:顺铂、大剂量环磷酰胺(>1 500mg/m²)、阿霉素(>60mg/m²)、表阿霉素(>90mg/m²)、异环磷酰胺(≥ 2g/m²)。

(2)中度致吐性药物:阿糖胞苷、卡铂、环磷酰胺(≤ 1 500mg/m²)、阿糖胞苷(>200mg/m²)、阿霉素(≤ 60mg/m²)、异环磷酰胺(<2g/m²),表阿霉素(≤ 90mg/m²),奥沙利铂。

(3)轻度致吐性药物:多西紫杉醇、依托泊苷、氟尿嘧啶、氟脲苷、吉西他滨、甲氨蝶呤、米托蒽醌、紫杉醇、拓扑替康。

(王永学)

第九节 化疗后少尿的处理

【可能原因】

1. **肾前性因素** 患者入量不足、呕吐或腹泻等导致出量多于入量,是化疗患者少尿的最常见的原因。

2. **肾性因素** 肾脏本身的损伤,常见的有化疗药物导致的肾损害。

3. **肾后性因素** 肿瘤等导致泌尿系统的梗阻。

【重点关注】

1. 患者的基本生命体征及一般状态。

2. 详细计算患者的出入量,看是否存在入量不足。

3. 实验室检查包括尿常规、尿肌酐、肾功能检查(电解质、血肌酐、尿素氮)。

4. 泌尿系统超声检查,若存在肿瘤、结石等导致泌尿系统梗阻的肾后性因素可表现为输尿管或肾盂的明显扩张。

5. 所应用的化疗药物。

6. 既往有无肾脏本身疾病,如肾小球肾炎、免疫病导致的肾炎等。

【处理】

1. 正确判断少尿的原因。①肾前性少尿患者因入量不足,同时因应用化疗药物而有呕吐等症状,常伴有皮肤黏膜的干燥、颈静脉不充盈等临床表现。尿比重常 >1.020,尿肌酐 / 血肌酐 >40,血尿素氮 / 血肌酐 >20,尿蛋白及常规镜检正常。②肾性因素因肾脏本身损害,常见尿比重 <1.015,尿肌酐 / 血肌酐 <10,血尿素氮 / 血肌酐 <10,尿蛋白为阳性,可见管型。因部分患者尿素氮升高,也可合并呕吐等症状。③肾后性少尿患者影像学检查可明确诊断。

2. 肾前性少尿患者应给予充足的补液。快速补液(2 小时可给予 1 000ml 液体)后患者尿量会明显增加。若补液后尿量无增加,需进一步进行评估查找原因。

3. 肾后性少尿患者需及时解除梗阻。联系泌尿外科医师行 "D-J" 双形管植入,若为双侧梗阻,且放置困难时,必要时可考虑行介入经皮肾造瘘术。

4. 肾性少尿患者及时停用可能导致肾损害的药物,监测尿素氮及血肌酐的变化,控制入量,联系肾脏内科医师会诊,必要时行透析治疗。

【特殊问题】

1. 警惕少尿患者的高血钾。高血钾可导致心脏传导障碍、心律失常,严重者可导致心搏骤停。

2. 熟悉妇科肿瘤化疗常见的药物。最常见的药物有顺铂、卡铂,应用之前要对肾功能进行充分的评估。同时化疗前后要给予充分的水化,保护肾功能。

【谨记】

1. 少尿(oliguria)是指 24 小时尿量 >100ml 而 <400ml,或持续每小时 <17ml。

2. 无尿(anuria)是指 24 小时尿量 <100ml,或 12 小时完全无尿。

3. 少尿或无尿会导致体内代谢产物排出受限,血清肌酐及尿素氮升高,严重的患者出现急性肾衰竭。少尿患者要密切监测电解质变化,防止高钾血症。

【请示和会诊】

及时请肾内科及泌尿外科医师会诊,并协助诊断,判断是否需要进行血液透析治疗。

（王永学）

第十节　化疗后腹泻的处理

【可能原因】

1. 最常见于应用含氟尿嘧啶方案的化疗。氟尿嘧啶能够抑制小肠黏膜细胞的有丝分裂,使小肠黏膜未成熟细胞的比例增加,分泌量超过结肠的重吸收能力从而导致腹泻。

2. 感染性腹泻。

3. 不洁饮食等。

【重点关注】

1. 患者的基本生命体征及状态,初步评估脱水的程度。

2. 明确患者腹泻发生的时间,详细询问大便的次数和大便的性状(如水样、血性、脓性),并与患者的基础排便次数比较。

3. 实验室检查包括血生化、血常规、粪便常规及粪便培养、难辨梭状杆菌毒素试验及难辨梭状杆菌培养等。

4. 其他导致腹泻的因素包括感染(难辨梭状杆菌感染)、放疗、肠切除术史等。若患者出现发热、头晕、腹痛的表现时,需警惕败血症及肠梗阻的发生。

5. 注意患者的饮食,是否有不洁饮食及食用刺激肠道的食物。

【处理】

1. 一般处理

(1)监测患者生命体征及出入量,给予充足的补液,纠正脱水状态,维持水、电解质平衡。

(2)避免导致腹泻加重的食物,如牛奶及奶制品、含酒精和咖啡因的饮料、辛辣刺激的食物、高脂肪和高纤维素的食物、果汁(如橙汁)等。

(3)同时可以给予功能性液体口服。腹泻严重的患者建议暂停进食,让肠道充分休息。

2. 非感染性腹泻的处理 常用药物及用法如下:

(1)盐酸洛哌丁胺:为最常用的药物。具体用法为首次顿服 4mg，然后 2mg，每 4 小时 1 次或每 2 小时 1 次，直至腹泻停止 12 小时。

（2）奥曲肽：对盐酸洛哌丁胺不敏感的患者可以考虑应用奥曲肽，推荐剂量为 150~300mg，每日 3 次。

（3）肠道益生菌：地衣芽孢杆菌活菌胶囊（地衣芽孢杆菌），双歧杆菌三联活菌散（双歧杆菌），枯草杆菌二联活菌肠溶胶囊（枯草杆菌 + 肠球菌），乳酸菌素片，均为 2 片，每日 3 次。

（4）蒙脱石散：可在肠黏膜表面形成保护层。用法为 1 袋，每日 3 次（注意症状缓解后，需逐渐减量）。

3. **感染性腹泻**　如为感染性腹泻，则应针对具体的病原菌应用抗生素，常用的抗生素有喹诺酮类，如盐酸小檗碱片，其他如阿米卡星、庆大霉素。

发生感染性腹泻时，止泻药物选择需慎重，以免感染因子不能及时排出导致感染加重。只要保证水、电解质平衡，随着感染好转腹泻也会逐渐缓解。蒙脱石散有吸附感染毒素的作用，可优先用于感染性腹泻的止泻治疗。

特殊的感染性腹泻为难辨梭状杆菌感染所致，应用甲硝唑或万古霉素治疗。症状轻者可口服甲硝唑 500mg，每日 3 次，或 250mg，每 6 小时 1 次，万古霉素剂量为 125mg，每 6 小时 1 次。对重症患者首选万古霉素口服。如果患者不耐受口服，可考虑将万古霉素溶解于生理盐水中进行灌肠，常用的配置方法为 500mg 万古霉素溶解到 100ml 生理盐水中，每 6 小时灌肠 1 次。

【特殊问题】

治疗难辨梭状杆菌导致的腹泻时，万古霉素不能静脉用药。

【谨记】

1. 化疗相关性腹泻（chemotherapy-induced diarrhea，CID）时，严重者会导致机体水、电解质紊乱，若合并感染性腹泻如处理不及时会危及患者生命。

2. 一定要给予患者充分的补液。

3. 警惕难辨梭状杆菌导致的严重腹泻。

【请示和会诊】

可请内科及感染科医师会诊，并协助诊断腹泻的原因。

（王永学）

第十一节 化疗后发热的处理

【可能原因】

1. 化疗后粒细胞减少。

2. 化疗后机体免疫力降低。

3. 近期手术史、营养不良、放疗等其他一些能破坏自然病菌防御系统的治疗。

4. 其他原因，如肿瘤性发热，是指化疗后肿瘤坏死导致的发热，但体温一般不超过38℃。

【重点关注】

1. 患者的基本生命体征，包括体温、血压、心率、呼吸。

2. 及时发现败血症，如心率快、血压降低、呼吸急促、意识改变、乳酸升高等。

3. 评估生命体征平稳患者的危险等级：①高危患

者,估计中性粒细胞 $<0.5 \times 10^9/L$ 的持续时间超过 7 天,或同时合并有肝肾功能异常,癌症支持疗法多国学会(Multinational Association of Supportive Care in Cancer,MASCC)评分 <21 分(MASCC 评分见表 2-3)。②低危患者,估计中性粒细胞 $<0.5 \times 10^9/L$ 的持续时间不超过 7 天,不伴有肝肾功能异常,MASCC 评分 21~26 分。

4. 既往化疗时骨髓抑制程度及发生时间、有无粒细胞减少性发热史。

5. 排除其他可能导致发热的原因。

表 2-3　患者发热时的危险性计分系统(MASCC 评分系统)

指标	计分
疾病严重程度	
• 无症状	5 分
• 轻度症状	5 分
• 中度症状	3 分
并发症情况	
• 无低血压	5 分
• 无慢性阻塞性肺疾病	4 分
• 实体瘤或既往无真菌感染	4 分
• 无需要静脉补液治疗的脱水	3 分
发热患者在门诊就诊	3 分
年龄 <60 岁	2 分

注:对于评分 21~26 分的患者可以在门诊给予经验性的口服抗生素治疗;对于评分 <21 分的患者需要入院给予监护及静脉应用抗生素治疗

【处理】

1. **血流动力学不稳定及有休克前表现的患者**　一旦出现血流动力学不稳定的情况应及时开放静脉通路进行液体复苏、心电监护、记录出入量,同时应用静脉广谱的抗生素。若患者出现休克前的表现应及时转入重症监护病房进行治疗及严密监护。

2. 生命体征平稳的高危患者

(1)需立即收入院,并尽早应用静脉广谱抗生素,覆盖革兰氏阳性及阴性菌。尽量在接诊后 60 分钟内应用,越早应用患者预后效果越好。

(2)推荐单药应用,也可联合用药。①常用的单药:头孢吡肟 2g,每 8 小时 1 次;美罗培南 1g,每 8 小时 1 次;亚胺培南 500mg,每 6 小时 1 次;哌拉西林 / 他唑巴坦 4.5g,每 6 小时 1 次;头孢他啶 2g,每 8 小时 1 次。②联合用药:头孢他啶 + 氨基糖苷类药物或哌拉西林 + 氨基糖苷类药物。

(3)抽取血培养:外周血及中心静脉导管血同时进行培养,最好能在应用抗生素之前进行。

(4)详细的体格检查:发现隐匿部位的感染如肛周脓肿、近期手术切口、穿刺位置等,并尽可能地获得细菌培养结果。

(5)实验室检查:血常规、肝肾功能、尿常规等。

(6)影像学检查:推荐对可疑部位进行 CT 检查。

(7)定时监测患者生命体征、出入量等,关注病情变化。

3. 生命体征平稳的低危患者

(1)首选口服抗生素治疗。经验用药为喹诺酮类药物 + 阿莫西林 / 克拉维酸。若青霉素过敏者可用克林霉素代替阿莫西林,也可选用莫西沙星单药治疗。

(2)进行详细的体格检查,以早期发现隐匿的感染部位。

(3)可以在门诊治疗,也可收入院治疗。若选择在门诊治疗,在应用首次药物后至少观察 4~6 小时,最好在观察 24 小时后方可允许患者回家。而且患者若出现病情加重,可以在 1 小时内到达医院进行治疗。留患者联系方式,以便随访治疗效果。

(4)监测病情变化:包括基本生命体征(血压、心率、体温、呼吸)、一般状态、出入量及血常规。若患者病情加重需及时就诊,并根据病情进行分级处理。

4. 粒细胞集落刺激因子(granulocyte colony stimulating factor,G-CSF)的应用

(1)对于粒细胞缺乏性发热患者,G-CSF 的应用仍存在争议。因为应用 G-CSF 并不能减少患者的住院时间,也不改善患者的预后。但对于具有高危因素的患者如估计病程持续时间超过 10 天或严重的粒细胞减少(<0.5×10⁹/L)、年龄 >65 岁、不能控制的原发病、侵袭性真菌感染、住院期间出现的发热、接受 G-CSF 预防性应用期间发生的中性粒细胞减少性发热,建议应用。

(2)建议应用的剂量为 $5\mu g/(kg\cdot d)$,直至中性粒细胞计数达到 $(5\sim10)\times10^9/L$。

【特殊问题】

1. 抗生素的应用需要根据患者体温变化、血培养及可疑感染部位培养的结果及药敏试验进行适当的调整。

2. 万古霉素并非是初始治疗的必需用药。但如果存在导管相关性的感染、皮肤及软组织的感染、肺炎、血流动力学不稳定的情况下及时加用。

3. 必要时加用抗厌氧菌的药物。如存在坏死性的黏膜炎、鼻窦炎、牙龈炎、腹腔及盆腔感染时需及时加用。

4. 对于高危患者,经验性应用广谱抗生素 4~7 天后仍存在持续性的发热且找不到明确感染原时需加用抗真菌的药物。

5. 若考虑存在中心静脉导管导致的感染,应及时去除中心静脉导管。

6. 广谱抗生素长期应用后注意其导致的肠道菌

群失调。

【谨记】

1. 粒细胞减少性发热的定义为患者单次口表温度超过 38.3℃或 >38℃持续超过 1 小时,而对中性粒细胞减少通常定义为 $<0.5 \times 10^9/L$。

2. 化疗后发生的粒细胞减少伴有发热可引起严重的感染,如果处理不及时可能导致败血症而危及生命。

3. 高度警惕化疗后粒细胞缺乏性发热,及时应用广谱抗生素是治疗的关键。

发热伴有粒细胞减少的处理流程见图 2-2。

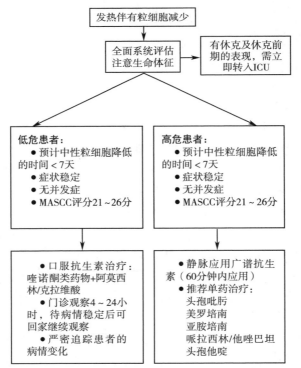

图 2-2　发热伴有粒细胞减少的处理流程

【请示和会诊】

请感染科医师会诊协助指导抗生素的应用及抗生素的调整。

（王永学）

第十二节　化疗后骨髓抑制的处理

【可能原因】

1. 多程化疗后骨髓抑制严重。
2. 化疗继发再生障碍性贫血。

【重点关注】

1. 血常规骨髓抑制分度见表 2-4。

表 2-4　骨髓抑制分度

项目	Ⅰ度	Ⅱ度	Ⅲ度	Ⅳ度
白细胞（$\times 10^9$/L）	3.0~3.5	2.0~2.9	1.0~1.9	<1.0
粒细胞（$\times 10^9$/L）	1.5~1.9	1.0~1.4	0.5~0.9	<0.5
血红蛋白（g/L）	95~109	80~94	65~79	<65
血小板（$\times 10^9$/L）	75~99	50~74	25~49	<25

2. 粒细胞通常在停药后 1 周开始减少，至停药 10~14 天达最低，在低水平维持 2~3 天后缓慢回升，至 21~28 天恢复正常，呈 U 形。也有在化疗后迅速下降至粒细胞缺乏的患者，通常在停药 24 小时内不予以升高白细胞的治疗。

3. 血小板比粒细胞降低出现稍晚，也在 2 周左右下降至最低值,其下降迅速,在谷底停留时间较短,迅速回升,呈 V 形红细胞的下降出现时间最晚,恢复缓慢,通常未恢复正常时已开始下一个疗程。

【处理】

1. 粒细胞减少的处理

(1) Ⅰ~Ⅱ度骨髓抑制:注意休息,避免疲劳;高蛋白饮食,多饮水;注意个人卫生,保持口腔清洁;出门佩戴口罩,避免去人员密集的场所。

(2) Ⅲ度骨髓抑制:予以 G-CSF 治疗,通常用 G-CSF 150μg,每日 1 次,皮下注射,1~3 天,每日复查血常规,直至白细胞总数 >10×10^9/L 停药。

(3) Ⅳ度骨髓抑制:予以 G-CSF 治疗,通常用 G-CSF 300μg,每日 1 次,皮下注射,每日复查血常规,直至白细胞总数 2 次 >10×10^9/L 时停药。①未合并发热患者:予以口服抗生素预防感染。②合并发热患者:留取血培养及其他病原学检查。静脉应用抗生素。通常收入病房治疗,给予保护性隔离。

(4) 注意 G-CSF 治疗后 24 小时以上才能给予化疗药物,待化疗停药 24 小时后才能行 G-CSF 治疗。

(5) 对于既往化疗中出现Ⅳ度骨髓抑制伴有发热的患者,建议在化疗结束后予以长效 G-CSF 预防骨髓抑制发生。①本次化疗结束至下次化疗开始至少间隔 2 周以上的方案才能使用聚乙二醇化重组人粒细胞刺激因子。②停药后 24~48 小时用药。③体重在 45kg 以上的患者,建议给予 6mg 皮下注射;体重在 45kg 以下的患者可给予 3mg。

2. 血小板减少的处理

(1) Ⅰ~Ⅱ度骨髓抑制:停用阿司匹林等抗血小板的药物;用软毛牙刷刷牙;避免吃硬的食物;保持大便

通畅。

(2) Ⅲ度骨髓抑制：①会有少许出血风险，应减少活动，增加卧床休息时间，防止跌倒。②药物治疗效果不甚明显，如患者经济条件允许或出血风险较高，可予以血小板生成素（thrombopoietin，TPO）或白介素 -11 治疗，通常连用 5~7 天。③若化疗推后对治疗效果影响不大时，也可采用期待疗法，待血小板自行恢复至 80×10^9/L 以上时继续化疗。④对于化疗间隔要求严格的方案，如 PEB、EMA/CO、EMA/EP 等，建议积极输注血小板保证化疗的时效。

(3) Ⅳ度骨髓抑制：①血小板低于 20×10^9/L 时，出血风险增大，应尽可能地卧床休息。②血小板低于 10×10^9/L 时，容易出现严重的中枢神经系统出血、消化道出血而危及生命，应重点关注患者有无神经系统症状及便血、黑粪等。③予以 TPO 或白介素 -11 治疗，直至血小板恢复正常或 $\geqslant 50 \times 10^9$/L。④血小板配型，积极输注血小板。但反复输注时需容易产生血小板抗体。

3. 红细胞减少的处理

(1) Ⅰ~Ⅱ度骨髓抑制：高蛋白饮食，补充口服铁剂。

(2) Ⅲ度骨髓抑制：增加休息，减少活动。对于化疗间隔要求严格的方案，同样可输红细胞直至血红蛋白 >80g/L 时继续化疗。

(3) Ⅳ度骨髓抑制：配血，输注红细胞。

【特殊问题】

1. 对于绒毛膜癌长方案化疗的患者，如三枪（FAEV）、双枪（FAV）等，需要在化疗中间隔天复查血常规，当白细胞 $<3.0 \times 10^9$/L 或中性粒细胞 $<1.5 \times 10^9$/L 时需停止化疗，第 2 天复查血常规，若达标可继续化疗，若仍未达

标,则本疗程化疗结束。注意:化疗期间不予以 G-CSF 治疗,停药 24 小时以上才能予以 G-CSF 治疗。

2. 有过放疗史,特别是盆腔扁骨位于放疗野内的患者,尤其警惕化疗骨髓抑制。这类患者骨髓抑制发生早、程度重、恢复慢。

【谨记】

化疗后骨髓抑制严重时可引起粒细胞缺乏导致的继发感染性休克;重度血小板减少继发消化道大出血或颅内出血骨髓抑制是化疗最常见的不良反应,严重者可导致死亡,绝不能掉以轻心。

【请示和会诊】

少部分长期化疗的患者,可能出现化疗药物继发的再生障碍性贫血或白血病,此时需请血液科医师会诊协助诊治。

（毛　溯）

第十三节　免疫检查点抑制剂
不良反应的处理

【可能原因】

免疫检查点抑制剂(immune checkpoint inhibitors, ICPi)的作用机制是通过阻断免疫反应通路中的关键位点,激活 T 细胞介导的免疫应答。目前常用的药物有 PD-1 抑制剂(nivolumab,pembrolizumab)、PD-L1 抑制剂(atezolizumab,durvalumab,avelumab),CTLA-4 抑制剂(ipilimumab),妇科肿瘤常用的药物为前两种。免疫治疗不良反应可以影响机体的所有器官,最常受累的器官为皮肤、肠道、肝脏、内分泌系统和肺脏。免疫检查点抑制剂引起的不良反应不同于常规化疗药物引起的不良反应,它被称为免疫相关不良反应(immune related adverse events,IrAEs)。

【重点关注】

1. 及时诊断和早期治疗是处理免疫相关不良反应的关键。随着 ICPi 应用的增多,不良反应的发生也逐渐增多。欧洲肿瘤内科学会(ESMO)、美国临床肿瘤学会(American Society of Clinical Oncology,ASCO)及美国国立综合癌症网络(National Comprehensive Cancer Network,NCCN)等不同的组织均制订了针对免疫相关不良反应的诊疗指南,内容包括症状、不良反应的分度、处理等。

2. 免疫相关不良反应多数发生在用药后的数周至 3 个月的时间,部分患者会在停止用药后的 1 年仍会发生不良反应。对既往患有自身免疫系统疾病及联合用药(ipilimumab+nivolumab)的患者不良反应的发生风险明显升高。

3. 不同器官受累会出现相应的临床表现。根据症状的程度将免疫相关不良反应分为 4 度。各器官受累的临床表现见表 2-5。

表 2-5　各器官受累的临床表现

皮肤	肠道(结肠炎)	肝脏(肝炎)
• 瘙痒/皮疹 • 水疱 • 白癜风	• 腹泻 • 便秘 • 恶心/呕吐 • 上腹部疼痛	• 肝转氨酶升高 • 黄疸

续表

内分泌系统(垂体/甲状腺/肾上腺/胰腺)		肺脏(肺炎)
• 头痛	• 电解质异常	• 呼吸急促
• 视野缺损	• 甲状腺功能亢进	• 咳嗽
• 乏力	• 甲状腺功能减退	• 气喘
• 低血压	• 高血糖	• 血氧饱和度降低
神经系统	**眼**	**肾脏**
• 重症肌无力	• 视物模糊	• 肌酐升高
• 吉兰 - 巴雷综合征	• 色觉改变	• 少尿
• 外周神经病变	• 畏光	
• 自主神经病变	• 视野缺损	
• 无菌性脑膜炎	• 压痛	
• 脑炎	• 眼球运动疼痛	
• 横断性脊髓炎	• 眼睑肿胀	
	• 上睑下垂	
心脏	**肌肉骨骼系统**	**血液系统**
• 心肌炎	• 关节炎	• 自身免疫性溶血性贫血
• 心律失常	• 肌炎	• 免疫性血小板减少
• 心力衰竭	• 多发性肌痛样综合征	• 溶血尿毒综合征
• 血管炎		• 获得性血栓性血小板减少性紫癜(thrombotic thrombocytopenic purpura, TTP)
• 血栓栓塞		• 再生障碍性贫血
		• 获得性血友病

【处理】

1. **免疫相关不良反应的处理**　需要根据不良反应的程度进行相应的处理。1级的不良反应可以观察,2~4级的不良反应需要应用糖皮质激素进行治疗,必要时使用免疫抑制剂。免疫相关不良反应的处理见表 2-6。

表 2-6 免疫相关不良反应的处理

不良反应的级别	处理
1 级	在严密监护下可继续应用 ICPi,以下情况除外: • 无菌性脑膜炎、脑炎、横断性脊髓炎 • 心肌炎、心律失常、心力衰竭、血管炎 • 获得性血栓性血小板减少性紫癜、再生障碍性贫血、获得性血友病
2 级	暂停 ICPi 的使用,并考虑使用糖皮质激素: • 泼尼松 0.5~1mg/(kg·d) 或者等量的其他激素 • 当毒性作用降低至 1 级时可以再尝试使用 ICPi
3 级	暂停 ICPi 的使用并开始使用糖皮质激素: • 甲泼尼松龙 1~2mg/(kg·d),静脉注射或者泼尼松 1~2mg/(kg·d) • 如果 48~72 小时无缓解,考虑加用免疫制剂 • 结肠炎:英夫利昔单抗 • 肺炎:英夫利昔单抗 • 肝炎:麦考酚酸酯 / 硫唑嘌呤 / 他克莫司 • 肌肉骨骼:甲氨蝶呤 / 硫唑嘌呤 / 麦考酚酸酯 / 托西珠单抗 • 重症肌无力 / 吉兰 - 巴雷综合征:静脉注射免疫球蛋白 / 血浆置换 • 激素减量:逐步减量,持续 4~6 周 • 当毒性作用降低至 1 级时可以再尝试使用 ICPi
4 级	• 停止 ICPi 的使用并开始使用糖皮质激素 • 甲泼尼松龙 1~2mg/(kg·d),静脉注射 • 如果 48~72 小时无缓解,考虑加用免疫制剂 • 结肠炎:英夫利昔单抗 • 肺炎:英夫利昔单抗 • 肝炎:麦考酚酸酯 / 硫唑嘌呤 / 他克莫司 • 肌肉骨骼:甲氨蝶呤 / 硫唑嘌呤 / 麦考酚酸酯 / 托西珠单抗 • 重症肌无力 / 吉兰 - 巴雷综合征:静脉注射免疫球蛋白 / 血浆置换 • 激素减量:逐步减量,持续 4~6 周 • 不建议再尝试使用 ICPi。仅累及内分泌系统在激素替代治疗后可尝试再次使用 ICPi

2. 针对不同的器官特异性症状,可以考虑的辅助检查 CT 检查(肠炎、肺炎)、内镜检查(肠炎)、粪便培养(难辨梭状杆菌培养)、病毒血清学检查(肝炎),全套内分泌系统血液检测及垂体磁共振检查(内分泌系统)、心电图 / 心肌肌钙蛋白 / 心脏超声(心脏毒性)。

【特殊问题】

1. 长期使用糖皮质激素需要监测血压和血糖。如果 >20mg/d 的剂量持续超过 4 周,应考虑进行肺孢子菌肺炎的预防性治疗。

2. 静脉应用甲泼尼松龙 2~3 天后可以改成口服泼尼松。糖皮质激素的减量需要缓慢进行,每周减量 10mg,4~6 周时间减停。口服泼尼松的减量过程见表 2-7。

表 2-7 体重 70kg 患者口服泼尼松的减量过程

剂量	持续时间	总时间
70mg	5~7 天	5~7 天
60mg	5~7 天	10~14 天
50mg	5~7 天	15~21 天
40mg	5~7 天	20~28 天
30mg	5~7 天	25~35 天
20mg	5~7 天	30~42 天
15mg	5~7 天	35~49 天
10mg	用药到复查。如果考虑再次使用 ICPi,泼尼松的剂量不能超过每天 10mg	40~56 天

【谨记】

1. 免疫检查点抑制剂的不良反应可以涉及身体的各个器官。

2. 重度的不良反应如结肠炎、垂体炎、心肌炎等会危及患者的生命。

3. 重视患者的主诉，因为任何器官都可能会受累及，并且会表现为不同的症状。做好患者的教育，告知患者记录用药后的不适症状，若出现异常及时联系诊治医师。

4. 即使治疗结束后也可能会发生不良反应。

【请示和会诊】

对于免疫治疗不良反应的处理强调多学科的团队包括皮肤病科医师、呼吸科医师、内分泌科医师、神经科医师、消化科医师等的协作。对于可疑的免疫治疗不良反应需尽早请专科医师进行会诊明确诊断，及时进行干预。

（王永学）

第十四节　绒毛膜癌脑转移的处理及鞘内注射的注意事项

【可能原因】

瘤细胞侵犯血管后继续生长，侵入脑组织形成转移瘤，伴有出血及水肿，此时常伴有颅内压增高，出现头痛、恶心、呕吐。由于颅内压逐渐升高，脑室受压或小脑嵌顿于枕骨大孔，形成脑疝，压迫呼吸中枢，导致呼吸暂停，甚至死亡。

【重点关注】

患者病史，头颅影像学检查（CT 或 MRI），神经体征。

【处理】

总体处理原则:全身和局部兼顾,应急和抗癌标本兼治。

1. 降颅压治疗 对伴随有脑出血和水肿而致颅内压急剧升高者,应积极予以降颅压、镇静解痉及止血治疗。对于脑转移者,尤其是多发脑转移及巨大脑转移瘤常伴随有脑出血与水肿而导致颅内压急剧升高,甚至诱发脑疝,出现死亡。因此应积极给予降颅压治疗。常用药物的用法与剂量:甘露醇250ml,每4~6小时用药1次(每次30分钟内滴完),连续2~3天,直至症状缓解,然后逐步停药;甘油果糖250ml,每12小时1次,其缺点是作用维持时间较短,且作用消失时,颅内压不仅回升,甚至出现反跳现象;也可采用地塞米松静脉注射或滴注,第一次给予10mg,以后每6小时给予4mg,待患者病情稳定后改为口服;如患者肾功能良好,也可使用呋塞米(速尿),但不宜反复使用,以防止损伤肾功能。

2. 手术治疗 经过积极治疗效果不满意者,尤其是患者出现昏迷及呼吸障碍而威胁生命时,应当紧急进行开颅去骨瓣减压及转移瘤切除术,以避免脑疝的发生,导致患者死亡,给患者创造生存和接受化疗的机会。

3. 应用镇静镇痛药 脑转移患者可因组织缺血缺氧引起剧烈头痛,因此有必要给予镇静镇痛药物控制症状。控制抽搐时,可肌内注射地西泮10mg,3~4小时后酌情给予维持量。缓解头痛时,可给予哌替啶100mg,静脉注射2~3小时后可再静脉滴注100mg(溶解于1 000ml 10% 葡萄糖溶液中),镇痛效果可维持10~12小时。

4. 局部用药 由于血-脑屏障的存在,静脉或者口服药物很难在脑脊液中达到治疗所需要的浓度。通过腰椎穿刺鞘内注射,可以直接将药物注射入脑脊液中,容易达到局部有效浓度。鞘内注射主要使用 MTX,每次 10~15mg,溶解于 4~6ml 灭菌注射用水中,每隔 1~3 天注射 1 次,3~4 次为 1 个疗程,总量为 45~50mg。有文献提出,化疗结合全脑放疗照射可以杀灭肿瘤细胞,还可减少颅内出血的风险,但是否比鞘内注射 MTX 有效尚有争议。

5. **全身治疗** 主要是针对脑转移以外的其他脏器的转移,宜采用联合化疗方案,可以首选氟尿嘧啶为主的联合化疗方案〔国外多采用依托泊苷、甲氨蝶呤、放线菌素/环磷酰胺、长春新碱(EMA-CO)方案〕。值得注意的是,为加强脱水作用,静脉输液时葡萄糖宜使用 10% 的浓度代替 5% 的浓度,并且尽量避免使用含钠的液体。

6. **控制液体入量** 脑转移患者由于用药较多,输入往往偏多,与脱水治疗存在矛盾。因此,需要控制液体入量,每日输入液体应限制在 2 500~3 000ml 以内,且所有液体均要高渗。

【特殊问题】

当患者出现昏迷及呼吸障碍而威胁生命时,应当紧急进行开颅去骨瓣减压及转移瘤切除术,以避免脑疝的发生,为后续治疗创造机会。

【谨记】

1. 绒毛膜癌脑转移可致颅内压逐渐升高,压迫脑室组织形成脑疝,进而压迫呼吸中枢,导致呼吸暂停,甚至死亡。

2. 为防止颅内压过高导致穿刺时发生脑疝,操作时应注意:①腰椎穿刺前应先给予甘露醇等脱水剂,以降低颅内压。②穿刺宜用细针,并要求一次成功,以免针眼过大,以后发生脑脊液外渗。③穿刺时避免放取过多的脑脊液做常规实验室检查。同时防止并发症,如昏迷、抽搐、偏瘫等可导致跌伤、咬伤及吸入性肺炎等,需同时做好护理工作,采取预防措施。

【请示和会诊】

若患者头痛加重,甚至出现恶心、呕吐、昏迷等严重症状时,需及时呼叫上级医师,同时请神经内科、神经外科医师会诊协助治疗。

（王 丹）

第十五节 绒毛膜癌发生大咯血的处理

【可能原因】

晚期肿瘤广泛侵蚀血管,出血控制不佳。

【重点关注】

患者病史及肺部影像学病灶。

【处理】

肺转移瘤的患者一旦发生大咯血时,处理比较困难,目前尚无很理想的处理方法。一般给予止血药物治疗,如氨甲环酸、卡络磺钠等;若出血量大,可静脉滴注脑垂体后叶素（每 500ml 5% 葡萄糖溶液加入 20U）,使血管收缩,直至患者出现轻度腹痛为止（由肠平滑肌收缩所致）,此后维持在此水平,至出血减少再逐步减量。如能确定出血部位,且条件及时间允许,也可考虑行急诊肺叶切除术。若患者伴有贫血和休克时,应予以输血治疗。

【谨记】

一般情况下咯血量不大,但亦有晚期病例会发生大咯血,如若不及时控制出血,导致血液咳出不及时而堵塞气管,患者可因窒息而死亡。

【请示和会诊】

若出现大咯血引起窒息时,需及时请麻醉科及耳鼻喉医师会诊协助治疗。

(王 丹)

第十六节 葡萄胎清宫术的注意事项

【重点关注】

患者病史,手术前实验室检查,子宫位置,术中操作手法。

【处理】

1. 完善患者术前检查,包括血常规、肝肾功能、凝血、血 β-hCG,备血,向患者及其家属交代手术风险。

2. 清宫手术应在手术室进行,待宫颈充分扩张,使用大号吸管尽快吸出大部分组织,再用小号吸管吸净残余组织,此时可以给予缩宫素促进宫缩,以减少出血。对于子宫异常增大的患者,难以一次性刮除干净时,可以考虑 1 周后行二次清宫术。

3. 组织物送常规病理检查,同时建议行免疫组化 P57 协助鉴别诊断完全性葡萄胎及部分性葡萄胎。

4. 术后严密随诊血 β-hCG 的变化水平。

【特殊问题】

部分患者子宫较大,难以一次性清除干净,可考虑 1 周后行二次清宫术。

【谨记】

葡萄胎清宫术后部分患者可进展为侵蚀性葡萄胎,故需要严密随诊血 β-hCG 的变化水平。

【请示和会诊】

术中如发生子宫穿孔,出血量多,甚至患者生命体征不稳定时,需及时呼叫上级医师。

(王 丹)

第十七节 妇科恶性肿瘤患者出现血氧降低的处理

【可能原因】

肺栓塞、大量胸腔积液。

【重点关注】

1. 肺栓塞。恶性肿瘤患者处于高凝状态,其在病程中(尤其是围手术期)发生静脉血栓栓塞症(venous thromboembolism,VTE)的可能性高于非恶性肿瘤患者。血栓事件是恶性肿瘤患者仅次于癌症本身的第二死因。其他的危险因素还包括近期手术、创伤、制动、肥胖、大量吸烟等。值班时遇到恶性肿瘤患者突然主诉呼吸困难、胸痛、咳嗽或咯血等症状,查体发现血氧降低,应首先想到急性肺栓塞(pulmonary embolism, PE),从而高效地评估疑似患者,快速诊断并治疗,以减少相关并发症和死亡。

2. 除肺栓塞外,有的妇科恶性肿瘤(如卵巢癌)出现胸膜转移时可在短时间内出现大量胸腔积液,患者的胸闷症状一般是逐渐加重的,但也有的患者可在短时间内由轻微胸闷症状迅速进展为憋气血氧降低的情况,需与肺栓塞鉴别。

3. 妊娠滋养细胞肿瘤患者出现肺转移者并不少见,少数患者诊断治疗不及时,或病情进展迅速,肿瘤侵袭肺部血管引起咯血或胸腔积血,也可出现急性血氧降低的情况。

【处理】

1. 首先应评估患者血流动力学是否稳定。血流动力学不稳定的肺栓塞是指引起低血压的肺栓塞,属于高危型肺栓塞。患者除出现血氧降低外,还出现低血压,即收缩压 <90mmHg 或收缩压与基线相比下降 ≥ 40mmHg,持续时间 >15 分钟,且不能用其他病因解释(如脓毒症、心律失常、低血容量等)。

2. 应立即完善血气分析、血常规、凝血(包括 D- 二聚体)检查,有条件者完善肺动脉 CT 血管造影(CTPA),CTPA 可鉴别肺栓塞和胸腔积液,并明确栓塞的位置。完善检查的同时应持续给予患者吸氧治疗,血流动力学不稳定者应立即请内科、急诊科或 ICU 医师到场进行气管插管等有创抢救,同时完善床旁超声心动图来获得肺栓塞的推定诊断。

3. 所有存在 PE 的患者均需进行抗凝治疗。肺栓塞未治疗患者的死亡率为 30%，而接受抗凝治疗的患者总体死亡率为 2%~11%。治疗的目标是在尽量降低出血风险的情况下防止复发和进展。初始抗凝药包括低分子量肝素（low molecular weight heparin，LMWH）和普通肝素（unfractionated heparin，UFH），以及口服抗凝药。LMWH 传统上是肿瘤患者长期治疗的优选抗凝药。

4. 如除外肺栓塞后明确患者血氧降低的原因为胸腔积液，可采用胸腔穿刺引流的方法排出胸腔积液缓解症状，穿刺引流液应送胸腔积液常规、细胞学检查，必要时送特殊培养及染色，以协助明确诊断。为避免出现纵隔摆动，一般单侧胸腔引流应控制在 ≤ 800ml/d。

5. 如怀疑为滋养细胞肿瘤肺转移所导致的胸腔积血，应在穿刺引流前准备好交叉配血，给予静脉止血药及广谱抗生素，同时在穿刺后尽快进行化疗以治疗原发病。这类患者早期引流的好处在于避免胸膜腔形成血凝块后造成不可逆的肺实变。

【特殊问题】

肺栓塞本身也可引起胸腔积液，对于恶性肿瘤患者需明确胸腔积液性质，因其可以改变肿瘤分期。胸腔积液细胞学分析可确诊恶性胸腔积液，但其总体敏感性约为 60%。

【谨记】

休克是肺栓塞患者早期死亡最常见的原因，出现休克时的死亡风险为 30%~50%。死亡风险在出现休克的前 2 小时内最高，该风险会持续 72 小时或以上。因此，在住院期间应持续密切观察此类患者。

【请示和会诊】

肺栓塞的诊治和抢救往往需要呼吸内科、ICU、放射科等多学科合作,临床一线值班医师在患者出现不典型症状后第一时间应想到该诊断的可能性,并及时请示和会诊往往是挽救患者生命的决定性因素。

(范 融)

第十八节 妇科恶性肿瘤急性 阴道大出血的处理

【可能原因】

晚期宫颈癌、妊娠滋养细胞肿瘤(gestational trophoblastic neoplasia,GTN)阴道转移,少见的有阴道癌、子宫肉瘤等。

【重点关注】

1. 宫颈癌是急诊科医师值班时最常见的引起急性阴道大出血的妇科恶性肿瘤。此类患者就诊时往往是晚期宫颈癌。接诊时应关注以下几点:

(1)迅速询问病史,尤其是了解近几年宫颈细胞学及人乳头瘤病毒(human papilloma virus,HPV)的筛查情况,吸烟状况,内外科并发症,是否服用抗凝药物等。有的患者来急诊之前已经明确宫颈癌的诊断,正在等待住院治疗,诊断明确者应迅速进入以下【处理】步骤。

(2)如患者来急诊时已经出现生命体征不平稳,应将患者迅速转入抢救室或重症监护室,在生命支持的同时询问病史并进入以下【处理】步骤。

2. 绒毛膜癌是最具侵袭性的 GTN 组织学类型。一般而言,GTN 的阴道转移率约占 30%。

3. 原发性阴道癌比较少见,占妇科恶性肿瘤的 1%~2%,阴道后壁上段是阴道癌最常见的部位,仔细的触诊阴道前后壁及侧壁是非常重要的。

【处理】

1. 迅速完善血液检查并建立静脉通路。血液检查包括但不仅限于血常规、凝血、肝肾功能、感染项目、血型,必要时增加 β-hCG 及鳞癌相关抗原(squamous cancinoma-associated antigen,SCC) 等肿瘤标志物检查。根据各医院政策,最好能同时完善交叉配血,以便必要时输血。血流动力学不稳定的患者应准备进行标准的液体复苏,包括气道评估、建立两个大口径的外周静脉通路。酌情进行液体复苏并补充红细胞和 / 或血浆。

2. 进行阴道检查是明确出血部位最迅速有效的方法。小心打开窥器,宫颈癌者可见宫颈呈菜花样、火山口样,肿瘤组织糟脆,肿瘤表面有活跃出血,组织坏死通常伴有恶臭味。绒毛膜癌阴道转移可见阴道壁蓝紫色病变,最常位于尿道下区域或穹窿部。检查必须轻柔,避免粗暴碰触肿瘤导致更严重的出血。

3. 针对最常见的宫颈癌等急性阴道大出血,有效的止血的方式为阴道填塞。如患者的宫颈癌诊断不明确,应在填塞前取肿物活检送病理检查,以便明确诊断进行下一步治疗。由于绒毛膜癌病灶富含血管,当怀疑为绒毛膜癌阴道转移病灶时绝对不能应进行活检(β-hCG 异常升高可明确诊断)。填塞的材料建议优先使用一条连续的宽纱条而非较小的多片纱布。可在填塞的纱条顶端放置止血材料(如云南白药粉),填塞时手法力求自阴道前穹窿至后穹窿来回往复且填塞确切,避免出现顶端未压迫确切而导致大量积血的情况。填塞后应留置导尿管。填塞的纱条应 24 小时内取出,如仍有活跃出血应再次消毒后填塞新的纱条。

4. 此类患者来急诊科就诊时往往已经有阴道感染,填塞后建议经验性使用静脉广谱抗生素。

5. 在急诊止血后应安排患者尽早开始有效的抗肿瘤治疗。

【特殊问题】

1. 恶性肿瘤患者通常为血液高凝状态,应谨慎使用各类止血药物,避免静脉血栓栓塞症(VTE)事件的发生或加重。

2. 子宫动脉栓塞术对此类阴道急性大出血止血效果有限,且因为其操作对设备及人员配备的要求较高,不作为值班首选推荐。

【谨记】

值班时遇此类危重患者应寻求多方面支持和帮助,包括上级医师、护士、抢救室、重症监护室等的支持。

【请示和会诊】

1. 如传统压迫止血方法无法奏效,必要时请介入科会诊,考虑能否进行栓塞止血治疗。

2. 晚期宫颈癌及时放射治疗是较好的止血方法,急性出血好转后应及时请放射治疗科会诊尽早行放射治疗。

3. 一般急诊处理时经验性使用广谱抗生素,如患者持续高热,请感染科会诊调整抗生素的使用,尽量避免出现败血症、感染性休克等并发症。

（范　融）

第十九节 妇科恶性肿瘤患者的姑息治疗

【重点关注】

1. 了解家属的需求 姑息治疗是以患者和其家庭为中心,工作重点是有效的控制疼痛及其他痛苦的症状,并同时兼顾患者和家庭的需求、价值观、信仰和文化。

2. 关注患者的症状

(1)疼痛。

(2)消化道症状:恶心、呕吐、腹泻、便秘、食欲减退、肠梗阻等。

(3)呼吸困难。

(4)血栓:深静脉血栓、肺栓塞。

(5)水肿:下肢水肿、胸腔积液、腹水。

(6)发热:肿瘤热、感染。

(7)骨髓抑制:粒细胞缺乏、血小板减少、贫血。

(8)精神症状:抑郁、谵妄等。

【处理】

1. 姑息治疗的不同阶段

(1)第一阶段:抗癌治疗与姑息治疗相结合。针对可能延长生存期甚至长期生存的癌症患者。主要缓解癌症及抗癌治疗所致的症状,对症支持治疗,保障患者治疗期的生活治疗。

(2)第二阶段:抗癌治疗可能不再获益时,应以姑息性治疗为主。主要任务是缓解症状,减轻痛苦,改善生活质量。

(3)第三阶段:为预期生存时间仅几周至几天的终

末期癌症患者提供临终关怀治疗及善终服务。

2. 姑息治疗内容

(1)癌痛治疗：三阶梯镇痛法可缓解 80% 的癌症疼痛，必要时可使用镇痛泵。

(2)处理并缓解症状：①消化道症状：恶心、呕吐可予以止吐药；腹泻可予以止泻药；便秘可予以缓泻药；食欲欠佳时可口服孕激素促进食欲。②肠梗阻的处理：首选保守治疗，处理可逆的病因。保守治疗失败时可考虑行姑息性造瘘口手术，但需充分评估、充分知情。③呼吸困难：根据不同病因治疗，如抽取胸腔积液、利尿、支气管扩张剂等，如果症状重但病因可逆时可考虑呼吸机支持。④骨髓抑制：给予粒细胞集落刺激因子（G-CSF）、血小板生成素（TPO）、红细胞生成素（EPO），必要时输血。⑤发热：对症退热，抗感染，处理感染灶。⑥水肿：利尿，必要时穿刺引流。⑦血栓：抗凝，穿弹力袜。⑧谵妄：筛查处理可逆病因，如电解质紊乱、代谢原因、低氧、肠梗阻、感染。必要时可请神经科医师会诊。

(3)心理治疗。

(4)姑息性抗肿瘤治疗：①姑息性手术：姑息性造瘘口缓解肠梗阻；穿刺引流缓解胸腔积液、腹水等。②姑息性放疗：对转移癌进行低剂量、短疗程的照射治疗，以缓解各种症状。③姑息性化疗：如局部或全身应用贝伐单抗控制胸腔积液、腹水；以非一线方案进行化疗等。目前仍有争议，需权衡利弊。④姑息性靶向治疗：靶向治疗毒副作用较小，即使治疗无效，也不会影响患者的生活质量。

【特殊问题】

1. 注重与其他专科医师的协作。

2. 疼痛治疗过程中不要仅因为血压、呼吸及镇静等原因而减少阿片类药物的用量。

3. 主张既不加速死亡，也不延缓死亡，反对放弃治疗，反对过度治疗，反对任何不尊重生命的做法。

4. 对患者要求安乐死的回应。要分清患者是对现阶段的治疗和状态不满，还是希望要求加快死亡。充分评估姑息治疗的效果和患者的精神状态。必要时加强姑息治疗。适当时可提及临终关怀。经过认真、全面解释后仍积极要求安乐死的患者或家属，应及时寻求医院法律部门的协助和指导。

【谨记】

承认生命是一个过程，死亡是生命的终点。

【请示和会诊】

姑息治疗是一个跨专业学科问题，治疗过程中需要时刻保持与相关科室的合作，如老年医学科的舒缓医学团队、麻醉科、内科、外科、心理科等。

（毛 溯）

第二十节 终末期患者的注意事项

【可能原因】

1. 肿瘤负荷过大导致的酸中毒。
2. 消化道出血、腹腔内出血、阴道大出血、大咯血等。
3. 电解质紊乱引起的心脏停搏。
4. 肺栓塞。
5. 痰堵，误吸。

【重点关注】

1. 签署抢救同意书,明确家属需求,是否同意有创及无创抢救(注意:谈抢救尽量由主管教授、主治医师等高年资医师完成,或至少有高年资医师在场。谈话对象需包括能做主的家属。若值班期间患者病情突变,需要临时签署抢救同意书,则尽快联系患者的主要家属到场,并由尽可能高年资的医师交代病情,签字)。

2. 镇痛适度,以免引起呼吸抑制。

3. 关注患者的出入量,维持水、电解质平衡。

4. 关注体温、意识、生命体征、氧饱和度。

5. 提前计算好升压药物的配比及起始剂量。

6. 对于同意有创抢救的患者,需提前备好呼吸机,做好随时插管的准备。

【处理】

1. 疼痛的处理

(1)终末期镇痛通常采用芬太尼透皮贴或吗啡镇痛泵。

(2)根据患者的意愿及镇痛效果平衡镇痛和清醒水平。

(3)镇痛满意的标准:①呼吸困难和症状控制满意。②患者/家属痛苦减少。③照护人员负担减轻。④生活质量提高。

(4)维持出入量平衡:终末期患者大多进食困难或不能进食,需依靠肠外营养维持入量,此时需重点关注患者的出入量,必要时加用利尿治疗。

2. 躁动的处理

(1)轻度躁动:可加强镇痛或给予地西泮镇静。

(2)难治性躁动:在满足以下两点时可考虑姑息镇静,①难治性症状:使用了积极的不影响醒觉的姑息治疗仍未完全控制症状。②两位医师认为预期生存为数小时至数天。

(3)签署镇静知情同意书。

(4)同意姑息镇静治疗时必须同时同意终止延长生命的治疗。

(5)姑息镇静时需维持疼痛和控制症状的治疗。

(6)姑息镇静的常用药物：咪哒唑仑，初始剂量为0.4~0.8mg/h，用药范围为 20~102mg/h。

3. 患者濒死时

(1)终止不必要的诊断试验和治疗，如抽血、输血、穿刺、测血糖、透析等。

(2)停止全静脉营养(total parental nutrition,TPN)，仅用生理盐水或葡萄糖溶液维持静脉通路。

(3)停用一切无法给患者带来舒适感的药物治疗。

(4)确保关闭除颤仪，可考虑关闭起搏器。

(5)保证患者和家属不被打扰的共处时间。

(6)如患者或家属仍要求复苏，需加强对患者或家属的教育和劝说工作。

4. 尸体的处理

(1)确定患者无自主呼吸，无血压，无脉搏时，做心电图，需记录为直线。心电图记录时间为临床死亡时间(切记：心电图机使用前一定要校准时间，以保证显示时间和现实时间相符)。

(2)尸体处理的项目：以下项目协助护士共同完成。①向患者家属交代尸体处理流程，告知准确死亡时间。②断开监护仪，清理电极片。③拔除各种插管。④处理体内植入装置，必要时可咨询专科医师。⑤压迫穿刺点止血，必要时缝合(假肛必须缝合)。⑥棉球填塞腔道。

(3)医学文书的填写：①死亡证明书：电子病历系统中书写(注意：第一诊断通常写原发病)。②死亡报卡:HIS系统诊疗界面下方选择事件上报,新建死亡上报(注意:需与患者家属认真核对患者的信息,包括身份证号、住址等)。③拒绝/同意尸检同意书。④抢救记录:需及时书写。⑤死亡记录及死亡讨论:注意核对所有时间是否一致。

【特殊问题】

对预期死亡患者病情告知时需注意如下情况:

(1)确保有一级亲属或授权亲属在场。

(2)潜在纠纷患者及时通知上级医师到场,并报备医务处。

(3)尊重患者及家属的宗教信仰。

(4)一次交代清楚,避免重复交代,避免向无关人员交代。

(5)持续用明确一致的语言与患者及其家属讨论病情,告知自然病程。

(6)将死亡过程中预期发生的事情解释给患者及家属。

(7)对于病情突变的终末期患者交代时可分阶段逐步释放不良信息。

【谨记】

终末期是患者在医院的最后一程,处理过程应格外小心谨慎,避免引起不必要的纠纷。

【请示和会诊】

终末期患者出现病情变化时应及时请示上级医师,患者濒死时必须有上级医师到场指导抢救。

(毛 溯)

第二十一节 肠造瘘口术后换药

【重点关注】

病史：患者因何种疾病手术，手术日期，术式，造瘘口位置及类型，造瘘口与手术伤口的位置关系，上次换药时间，此次换药目的（仅更换造瘘袋，还是需要同时更换造瘘口底盘）。

【物品准备】

1. **肠造瘘口袋** 见图 2-3。

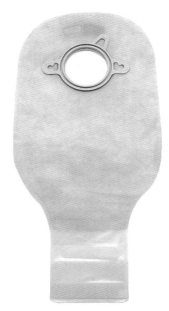

图 2-3 肠造瘘口袋

2. 肠造瘘口底盘　见图 2-4。

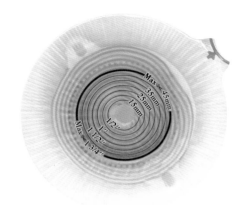

图 2-4　肠造瘘口底盘

3. 其他造瘘口用品　常用的包括测量造瘘口尺寸的造口防漏膏、造瘘口防漏条(图 2-5)、造瘘口尺(图 2-6)、造瘘口护肤粉。

4. 常规换药用具　包括换药包、剪刀、络合碘、生理盐水、无菌敷料。

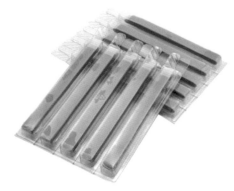

图 2-5　造瘘口防漏条

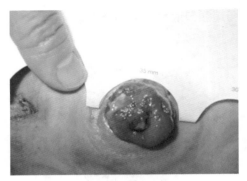

图 2-6　造瘘口尺

【换药方法】

1. 造瘘口底盘的更换

（1）揭开原造瘘口底盘，连同造瘘口袋一起弃置。以络合碘充分消毒造瘘口周皮肤，保证造瘘口周皮肤干净清洁，无分泌物。其后以蘸生理盐水的湿纱球清洁造瘘口周皮肤，吸净络合碘，以保证造瘘口底盘可以与皮肤良好粘合，最后以干纱球或无菌敷料擦干皮肤。

（2）以造瘘口尺量取造瘘口大小，以此尺寸剪切造瘘口底盘中心孔（图 2-7）。

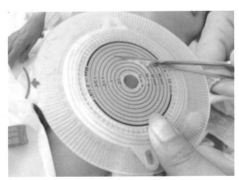

图 2-7　剪切造瘘口底盘

（3）撕开底盘表面的保护纸，将造瘘口底盘的底盘卡口面向上套入造瘘口，注意造瘘口腰带环（即两边的两个孔）应在3点和9点钟处，以方便必要时扣上造瘘口特制的腰带。术后患者造瘘口可能有水肿，故呈"头大底小"的蘑菇状，按造瘘口根部测量的大小剪切底盘后底盘可能无法套入，但最好不要因此扩大中心孔，因扩大后虽然可以套入，但底盘距造瘘口可能有较多皮肤露出，这些皮肤可能长期受到肠液浸泡出现溃疡，底盘也可能因此很快就无法紧密粘合而出现脱落，从而使换药频率增加，加重患者负担。更好的方法是可于底盘6点及12点钟中心孔处各剪出一个0.5cm的小豁口，套入造瘘口时将底盘捏为椭圆形从而可以套入造瘘口，挤压使底盘与皮肤紧密粘合。

（4）佩戴造瘘口袋。未使用的造瘘口袋其卡口均为打开状态，可以很容易地扣在底盘的卡口上，注意佩戴带子时应使造瘘口袋呈自然下垂状态，以方便患者日常生活。扣好后捏紧锁扣，听到"咔嗒"的声响后即表示造瘘口袋已经扣紧（图2-8）。造瘘口袋的正确位置见图2-9。

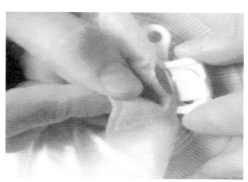

图2-8　捏合锁扣

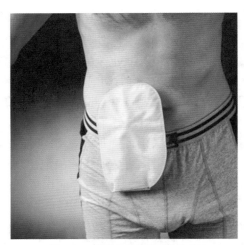

图 2-9 造瘘口袋的正确位置

(5)粘贴封口条,封闭造瘘口袋开口。将封口条贴于造口袋最下方,再将造瘘口袋下方绕封口条卷起,反折封口条以封闭造瘘口袋(图 2-10)。有的造瘘口袋已有做好的封口装置,则可见图 2-11 的操作封闭造瘘口袋。

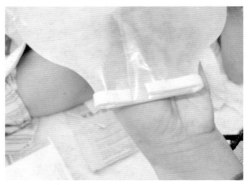

图 2-10 捏合封口条(1)

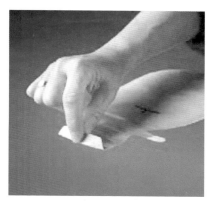

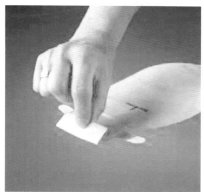

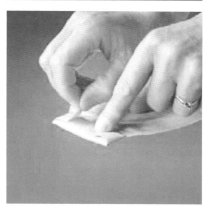

图 2-11 捏合封口条(2)

2. **造瘘口袋的更换** 若患者造瘘口底盘为新近更换,仅是造瘘口袋满溢,希望更换造瘘口袋,则按照以下步骤进行操作:

(1)取下袋子:用手指向身体方向轻压小凸耳,即可打开锁环(图 2-12)。

(2)取下造瘘口袋,注意尽量勿让袋内容物外溢。

(3)按之前所述内容更换造瘘口袋。

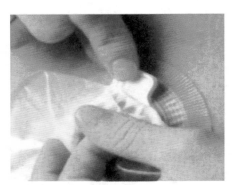

图 2-12 取下造瘘口袋

【注意事项】

1. 造瘘口周皮肤的消毒应选用络合碘而不是酒精,以避免酒精对造瘘口局部黏膜的刺激。但络合碘可能会影响底盘与皮肤的粘合,消毒后应将络合碘擦干再粘贴底盘。

2. 剪底盘的中心孔应尽量避免留下比较锐利的边缘,中心孔剪完后应该用手试一下整个的边缘部以确认。

3. 如果没有造瘘口尺也可用普通直尺测量,需要注意的依然是一定要测量瘘口根部的直径,对于"蘑菇头"样的造瘘口尤其应当如此。

4. 更换造瘘口底盘前应查看患者造瘘口周皮肤

有无溃疡,询问患者有无造瘘口周皮肤的疼痛,若有可在清洁造瘘口周皮肤后于其表面撒上少量造瘘口护肤粉,并贴上造瘘口皮肤保护膜,以改善患者皮肤状况及不适主诉。

5. 若患者造瘘口周皮肤不平,或与骨性突出部分较近,使造瘘口底盘难以与皮肤良好贴合,可使用造瘘口防漏膏或造口防漏条。可与皮肤较低处放置防漏条或防漏膏,也可在揭下底座表面保护膜后于底座有胶面涂防漏膏,然后贴合底座,贴合时需略用力,使防漏膏或防漏条充分塑型,以适应不平整的贴合面(图 2-13)。防漏膏偏软,防漏条偏硬,可以根据患者的实际情况选用,使用时不必可以提前塑性防漏膏/条后再放置,而是涂抹/放置在大致需要的位置,后期靠局部用力按压完成塑性贴合。需要注意的是,初次更换底盘时往往害怕造成患者不适不敢用力按压,如果底盘贴合处本身就不够平整而使用了防漏膏/条的话往往会造成底盘贴合不严,从而导致底盘脱落甚至是粪便泄露。所以在安装底盘时还是要相对用力一些,同时跟患者保持沟通,取得患者的理解。

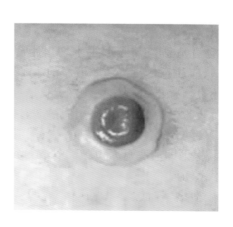

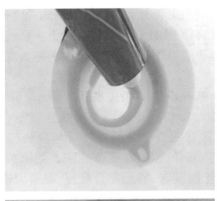

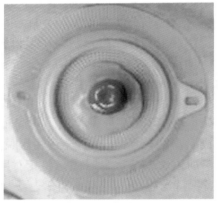

图 2-13　防漏膏的使用

6. 若患者造瘘口与腹部手术切口距离较近或干脆紧邻切口,应注意尽量避免肠液浸泡手术切口,造成切口愈合不良。除了每日注意观察造瘘口、伤口情况,对患者进行宣教外,在更换造瘘口底盘时,可于肠造口与腹部伤口之间合适的位置布置防漏条,形成类似"堤坝"的作用,保证即使底盘因被肠液浸泡而分离肠液也不会浸泡手术切口。

7. 对于造瘘口辅助物品的简要说明。关于造瘘口辅助物品前面已有相关介绍,以下仅介绍没有提到的辅助品,这些物品有的是患者在院期间就可能用到的,也有的可能是为了患者出院后方便生活所使用的,对于新造瘘口的患者来说可能并不太了解,因此可以根据自己的情况进行选择。

(1)造瘘口腰带:这是为了能让造瘘口底盘更为稳定而设计的。当然,如果患者造瘘口处皮肤平坦,且底盘贴合较好,则也可以不使用(图2-14)。

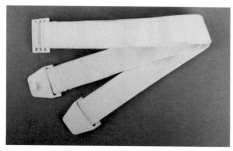
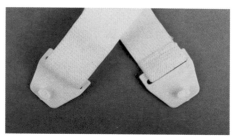

图2-14 造瘘口腰带

(2)弹力胶贴:为两个半圆形,贴于底盘上下两侧,可以进一步防止渗漏。底盘反复渗漏的患者可以考虑使用(图2-15)。

(3)造瘘口护肤粉和造瘘口保护膜:造瘘口护理粉是干粉状的,类似痱子粉,有干燥收敛的作用。瘘口附近皮肤如有红肿渗出可在贴合底盘之前使用,不宜过多,以防影响底盘贴合程度。而保护膜形似一个小贴纸,在皮肤表面贴上后再揭下来,就会在皮肤表面形成一层"水膜",从而保护皮肤。可根据患者皮肤情况选用。

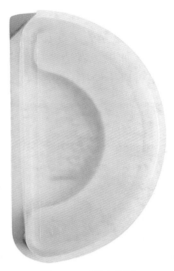

图 2-15 弹力胶贴

8. 更换造瘘口袋时需取下造瘘口袋,此时袋里往往有内容物,一定要小心内容物的遗撒,尤其是要同时更换底盘时,此时可能不会取下造瘘口袋,而是会把底盘连造瘘口袋一并取下,那么这就一定要自上而下地揭下底盘,以避免发生遗撒。

9. 术后短期内造瘘口的换药,除了保证患者的正常生活外,还有一个很重要的任务是务必在患者住院期间教会其如何更换造瘘口底盘及造瘘口袋,以应付接下来几个月甚至更多年的生活。在讲明学习更换造瘘口用品的意义后,可在换药过程中先教会患者家属更换的方法,以方便患者出院后的正常生活。

(崔秉谦)

第二十二节 腹壁瘘患者瘘口的处理

【可能原因】

妇科手术后的腹壁瘘多见于妇科肿瘤患者,大多是肿瘤侵袭腹壁所致,也可见于人工造瘘,如胃造瘘后造瘘管脱落形成的瘘道。

【重点关注】

1. 患者的基本情况包括年龄、因何种疾病手术、目前疾病状况及一般情况。

2. 手术情况包括手术日期、术式及手术范围。

3. 腹壁瘘口的位置及大致原因,渗出量的多少。

【处理】

1. **首次发现的瘘口** 在值班中,首次发现的腹壁瘘患者常常以"腹壁流液"为主诉,也可以无明显的不适,仅在常规伤口换药时发现。除了要处理瘘口外,更为重要的是能及时判断瘘道相通的脏器。

(1)若患者主诉腹壁流液,需查看伤口发现瘘道。在处理伤口之前,应先留取瘘口处拭子,以了解有无感染情况,同时根据流液的性状留取瘘口处渗液。①液体透明:留取渗液查肌酐,对比血、尿肌酐,以了解瘘道是否与膀胱相通。②液体黄色:根据性状、气味可以判断为肠液。若难以判断可留取渗液查淀粉酶及脂肪酶,若与肠液近似则可明确。③若瘘口既不与膀胱相同,也不与消化道相同,则可考虑瘘口的渗液为肿瘤渗出液。

(2)若患者腹壁瘘仅为突出的肿瘤,则无需以上检查,可直接换药。

2. 换药

(1)清洁腹壁瘘的周围皮肤:以络合碘自内而外消毒瘘口,合并感染的患者则应自外而内消毒,再用生理盐水反复冲洗瘘口周皮肤及瘘口处。

(2)以溃疡油砂覆盖瘘口黏膜,较窄的瘘口可将溃疡油纱做成纱条填入伤口,突出的肿瘤瘤体液可用溃疡油纱覆盖。

(3)渗出较多的膀胱瘘或肠瘘可以考虑与瘘口处接造瘘口袋,具体方法详见第二章第二十节。

(4)换药完毕后以无菌敷料覆盖伤口。若肿瘤渗出液较多可以用厚棉垫覆盖伤口,并进行加压包扎。

3. 其他　如果是伤口愈合不良的患者,在换药过程中发现愈合不良的伤口已与腹腔相通而形成瘘道,原则上应行急诊手术清创缝合伤口。

【注意事项】

1. 对于晚期肿瘤的患者,换药不是为了治愈肿瘤,甚至无法使瘘口愈合,其更多的意义在于支持治疗,保证敷料干洁,尽量保证患者的生活质量。

2. 一般来说,腹壁瘘应每日换药,敷料湿透后随时换药。对于有感染的瘘口,医师在换药后当日不应再行其他手术治疗,以防止发生交叉感染。换药时应穿隔离衣。

3. 当患者瘘口渗出较多时,不能只关注伤口换药,要注意维持患者的循环稳定,加强补液,警惕电解质紊乱的发生。

4. 对于膀胱瘘或肠瘘患者,需要接造瘘袋时应根据瘘口性质决定接何种瘘袋,从而方便患者的日常生活,也不易发生漏液。

【请示和会诊】

初次发现的腹壁瘘均应及时向上级医师汇报。

（崔秉谦）

第二十三节　中心静脉置管的使用和维护

【重点关注】

妇科日常治疗中常常能见到的中心静脉置管,包括锁骨下静脉穿刺置管、经外周静脉穿刺中心静脉置管(peripherally inserted central venous catheters,PICC)及植入式静脉输液港。以下分别介绍这几种置管的特点和使用注意事项。

1. **锁骨下静脉穿刺置管**

锁骨下静脉穿刺置管是临床上最为常见的中心静脉留置针,其使用和维护的注意事项如下:

(1)使用前应规范消毒。

(2)定期更换辅料:①使用后以含有肝素的封管帽进行封管,以防血块凝结堵塞管路,并定期冲管。②保留时间一般不超过 2~4 周。③如有不明原因发热或可疑导管相关感染,应及时拔除导管,并留取导管尖送培养。

2. **经外周静脉穿刺中心静脉置管**

(1)PICC 是临床上常见的中心静脉置管,其利用导管从外周手臂的静脉进行穿刺,导管直达靠近心脏的大静脉。PICC 的主要目的是保护外周血管,特别是高渗性液体或化疗药物对外周血管的损伤,同时有加快输液速度的作用。其适应证包括:①需长期输液但外周浅静脉条件差的患者。②化疗患者。③需长期应用高渗性或黏稠度较高的药物,如TPN。④需反复输血的患者。⑤需长期应用压力泵快速输液的患者。

(2) PICC使用和维护的注意事项:①置管成功后,需先拍摄胸部X线片明确置管位置无误后方可开始使用,正常位置下导管应位于上腔静脉内,导管尖位于第3前肋间或上腔静脉与右心房交界处上方2cm。②使用前规范消毒。③定期更换辅料、通管:原则上需要每周换药、冲管。④ PICC置管可保留半年至1年,在治疗完全结束后应拔除导管。⑤如有不明原因发热或可疑导管相关感染应及时拔除导管,并留取导管尖送培养。

3. 植入式静脉输液港 是通过皮下植入的港体连接导管而建立的中心静脉通道,属于一种完全埋植于体内的闭合的静脉输液系统。其由导管和穿刺座组成,经锁骨下静脉穿刺讲导管置于上腔静脉,导管的另一端与穿刺座相连埋置在胸壁皮下组织中并缝合固定。使用时将无损伤穿刺针刺入输液港,垂直插入注射座腔,可进行输液、输血、抽血(图2-16)。

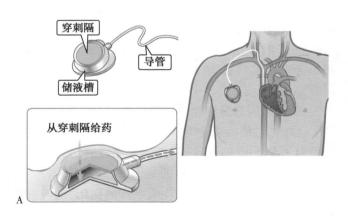

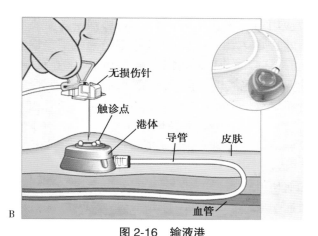

图 2-16 输液港

A. 输液港的结构与置入部位；B. 输液港的使用

（1）输液港的适应证：与 PICC 类似。使用方法：规范消毒后操作者用左手定位，使左手的拇指、中指、示指呈三角形，将穿刺隔拱起，此三指的中心即为穿刺点，注意尽量避开前次穿刺点。然后用无损伤针从中心垂直刺入穿刺隔，当刺入穿刺隔时有滞针感，继续进针，直至有落空感，再缓慢向下刺入输液槽底部（有抵触感）。注射器回抽血液确定针头位置后，脉冲式冲洗输液港，夹住延长管并分离注射器。

（2）输液港的使用和维护注意事项：①使用前规范消毒。②应当应用配套的无损伤针进行治疗，应当垂直进针。③输液港埋置与皮下，治疗间歇期无需敷料覆盖，需要每 4 周进行 1 次冲管。④输液港底座的穿刺隔膜能让 19G 的无损伤穿刺针穿刺 1 000 次，22G 无损伤穿刺针穿刺 2 000 次，每个蝶翼针可连续使用 7 天。故理论上说输液港可以长期留置。⑤输液港可以进行化疗、肠外营养及输血，也可以采血，但如果患者外周静脉有采血条件还应作为首选，以免影响化验结果；对于能否应用高压输液泵或增强 CT 造影剂泵入需要了解输液港的类型,耐高压材质可以应用。⑥需要经输液港采血时,穿刺成功后需先抽取至少 5ml 血液弃置不用,再抽取足量血液送化验,采血完成后也需要冲管,以避免管路堵塞。⑦如有不明原因发热或可疑导管相关感染应及时取出输液港,并留取导管送培养。⑧对于输液港管路堵塞的处理:使用无损伤针穿刺,接 20ml 注射器,注入尿激酶 2ml,保留 15 分钟,将输液港中的尿激酶和血块抽回。如果抽不到回血,可重复灌注尿激酶,管道通畅后脉冲式冲管并正压封管。⑨关于输液港的渗漏:首先需要保证穿刺针的长短合适,保证穿刺针置入输液槽并不会穿透输液槽底部。如仍有渗漏需要请专科医师查看,了解有无输液港的破裂或接口处脱开。⑩ Pinch-Off 综合征:输液港导管通过位于锁骨下和第一类固件的锁骨下静脉时,由于此空间角度过小,导管受到挤压,从而导致患者在上肢放下或保持某种体位时输液不畅。可嘱患者输液时抬手臂,如有肿痛需拍摄 X 线片查看导管的位置,并请专科医师会诊。⑪ 血栓形成:表现为手臂、手、颈部的红肿疼痛。如有相应症状应超声检查明确有无血栓,并请专科医师会诊协助治疗。

4. 3 种深静脉置管的比较 见表 2-8。

表 2-8 3 种深静脉置管的比较

项目	锁骨下静脉	PICC	输液港
留置时间	较短,为 2~4 周	为半年至 1 年	较长,可长期留置
便利性	因导管可留置的时间较短,长期对活动的影响可忽略不计,但短期内对患者洗澡仍有影响	导管经手肘至心脏附近,对患者一侧手臂和肩部的活动可能产生影响。也会一定程度影响洗澡	最为方便,埋于皮下,且导管较短,不影响患者的日常活动及洗澡

项目	锁骨下静脉	PICC	输液港
美观	虽有外露管路于锁骨处,但因保留时间短,实际影响不大	手臂处外露的管路对患者的美观造成一定的影响	因埋于皮下,无异物外露,对患者的外观影响最小
使用方便	消毒后可直接接输液器进行治疗;需拔除时操作较为简便	消毒后可直接接输液器进行治疗;需拔除时操作较为简便	每次治疗仍需进行穿刺,患者仍会有痛感 需取出时可能需要专科医师协助,手术取出
治疗间歇期的维护	不能长期保留维护	每周进行冲管1次	每4周进行冲管1次
价格	最为便宜	中等	最贵,且放置后需使用配套的无损伤穿刺针进行注射和输液治疗,其价格亦高于普通针

从表 2-8 中可以看出,锁骨下静脉穿刺置管往往是临床治疗的临时需要而为,对于有长期输液治疗要求的患者如化疗而言只是临时过渡,并不能长期应用,而在 PICC 和输液港的选择上,需要根据患者自身情况和治疗需要进行选择。

（崔秉谦）

第三章 计划生育及妇科内分泌疾病

第一节 先兆流产、不全流产、难免流产、完全流产、稽留流产的处理

【可能原因】

流产的原因很多,胚胎染色体异常是最常见的原因,占早期流产的50%~60%。母体全身性疾病和生殖器官异常也可引起流产,如严重的心脏病、糖尿病、甲状腺功能减退、抗磷脂综合征、黄体功能不全、宫颈功能不全,外伤和妊娠期腹部手术操作也可诱发流产。环境因素如有毒化学物质、化疗药物、放射线、高温等。部分自然流产目前无法找出原因,称为原因不明性自然流产。

【重点关注】

流产的临床类型实际上是流产发展的不同阶段。流产大多有一定的发展过程,虽然有的阶段临床表现不明显,且不一定按顺序发展。但一般有下列几种过程,即先兆流产、难免流产、不全流产和完全流产、稽留流产。不全流产可能因子宫收缩不良,有阴道大出血导致休克的风险。稽留流产可能因胎儿死亡时间过久,导致严重的凝血功能障碍及弥散性血管内凝血

（disseminated intravascular coagulation，DIC）的发生。

【处理】

1. 先兆流产　应卧床休息，严禁性生活，给予足够的营养支持。保持情绪稳定，对精神紧张的患者，可给予少量对胎儿无害的镇静药。黄体功能不足者，可给予黄体酮 10~20mg，每日或隔日肌内注射 1 次，过量应用可导致稽留流产；或 hCG 300U，隔日肌内注射 1 次；也可口服维生素 E 保胎。甲状腺功能减退者，可口服小剂量甲状腺素。如阴道出血停止、腹痛消失、B 超检查证实胚胎存活，可继续妊娠。若临床症状加重，B 超检查发现胚胎发育不良，hCG 持续不升或下降，表明流产不可避免，应终止妊娠。

2. 难免流产　一旦确诊，应及早排出胚胎和胎盘组织。可行刮宫术，对刮出物应仔细检查，并送病理检查。晚期流产时子宫较大，出血较多，可用缩宫素 10~20U 加入 5% 葡萄糖 500ml 中静脉滴注，促进子宫收缩以排出妊娠物。必要时行刮宫术，清除宫内组织。术后行 B 超检查，了解有无妊娠物残留，并给予抗生素预防感染。

3. 不全流产　由于部分组织残留宫腔或堵塞于宫颈口，极易引起子宫大量出血。故应在输液、输血的同时立即行刮宫术或钳刮术，并给予抗生素预防感染。

4. 完全流产　症状消失、B 超检查提示宫腔内无残留物。如无感染，可不给予处理。

5. 稽留流产　死亡胎儿及胎盘组织在宫腔内稽留过久，可导致严重的凝血功能障碍及 DIC 的发生，应先行凝血功能检查，在备血、输液条件下行刮宫术；如凝血机制异常，可用肝素、纤维蛋白原、新鲜血、血小板等纠正后再行刮宫。稽留流产时胎盘组织常与子宫壁粘连较紧,手术较困难。如凝血功能正常,刮宫前可口服己烯雌酚 5mg,每日 3 次,连用 5 天,或苯甲酸雌二醇 2mg 肌内注射,每日 2 次,连用 3 天,可提高子宫肌层对缩宫素的敏感性。刮宫时用缩宫素 5~10U 加入 5% 葡萄糖 500ml 中静脉滴注,或用米索前列醇 400μg 置于阴道后穹窿。子宫大于 12 孕周者,应用静脉滴注缩宫素,促使胎儿、胎盘排出。行刮宫术时应避免子宫穿孔。术后应常规行 B 超检查,以确认宫腔残留物是否完全排出,并给予抗生素抗感染治疗。

【特殊问题】

1. 对于不全流产的患者,妊娠物部分排出体外,尚有部分残留于宫腔内,影响子宫收缩,阴道流血不止,可因流血过多而致休克。

2. 稽留流产分为两种类型,一种是有胚胎性妊娠,超声提示宫内妊娠,胚芽 >6mm 而无胎心搏动;另一种是无胚胎性妊娠,超声提示妊娠囊 >20mm 而无胚芽。胎儿死亡时间过久可导致严重的凝血功能障碍。

【谨记】

1. 不全流产可能因子宫收缩不良,导致阴道大出血和休克。

2. 稽留流产可能因胎儿死亡时间过久,导致严重的凝血功能障碍及弥散性血管内凝血(DIC)的发生。

【请示和会诊】

如遇阴道大出血情况,应及时向上级医师汇报。

(桂　婷)

第二节 早孕合并腹痛的处理

【可能原因】

异位妊娠、先兆流产、黄体破裂、卵巢囊肿蒂扭转或破裂、盆腔器官的急性炎症、盆腔恶性肿瘤。

【重点关注】

1. 病史询问

（1）月经史：通过询问月经史，了解患者是否妊娠，应注意患者的月经周期是否规律，月经周期的长短，末次月经的时间，是否有停经史；应询问患者前次月经时间，是否进行尿妊娠试验检查；如果患者在停经后出现阴道流血，不除外有妊娠早期流血的可能。

（2）腹痛的急缓：①急性下腹疼痛：是妇科急症常见的主诉，原因有以下几种：a.腹腔内出血，如异位妊娠、黄体破裂等；b.卵巢囊肿蒂扭转或破裂等；c.盆腔器官的急性炎症。②起病缓慢而逐渐加剧者：大多由慢性内生殖器炎症急性发作或恶性肿瘤增长迅速所引起。③反复隐痛伴有阵发性剧痛者：有输卵管妊娠破裂或流产的可能。

（3）腹痛的部位：①下腹正中部出现疼痛多系子宫性疼痛。②一侧下腹痛应考虑为该侧附件病变，如卵巢囊肿蒂扭转、破裂及异位妊娠流产或破裂等。③双侧下腹痛常见于子宫双附件炎性病变；卵巢囊肿破裂、输卵管妊娠破裂或盆腔腹膜炎时，可引起整个下腹痛甚至全腹痛。④下腹痛向肛门部放射，多为内出血引起；放射至肩部多为大量内出血刺激膈肌引起；放射至大腿处,常为晚期癌组织侵犯骨盆壁、闭孔神经,引起坐骨神经痛。

(4)腹痛的性质:①持续性钝痛,多为炎症或腹腔内积液所致。②顽固性疼痛难以忍受,多考虑为晚期癌肿。③卵巢囊肿蒂扭转,多表现为剧烈腹痛,可有缓解或阵发加剧。当导致卵巢坏死时,可有短暂的疼痛缓解。④异位妊娠或卵巢囊肿破裂,可引起撕裂性锐痛。⑤子宫收缩特别是宫腔内有积血或积脓不能排出,以及输卵管肿瘤,常可导致下腹坠痛。

(5)腹痛的伴随症状:①疼痛时伴有恶心、呕吐应考虑有卵巢囊肿蒂扭转的可能。当卵巢坏死时可能有发热。②疼痛并发内出血,甚至出现失血性休克,应考虑异位妊娠流产或破裂、子宫破裂、肿瘤破裂等所致腹腔内出血。③出现肛门坠胀,一般由直肠子宫陷凹有积液所致。④疼痛伴有畏寒、发热,多为炎症引起;疼痛伴有恶病质,应考虑晚期肿瘤。

2. 体格检查重点

(1)一般状况及生命体征:①一般状况包括血压、脉搏、呼吸、体温等。若患者血压下降、心率加快应警惕出血性疾病,如不全流产、葡萄胎等,尤其应注意异位妊娠、黄体破裂等所致的腹腔内出血,也应除外如严重感染所致感染中毒性休克所表现出的血压和心率变化。②体温升高提示有感染性疾病可能。患者面色苍白、贫血貌,应注意出血性疾病;面色潮红,应注意有无感染、体温升高。急性出血患者面色苍白、贫血貌常常伴有血压、心率的变化,慢性出血所致贫血者虽有贫血貌,但由于代偿,可以没有血压的明显下降。患者一般情况差、恶病质,提示晚期恶性肿瘤。

(2)腹部检查:①望诊:需注意腹部形态,如腹部膨隆需警惕大量腹腔内积血,若有多量腹水则腹部形似蛙腹,腹部膨隆以两侧为主;若为卵巢肿瘤引起,则腹部膨隆以中央隆起为主。②触诊:应检查腹肌紧张度,有无压痛及反跳痛,有无肿块。盆腔炎症特别是盆腔腹膜炎时,检查腹肌紧张,有明显的压痛及反跳痛;内出血时,腹肌紧张常不如炎症显著。腹部压痛点往往是病变所在处,如炎症处、异位妊娠破裂处、卵巢囊肿蒂扭转或破裂处。③叩诊:应注意有无移动性浊音,移动性浊音提示腹腔内较多游离液体,可能为腹腔内出血或腹水,对于可疑腹腔内出血患者应尤其注意检查。在罕见情况下需鉴别巨大卵巢肿瘤与腹水,前者肠管往往被肿瘤挤在腰肋部,叩诊时该区可呈鼓音;后者由于肠管漂浮于腹水中,往往在腹中部呈现鼓音。④听诊:听胎心音、肠鸣音等,协助判断胎儿是否存活、有无肠梗阻或肠麻痹等。

(3)妇科检查:①外阴及阴道:应注意检查有无炎症表现,脓性白带或宫颈口流出脓性液体,提示炎症疾病。②阴道出血:应检查出血来源,可能为阴道损伤、滋养细胞肿瘤阴道转移;宫颈口流出血液,提示流产、葡萄胎、异位妊娠、黏膜下肌瘤、子宫内膜息肉、子宫内膜癌、子宫肉瘤等。③子宫增大:提示妊娠性疾病,如先兆流产、葡萄胎等,也可见于妊娠合并子宫肌瘤。④附件区包块或增厚:提示卵巢囊肿、异位妊娠、浆膜下肌瘤可能。附件包块有固定压痛点提示卵巢囊肿蒂扭转或浆膜下肌瘤蒂扭转可能。盆腔多处包块提示晚期肿瘤多处转移或多发盆腔脓肿形成。

3. 实验室及辅助检查

(1)必要的检查:①血常规:白细胞总数及中性粒细胞比例增高,提示细菌性感染,尤其是严重盆腔炎性疾病。卵巢囊肿蒂扭转及异位妊娠流产或破裂时,也可以有白细胞总数及中性粒细胞反应性升高,但常没有炎症性疾病升高明显。红细胞和血红蛋白及血细胞比容下降提示出血性疾病,但急性失血时,可能为正常或仅轻度降低,其下降程度不完全代表失血量。②血、尿 hCG:hCG 水平升高提示妊娠相关的疾病所致腹痛,如流产、异位妊娠等。③超声检查:B 超检查对妇科下腹痛的诊断有重要意义。若宫腔内可见胎囊、妊娠组织,多考虑为流产;若宫腔内落雪状图像,可见于葡萄胎;附件包块,提示卵巢囊肿、异位妊娠;腹腔游离液体,提示腹腔内出血。

(2)选择性检查:①腹腔穿刺或后穹窿穿刺:怀疑为腹腔内出血引起的腹痛,可通过腹腔穿刺、后穹窿穿刺协助诊断。如穿刺出不凝固血液,应考虑异位妊娠、黄体破裂等所致的腹腔内出血;如为脓性液体应考虑脓肿或化脓性盆腔炎或腹膜炎。②腹腔镜检查:必要时协助诊断。③ X 线检查:肠梗阻患者 X 线立位腹部平片检查可见扩大重启肠袢及液气平面。早孕合并腹痛患者如果有继续妊娠的意愿,放射性检查需慎重选择并知情同意。

【处理】

1. 明确是否为妇科疾病所致腹痛 妇科疾病主要考虑:异位妊娠、黄体破裂;卵巢囊肿蒂扭转或破裂;盆腔器官的急性炎症;盆腔恶性肿瘤。此外,还有部分内外科疾病可以导致腹痛,如阑尾炎、胆囊炎、胃肠炎、溃疡病、泌尿系结石、肠梗阻及寄生虫、外伤后脏器破裂等。应注意询问患者病史,各种疾病腹部疼痛部位不同。

妇科疾病多为下腹部疼痛,而胃肠炎多为脐周疼痛,胆囊炎多为右上腹痛,既往有胆囊炎、阑尾炎病史、腹痛前外伤史等均对相应的疾病有提示作用,各种内外科疾病查体也有相应的发现,但阑尾炎有时妇科疾病鉴别困难。

2. 明确是否为妊娠相关性腹痛　妊娠与许多妇科腹痛相关,如流产、异位妊娠、妊娠黄体破裂。许多患者常不清楚是否妊娠,应注意询问患者月经情况,有无停经史,并通过血尿 hCG 检查协助诊断。但应注意部分患者可以没有明确的停经史,部分患者虽然妊娠而尿妊娠试验仍为阴性,有条件情况下尽量查血清 hCG 水平。

【特殊问题】

1. 考虑异位妊娠引起腹痛时,需与患者及家属交代:宫外孕的诊断有时并不容易,不能迅速得到明确的诊断(需定期监测 B 超及 hCG 水平变化)。不能以 hCG 高低来判断是否会破裂(保守治疗、门诊随诊、血 hCG 未下降至正常之前都有可能发生破裂)。经阴道超声检查比经腹准确性更高。突发的宫外孕破裂腹腔内出血术中可进行自体血回输。

2. 考虑卵巢黄体囊肿破裂时,若内出血较多,抗休克的同时行手术探查,切除出血的黄体,首选腹腔镜手术。若患者生命体征平稳,内出血不多时,患者可以卧床休息,输液止血,必要时输血,严密观察。

3. 卵巢囊肿或肿瘤蒂扭转或破裂,确诊后应尽早手术治疗。术中如发现肿瘤完全坏死,应在根蒂扭转下方钳夹,将肿瘤和扭转的蒂一并切除。若为不全扭转,卵巢未坏死,可剥除包块,保留卵巢。如可以恶性,应快速冷冻检查,确定肿瘤性质,必要时扩大手术范围。

4. 盆腔急性炎症,以抗感染治疗为主。

5. 若为早孕合并恶性肿瘤,手术治疗。

6. 早孕期腹痛如需手术治疗,应告知患者术中、术后的流产风险。

【谨记】

1. 早孕出现腹痛时,应该警惕异位妊娠的漏诊。

2. 早孕合并卵巢囊肿或肿瘤蒂扭转或破裂,确诊后应尽早手术治疗。

3. 早孕期腹痛如需手术治疗,应告知患者术中、术后的流产风险。

【请示和会诊】

1. 应及时向上级医师汇报。

2. 要考虑到可能或同时合并了非妇科疾病所致腹痛(如泌尿系结石、肠痉挛等),需请相关科室医师会诊进行排除。

(桂 婷)

第三节 早孕合并阴道出血的处理

【可能原因】

先兆流产、葡萄胎、异位妊娠。

【重点关注】

1. 询问病史

(1)月经史:通过询问月经史,了解患者是否妊娠,应注意患者的月经周期是否规律,月经周期的长短,末次月经的时间,是否有停经史。应询问前次月经时间,是否做过尿妊娠试验。

(2)流血量及性状:根据阴道出血量的多少,初步判定患者属于哪类妊娠早期出血的可能。点滴出血或少量阴道出血,可见于先兆流产或宫外孕等;流血似月经量甚至更多,可见于难免流产或不全流产;有组织或水泡状物排出,可见于不全流产或葡萄胎;异位妊娠的出血多发生在腹痛之后,或者仅有一侧下腹不适。

(3)诱因:过度疲劳、剧烈运动、外伤后流血,可见于先兆流产或宫外孕;性生活后流血,除了见于先兆流产、宫外孕等外,还可见于宫颈炎、宫颈息肉甚至宫颈癌。大多数出血可能并没有明显的诱因。

(4)流血伴随症状:伴有明显恶心、呕吐,可能因妊娠反应剧烈或葡萄胎等,伴有腹膜刺激征或一侧腹痛时需警惕宫外孕;流血量多有失血性休克时可伴有头晕、发冷、寒战,考虑不全流产、宫外孕;伴有发热可见于稽留流产。

(5)既往史:既往妇科检查有无发现宫颈糜烂、宫颈息肉、子宫横膈畸形等;有无血液系统等凝血障碍疾病史。

(6)婚育史:既往有无不孕、输卵管阻塞史,有无盆腔炎症史,有无使用紧急避孕药或携带宫内节育器史。

2. 体格检查的重点

(1)一般情况及生命体征:注意有无失血性休克表现(如烦躁或神志不清、皮肤黏膜苍白、口渴、少尿、四肢厥冷、脉搏细数、血压正常或稍低、脉压缩小等),若有可见于不全流产大量阴道流血;若阴道流血量与临床表现不符,往往提示异位妊娠腹腔内流血;明显腹痛可能有腹腔内流血;合并血液系统疾病可能有皮肤黏膜出血点。

(2)腹部检查:注意有无腹部膨隆,腹肌紧张、压痛、反跳痛等腹膜刺激征;移动性浊音阳性提示存在腹腔内出血。

（3）妇科检查：注意外阴有无损伤表现；阴道黏膜有无异常出血；宫颈是否光滑，有无宫颈糜烂、宫颈息肉或肿物等；宫颈前后唇是否对称，色泽是否正常。如明显不对称或宫颈增粗呈蓝紫色提示有宫颈妊娠的可能。注意出血是来自宫颈表面还是宫腔。宫颈口未闭或有组织阻塞，提示难免流产或不全流产。后穹窿是否饱满，有无触痛；有触痛提示子宫直肠窝有积血。宫颈有无举痛及摇摆痛；两者均提示有腹腔内出血可能。子宫大小与停经月份是否相符；子宫小于停经月份可能提示异位妊娠或不全流产；子宫显著大于停经月份提示有葡萄胎的可能。子宫有压痛提示感染或稽留流产；注意双附件有无包块及压痛，后者提示异位妊娠可能。

3. 实验室及辅助检查

（1）必须要做的检查：①尿妊娠试验：明确妊娠。多数可为阳性或弱阳性。但单次尿妊娠试验阴性不能完全除外诊断。当患者大量饮水后尿液稀释，可能造成假阴性结果，此时需抽血查 hCG 或复查尿 hCG。②血液检查：出血量多应行血常规、凝血功能检查，注意血红蛋白和血细胞比容下降情况，必要时配血。伴有发热、稽留流产可有白细胞总数及中性粒细胞显著增高。血小板减少和 / 或伴白细胞增多或减少应怀疑血液系统疾病。血红蛋白和血细胞比容下降程度有助于估计出血量。异位妊娠时，hCG 水平偏低，动态监测增长慢；孕酮 <5ng/ml 提示异位妊娠可能性大。③超声检查：生命体征平稳者，可行超声检查。注意子宫大小，宫腔内有无胎囊、胎芽及胎心搏动；同时有胎囊及卵黄囊提示宫内孕；宫腔内呈落雪状多量强回声提示葡萄胎。注意宫颈内有无异常回声。注意附件区有无包块，卵巢等有无异常回声；有无盆腔积液。怀疑腹腔

内出血但是盆腔积液不多者,要探查髂窝、肾间隙、肠间隙、肝膈之间是否积液。

(2)必要时做的检查:①疑为异位妊娠,有腹腔内出血、移动性浊音阳性,应行腹腔穿刺明确诊断;生命体征平稳也可行后穹窿穿刺。②疑为先兆流产、葡萄胎或异位妊娠但无明确腹腔内出血,可行血 hCG、孕酮等测定。③疑为宫颈上皮内瘤变(cervical intraepithelial neoplasia,CIN)或宫颈癌,出血不多可行液基薄层细胞学检查(thinprep cytology test,TCT)或宫颈活检。

【处理】

1. 明确宫内妊娠还是异位妊娠。由于宫内早孕或异位妊娠可有相似的临床表现(如停经、阴道出血、腹痛),特别是当生命体征平稳、腹痛不明显时,或早孕期子宫稍大且附件包块不明显时,根据临床症状及体征鉴别有一定困难,应结合超声检查(特别是经阴道超声)以明确诊断。若超声亦不能完全鉴别宫内外妊娠,可考虑动态监测血 hCG、血清孕酮及复查超声。

2. 若为宫内妊娠,要明确为先兆流产、难免流产还是不全流产;或者是胚胎停育或葡萄胎等。综合临床表现、妇科检查及超声检查,基本能够鉴别。

3. 若为异位妊娠,要明确异位妊娠的部位。可能有输卵管妊娠、卵巢妊娠、腹腔妊娠、宫颈妊娠或宫角妊娠等。临床表现、妇科及超声检查有助于鉴别。

4. 是否为非妊娠因素所致出血,包括宫颈疾病或血液系统等全身性疾病。通过妇科检查、超声检查及血液系统检查,必要时辅助液基薄层细胞学检测(TCT)或宫颈活检,可以协助鉴别。

【特殊问题】

1. 考虑异位妊娠引起早孕期出血时,需与患者及家属交代:宫外孕的诊断有时并不容易,不能太着急得到明确的诊断(需定期监测 B 超及 hCG 水平变化)。不能以 hCG 高低来判断是否会破裂(保守治疗、门诊随诊、血 hCG 未下降至正常之前都有可能发生破裂)。经阴道超声检查比经腹准确性更高。突发的宫外孕破裂腹腔内出血术中可进行自体血回输。

2. 若不全流产一经确诊,应及时行刮宫术或钳刮术,清楚宫腔内残留组织。出血多有休克时,应同时输血输液,并给予抗生素预防感染。

3. 若明确为胚胎停育时,若胚胎停育时间较长,胎盘组织有时机化,与子宫壁粘连紧密,造成刮宫困难,也可能发生凝血功能障碍,导致 DIC,发生严重出血。处理之前应检查血常规和凝血功能,做好输血准备。

4. 葡萄胎一经确诊,应先仔细做全身检查,注意有无贫血、甲状腺功能亢进、水及电解质紊乱等。在患者情况稳定时,及时清除宫腔内容物,一般选用吸刮术。由于葡萄胎子宫大而软,手术时出血较多,也易穿孔,所以应在输液和备血准备下,充分扩张宫颈管,选用大号吸管吸引。待葡萄胎组织大部分吸出、子宫明显缩小后,改用刮匙轻柔刮宫。为减少出血和预防子宫穿孔,可在术中应用缩宫素静滴,一般推荐在充分扩张宫颈管和大部分葡萄胎组织排出后开始使用,以避免滋养细胞压入子宫壁血窦,导致转移和肺栓塞。术中感到一次刮净有困难时,可于 1 周后行第二次刮宫。

【谨记】

早孕出现阴道出血时,应警惕异位妊娠的可能。

【请示和会诊】

1. 应及时向上级医师汇报。

2. 若有右下腹疼痛,需完善肝、胆、胰、脾及右下腹超声检查后,请外科医师协助会诊。

(桂　婷)

第四节　孕中期引产的退乳方法

【处理】

1. 口服溴隐亭,每次 2.5mg,每日 2 次,连服 14 天。

2. 口服维生素 B_6,每次 200mg,每日 3 次,连服 3 天。

3. 芒硝 250g,分装入 2 个纱布袋中,并敷于两侧乳房。如纱布袋潮湿应及时更换,晒干后可反复使用。

4. 生麦芽 60g,水煎当茶饮。

(桂　婷)

第五节　孕中期腹痛的处理

【可能原因】

先兆晚期流产、胎盘早剥、妊娠合并卵巢囊肿蒂扭转或破裂、妊娠合并急性输卵管炎、妊娠合并急性阑尾炎。

【重点关注】

1. 腹痛的急缓

(1)急性下腹疼痛:是妇科急症常见的主诉,原因有以下几种:a. 腹腔内出血,如异位妊娠、黄体破裂等;b. 卵巢囊肿蒂扭转或破裂等;c. 盆腔器官的急性炎症。

(2)起病缓慢而逐渐加剧者:多由慢性内生殖器炎症急性发作或恶性肿瘤增长迅速所引起。

(3)反复隐痛伴有阵发性剧痛者:有输卵管妊娠破裂或流产可能。

2. 腹痛的部位

(1)下腹正中部出现疼痛多系子宫性疼痛。

(2)一侧下腹痛应考虑为该侧附件病变,如卵巢囊肿蒂扭转、破裂及异位妊娠流产或破裂等。

(3)双侧下腹痛常见于子宫双附件炎性病变;卵巢囊肿破裂、输卵管妊娠破裂或盆腔腹膜炎时,可引起整个下腹痛甚至全腹痛。

(4)下腹痛向肛门部放射,多为内出血引起;放射至肩部多为大量内出血刺激膈肌引起;放射至大腿处,常为晚期癌组织侵犯骨盆壁、闭孔神经,引起坐骨神经痛。

3. 腹痛的性质

(1)持续性钝痛,多为炎症或腹腔内积液所致。

(2)顽固性疼痛难以忍受,多考虑为晚期癌肿。

(3)卵巢囊肿蒂扭转,多表现为剧烈腹痛,可有缓解或阵发加剧。当导致卵巢坏死时,可有短暂疼痛缓解。

(4)异位妊娠或卵巢囊肿破裂,可引起撕裂性锐痛。

(5)子宫收缩特别是宫腔内有积血或积脓不能排出,以及输卵管肿瘤,常导致下腹坠痛。

4. 腹痛的伴随症状

(1)疼痛时伴有恶心、呕吐应考虑有卵巢囊肿蒂扭转的可能。当卵巢坏死时可能有发热。

(2)疼痛并发内出血,甚至出现失血性休克,应考虑异位妊娠流产或破裂、子宫破裂、肿瘤破裂等所致腹腔内出血。

(3)出现肛门坠胀,一般由直肠子宫陷凹有积液所致。

(4)疼痛伴有畏寒、发热,多为炎症引起;疼痛伴有恶病质,应考虑晚期肿瘤。

【处理】

1. 明确是否为妊娠相关性腹痛　主要考虑先兆晚期流产和胎盘早剥。先兆晚期流产,可先行保胎治疗。胎盘早剥一旦确诊,应尽快终止妊娠。

2. 明确是否为妇科疾病所致腹痛　妇科疾病主要考虑:卵巢囊肿蒂扭转或破裂;盆腔器官的急性炎症。此外,还有部分内外科疾病可以导致腹痛,如阑尾炎、胆囊炎、胃肠炎、溃疡病、泌尿系结石、肠梗阻及寄生虫、外伤后脏器破裂等。应注意询问患者病史,各种疾病腹部疼痛部位不同。

妇科疾病大多表现为下腹部疼痛,而胃肠炎多为脐周疼痛,胆囊炎多为右上腹痛,既往胆囊炎、阑尾炎病史、腹痛前外伤史等均对相应的疾病有提示作用,各种内外科疾病查体也有相应的发现,但阑尾炎有时与妇科疾病的鉴别较困难。

【特殊问题】

1. 先兆晚期流产　卧床休息,禁止性生活,必要时给予对胎儿危害最小的镇静药。对先兆流产患者的心理治疗也很重要,要使孕妇情绪稳定,增强信心。如有宫缩,可用硫酸镁、利托君、阿托西班、沙丁胺醇、硝苯地平等药物抑制宫缩。

2. 胎盘早剥　孕妇一旦发生胎盘早剥,及时剖宫产终止妊娠。估计短时间内可经阴道分娩者,应尽量缩短产程,必要时阴道助产。估计不能成活或已发生胎死宫内,短时间内不能经阴道分娩,但孕妇病情危重,为抢救孕妇应行剖宫产。

3. 妊娠合并卵巢囊肿蒂扭转或破裂 卵巢囊肿或肿瘤蒂扭转或破裂,确诊后应尽早手术治疗。术中如发现肿瘤完全坏死,应在根蒂扭转下方钳夹,将肿瘤和扭转的蒂一并切除,若为不全扭转,卵巢未坏死,可剥除包块,保留卵巢。如可疑恶性,应快速进行冷冻病理检查,确定肿瘤的性质,必要时扩大手术范围。

4. 妊娠合并急性输卵管炎 妊娠合并急性输卵管炎时,需应用抗生素进行抗感染治疗。如有宫缩,可用硫酸镁、利托君、沙丁胺醇、硝苯地平等药物抑制宫缩。

5. 妊娠合并急性阑尾炎 妊娠合并急性阑尾炎时,应及时应用抗生素控制感染,如有必要需行开腹探查手术。

【谨记】

1. 孕中期腹痛,首先要排除胎盘早剥的可能,因为胎盘早剥危及母儿的生命安全,预后与处理是否及时有密切关系。一旦确诊,应及时终止妊娠,以剖宫产手术为主。

2. 孕中期合并卵巢囊肿或肿瘤蒂扭转或破裂,待确诊后应尽早行手术治疗。

3. 孕中期腹痛如需手术治疗,应告知患者术中及术后的流产风险。

【请示和会诊】

1. 应及时向上级医师汇报。

2. 必要时请相关科室医师会诊。

(桂　婷)

第六节　孕中期胎膜早破的处理

【重点关注】

1. 对孕妇和胎儿进行全面评估

（1）准确核对孕周。

（2）评估有无感染。

（3）评估胎儿状况，包括胎儿大小、胎方位、羊水指数、有无胎儿宫内窘迫、有无胎儿畸形等情况。

（4）评估母体有无其他合并症或并发症。

2. 确定处理方案　依据孕周、母胎状况、当地医院医疗水平、孕妇和家属意愿 4 个方面进行决策，包括放弃胎儿、终止妊娠、期待保胎等治疗。

（1）立即终止妊娠放弃胎儿：当孕周 < 24 周，为无生机儿时，多不主张继续妊娠，以引产为宜。孕周为 24~27^{+6} 周，可以依据孕妇本人及其家属的意愿终止妊娠。

（2）期待保胎：孕周 24~27^{+6} 周，孕妇及家属要求保胎者。①充分告知期待保胎过程中的风险。②如羊水过少，羊水最大深度 < 20mm 宜考虑终止妊娠。③无继续妊娠禁忌，应保胎、延长孕周至 34 周。期待保胎过程中的处理如下：

1）促胎肺成熟：建议孕周达 26 周后再给予糖皮质激素。具体用量：地塞米松 6mg，肌内注射，每 12 小时 1 次，共 4 次；或倍他米松 12mg，肌内注射，每日 1 次，共 2 次。若孕周 32 周前使用了单疗程的糖皮质激素治疗，且孕妇尚未分娩，在应用 1 个疗程治疗后的 2 周，孕周仍不足 32^{+6} 周，估计短期内终止妊娠者，可再次应用 1 个疗程，但总疗程不能超过 2 次。妊娠糖尿病

(gestational diabetes mellitus,GDM)或糖尿病(DM)合并妊娠者无特殊。

2)应用抗生素:氨苄青霉素+红霉素静脉滴注48小时,然后口服阿莫西林+肠溶红霉素连续5天。具体用量:氨苄青霉素2g+红霉素250mg,每6小时1次,静脉滴注48小时;阿莫西林250mg+肠溶红霉素333mg,每8小时1次,口服连续5天;对青霉素过敏的孕妇,可单独口服红霉素10天,但应避免使用氨苄青霉素+克拉维酸钾类抗生素。

3)应用宫缩抑制剂:β受体兴奋剂、前列腺素合成酶抑制剂、钙通道阻滞剂、缩宫素受体拮抗剂等。如果有规律宫缩,建议应用宫缩抑制剂48小时,完成糖皮质激素促胎肺成熟的处理。完成上述处理后,如果仍有规律宫缩应重新评估绒毛膜羊膜炎和胎盘早剥的风险,如有明确感染或已经进入产程不宜再继续保胎。对于孕周<32周的胎膜早破的孕妇,有随时分娩风险者可考虑应用硫酸镁保护胎儿神经系统,但无统一方案。

4)期待过程中的监测:高臀位;卧床休息;避免不必要的肛查和阴道检查;动态监测羊水量、胎儿情况;监测有无胎盘早剥;定期监测绒毛膜羊膜炎(监测感染指标)和临产的征象。卧床期间应注意预防孕妇卧床过久可能导致的一些并发症,如血栓形成、肌肉萎缩等。临床绒毛膜羊膜炎的监测包括:孕妇体温、脉搏、胎心率、宫底有无压痛、阴道分泌物有无异味、外周血白细胞计数有无升高或核左移。孕妇体温升高的同时伴有上述2个或2个以上的指标异常可以诊断为临床绒毛膜羊膜炎。

(3)分娩方式的选择:①未足月胎膜早破不是剖宫产的指征,有异常情况时放宽剖宫产指征。②阴道分娩时不必常规行会阴侧切术,不主张预防性产钳助产。③胎儿娩出后有条件者建议行胎盘胎膜病理检查,明确有无组织病理性绒毛膜羊膜炎。对于可疑宫内感染或明确的宫内感染者行羊膜腔和新生儿耳拭子培养。

未足月胎膜早破(preterm premature rupture of membranes,PPROM)的处理流程见图 3-1。

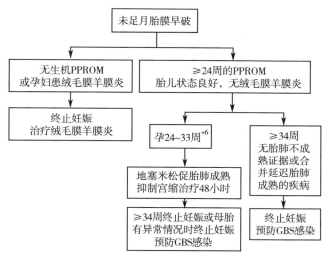

图 3-1 未足月胎膜早破的处理流程

(李 玲)

第七节 孕中期阴道出血的处理

【可能原因】

胎盘前置状态、胎盘早剥、先兆晚期流产、宫颈息肉。

【重点关注】

1. 是否为胎盘因素所致出血。胎盘因素所致妊娠中期出血,主要包括前置胎盘、胎盘早剥,少数为胎盘边缘血窦破裂。前置胎盘出血多为无诱因反复阴道出血,出血后可能诱发宫缩,可有胎位异常,耻骨联合上方听到胎盘血管杂音。胎盘早剥往往有慢性疾病血管病变史或外伤、长时间仰卧位等,有时亦无明显诱因。胎盘早剥时可有明显腹痛或腹痛不明显,子宫压痛,不能放松,可能有胎心变化。若出血量不多,孕妇生命体征平稳,胎心良好,临床不能明确诊断,可行超声检查;胎盘早剥超声可提示胎盘与子宫壁之间有边缘不清楚的液性暗区,即为胎盘后血肿。需要特别注意的是,B超检查阴性并不能排除胎盘早剥的诊断。

2. 若除外胎盘因素所致出血,应考虑先兆晚期流产。多数阴道流血不多,常伴有宫缩,抑制宫缩治疗通常有效。还可行超声检查,测量宫颈管长度,预测妊娠结局和预后。

3. 若除外上述情况,还应考虑非妊娠因素所致出血。如宫颈疾病或血液系统等全身性疾病。通过妇科检查、超声检查及血液系统检查,必要时辅助细胞学或宫颈活检,协助诊断。时常有妊娠合并宫颈息肉,造成孕期反复出血。因此,接诊阴道出血孕妇时,需检查宫颈是否有息肉等异常赘生物。

【处理】

1. 胎盘前置状态。在保证孕妇安全的前提下,尽可能延长孕周,提高胎儿出生存活率。随着孕周的延长,胎盘有逐渐向上迁移的可能。若阴道出血量不多、生命体征平稳、胎动好,可以行期待疗法。

（1）卧床休息：左侧卧位，定时吸氧。禁止性生活、阴道检查、肛门检查、灌肠及任何刺激，保持孕妇良好情绪，适当应用地西泮等镇静药。

（2）如有宫缩，抑制宫缩：可用硫酸镁、利托君、沙丁胺醇、硝苯地平等药物抑制宫缩。

（3）纠正贫血：视贫血严重程度给予补铁治疗，或少量多次输血。

（4）预防感染：可用广谱抗生素预防感染。

期待疗法应在备血、有急诊手术条件下进行，并用B超连续监测胎盘迁移情况及胎儿宫内状况。一旦出血增多，应立即终止妊娠。

2. 胎盘早剥。孕妇一旦发生胎盘早剥，需及时终止妊娠。估计短时间内可经阴道分娩者，应尽量缩短产程，必要时行阴道助产。估计不能成活或已发生胎死宫内，短时间内不能经阴道分娩，但孕妇病情危重时，为抢救孕妇应行剖宫产。

3. 先兆晚期流产。卧床休息，禁止性生活，必要时给予对胎儿危害最小的镇静药。对先兆流产患者的心理治疗也很重要，要使孕妇情绪稳定，增强信心。如有宫缩，可用硫酸镁、利托君、沙丁胺醇、硝苯地平等药物抑制宫缩。

4. 较小的宫颈息肉可暂时不处理，若为蒂部较细的大息肉，脱出阴道，孕期反复出血，可以切除，并压迫止血 24 小时。

5. 如为血液系统疾病，如特发性血小板减少性紫癜，应请内科医师会诊。

【特殊问题】

1. 胎盘早剥患者容易发生产后出血，故在分娩后应及时应用子宫收缩剂，如催产素、麦角新碱、卡前列素氨丁三醇等,并按摩子宫。

2. 子宫胎盘卒中的处理方法。应用大量子宫收缩剂,按摩子宫,生理盐水热敷子宫,以促进子宫收缩。观察子宫局部血液循环恢复情况,若子宫收缩好,局部血液循环尚好,应尽量保留子宫。

3. 胎盘早剥发生产后出血时,若保守处理不能达到止血目的时,应行血管结扎或行介入栓塞治疗。子宫动脉栓塞术不但能明确诊断,还能迅速止血,并发症也较少。若仍不能控制出血或出血多导致休克时,必须行子宫切除术。

【谨记】

孕中期出现阴道出血,要排除胎盘早剥的可能。胎盘早剥危及母儿的生命安全,预后与处理是否及时有密切关系。一旦确诊,应及时终止妊娠,以剖宫产为主。

【请示和会诊】

1. 应及时向上级医师汇报。
2. 必要时请相关科室医师进行会诊。

(桂　婷)

第八节　妊娠剧吐的处理

【可能原因】

至今病因尚不明确。精神过度紧张、焦虑、生活环境和经济状况较差的孕妇易发生妊娠剧吐。

【重点关注】

1. 若孕妇出现持续而严重的恶心、呕吐,需要首先确定为早期妊娠,并排除多胎妊娠、葡萄胎、甲状腺功能亢进和急性胃肠炎;出现妊娠剧吐的营养状况紊乱征象时,需排除阑尾炎、肾盂肾炎、肝炎、胆囊炎、胰腺炎、消化性溃疡病、脑肿瘤等疾病。

2. 检测到尿酮体阳性即可诊断妊娠剧吐,进一步行血、尿常规,生化及肝、肾功能检查,可发现血细胞比容升高,尿比重升高,低血钠、低血钾、低血氯性碱中毒,肝 AST/ALT 升高。部分患者会出现暂时性甲状腺功能亢进的生化改变,如游离 T_3/T_4 升高、促甲状腺激素(thyroid stimulating hormone,TSH)降低,但通常至 18 周可缓解,无需治疗,也不影响妊娠结局。出现神经精神症状时,需警惕韦尼克脑病(Wernicke encephalopathy)的可能。

【处理】

对于妊娠剧吐患者最重要的是摄入足够的液体,以防脱水。一般患者口服液体即可;不耐受口服液体的患者,必须进行静脉补液;尿酮体超过(++)的患者,应住院治疗,精确记录出入量。

1. **心理治疗**　对孕早期呕吐的患者,应注意患者的精神状态,精神安慰和鼓励对其他治疗方式有辅助作用。

2. **饮食调整和生活方式的调整**

(1)饮食调整:包括少量多次饮水或其他液体,如柠檬水、稀释的果汁、淡茶及清汤等;少量多次进食,避免一次大量进食;避免空腹,在两餐之间少量加一些清淡的茶点;晨起呕吐者在起床前进食一些饼干可能有效;咸味的食物可能有帮助;避免油腻、辛辣的食物。

(2)生活方式调整:包括在感觉最好或饥饿时进食;如果不耐受热的食物,可以待食物冷却后进食;出现恶心症状时避免突然活动;避免各种应激事件等。

3. 补液及药物治疗

(1)静脉补液:以纠正脱水、酸碱平衡及电解质紊乱为主要目的。每天应予以足量的液体和热量,总液体入量不低于 3 000ml,并定期对患者脱水的程度进行评估。每天最少输注氯化钠 9g、氯化钾 6g,保证尿量每天不低于 1 000ml。

(2)补充维生素:维生素 B_6 可加入生理盐水中静脉滴注,治疗量一般为 30~75g/d,最高可达 100g/d。待患者症状减轻后,可由静脉滴注改为口服,每次 10~25mg,每日 3 次。当患者出现神经症状,特别是怀疑有韦尼克脑病时,必须补充维生素 B_1。

(3)止吐药物:初始可采取静脉给药,待症状缓解后可改为口服给药。常用的药物有:苯比拉明,口服,每日 2 次,早晨 12.5mg 加维生素 B_6 10mg,晚上 25mg;甲氧氯普胺,口服,每日 3~4 次,每次 10mg。

(4)激素治疗:多数患者治疗 2~3 天后,病情迅速好转,呕吐减轻或停止,尿酮体转阴,可少量进流食,逐渐增加食量。如症状较重的患者无明显改善可应用糖皮质激素。可选用氢化可的松 200~300mg 入液静脉滴注 3 天,剂量每隔 2~3 天减半至停药。

(5)生姜治疗:可尝试补充含有生姜的点心。

(6)全胃肠外营养(TPN)治疗:需要进行 TPN 治疗时,应请营养科医师会诊。TPN 方案要个体化,根据每位患者对热量、流质、三大营养物质及微量营养物等的增长需要进行制订。推荐流质摄入量为 30ml/(kg·d)。

TPN 液体中的葡萄糖为主要功能物质,为防止高血糖的发生,应监测血糖浓度在 3.9~6.7mmol/L。深静脉插管的患者要注意导管相关性血栓栓塞、导管闭塞、气栓及感染等并发症的发生。

【特殊问题】

如出现以下情况,应从速终止妊娠:

(1)持续黄疸。

(2)持续蛋白尿。

(3)体温升高,持续在 38℃以上。

(4)心率 >120 次 /min。

(5)多发性神经炎及神经性体征。

(6)Wernicke-Korsakoff 综合征。

【谨记】

1. 妊娠剧吐的患者主要表现为电解质平衡失调、体重减轻超过 5%、酮症及尿酮体阳性,严重时出现肝肾损害及视网膜出血、维生素 B_1 缺乏性韦尼克脑病、神经精神症状,病情危重时出现意识模糊、谵妄、昏迷。

2. 妊娠剧吐的预后一般较好,但必须采取积极的治疗,方能阻止病情的发展。

【请示和会诊】

1. 应及时向上级医师汇报。

2. 必要时请相关科室医师会诊。

（桂　婷）

第九节 剖宫产术后子宫瘢痕妊娠的分型和处理

【重点关注】

1. 典型的超声表现

（1）宫腔内或宫颈管内空虚，未见妊娠囊。

（2）妊娠囊着床于子宫前壁下段肌层，部分妊娠囊内可见胎芽或胎心。

（3）子宫前壁肌层连续性中断，妊娠囊于膀胱之间的子宫肌层明显变薄，甚至消失。

（4）彩色多普勒血流显示妊娠囊周边高速低阻血流信号。

2. MRI 检查

当超声检查无法明确妊娠囊与子宫及周围器官关系时，可行 MRI 检查辅助诊断。

3. β-hCG

β-hCG 对诊断无特异性，有胎心的子宫瘢痕妊娠（cesarean scar pregnancy，CSP）hCG 水平可以很高，但对评价治疗效果非常重要。

4. CSP 分型

根据超声表现，将 CSP 分为 3 型（包块型为 3 型中的特殊类型），见表 3-1。

表 3-1 CSP 的分型

分型	妊娠囊位置	妊娠囊形态	妊娠囊与膀胱间子宫肌层厚度	彩色多普勒血流显像（CDFI）
Ⅰ型	部分着床于子宫瘢痕处，部分或大部分位于宫腔内，少数可达宫底	明显变形拉长，下端成锐角	>3mm	瘢痕处可见滋养层血流信号（低阻血流）

续表

分型	妊娠囊位置	妊娠囊形态	妊娠囊与膀胱间子宫肌层厚度	彩色多普勒血流显像（CDFI）
Ⅱ型	部分着床于子宫瘢痕处,部分或大部分位于宫腔内,少数可达宫底	明显变形,拉长,下端成锐角	≤ 3mm	瘢痕处可见滋养层血流信号（低阻血流）
Ⅲ型	完全着床于子宫瘢痕处肌层	向膀胱方向外凸,宫腔空虚	≤ 3mm,或完全缺失	瘢痕处可见滋养层血流信号（低阻血流）
包块型	子宫下段瘢痕处	囊实性或类实性混合回声	明显变薄或缺失	包块周边较丰富血流信号,部分仅可见少许血流信号

【处理】

一旦诊断为 CSP,需给出终止妊娠的医学建议,并尽早清除妊娠物。若患者因为社会因素坚决要求继续妊娠的,应充分交代可能发生的并发症及严重后果。具体治疗如下:

1. 药物治疗

(1) 单纯药物治疗不作为 CSP 的首选方案。

(2) Ⅱ、Ⅲ 型 CSP 患者在手术前可行甲氨蝶呤(MTX)治疗,降低术中出血风险。

(3) 手术治疗后 β-hCG 下降不满意且不适合再次手术的患者可考虑行 MTX 治疗。

(4) 不愿意手术或不适合手术的早期患者可考虑 MTX 治疗。

(5) 子宫动脉栓塞(uterine artery embolization,UAE)术中可联合应用 MTX。

（6）应用 MTX 治疗期间，随时有发生严重子宫出血的可能，需在有进一步处理条件的医院进行。

2. 子宫动脉栓塞

（1）CSP 手术或流产过程中大出血的紧急处理。

（2）Ⅱ型或Ⅲ型 CSP，包块型血流供应丰富者，手术前预处理可行 UAE，以减少术中出血风险。

（3）建议在栓塞后 72 小时内清除妊娠物。

3. 手术治疗

（1）超声引导下清宫术：①Ⅰ型 CSP<8 周时，可直接手术，但应准备 UAE 术。②Ⅱ、Ⅲ型 CSP 和 ≥ 8 周的Ⅰ型 CSP，需在 UAE 预处理后手术。若清宫后仍有残留，可再次清宫或行 MTX 治疗。

（2）CSP 妊娠物清除及子宫瘢痕修补（经腹、经阴或腹腔镜）：①Ⅱ、Ⅲ型 CSP，前壁菲薄，血流丰富，有再生育要求，并希望修补缺损的患者可考虑该术式。②术前可预防性 UAE，或准备 UAE 术。③可根据患者情况及术者手术技术选择手术方式，但孕周 >10 周或包块 >6cm 者不宜行阴式手术。

（3）术后随访：①术后每周测 1 次 β-hCG，每月行超声检查 1 次，直至 β-hCG 水平降至正常。②部分患者瘢痕处会出现小血肿，无阴道出血者可不处理，有阴道出血者给予止血药。

4. 再生育者的管理

（1）对于无生育要求的患者建议严格避孕，各种避孕方式均可选择，但放置宫内节育器（intrauterine contraceptive device, IUD）的风险较大，可超声引导下放置。

（2）对于有生育要求者，建议痊愈半年后再妊娠，但需充分告知再次发生 CSP、胎盘植入及晚孕期子宫破裂的风险。

【特殊问题】

CSP 是一个限时定义，仅限于早孕期（≤ 12 周），孕12 周以后的孕中期，诊断为"胎盘植入"，合并前置胎盘的诊断为胎盘植入、胎盘前置状态。发展到孕晚期则诊断为凶险性前置胎盘。

【谨记】

1. CSP 可以造成清宫术中及术后难以控制的大出血、子宫破裂、周围脏器损伤，常导致子宫切除，严重时可导致孕产妇死亡。

2. CSP 是一种特殊部位的异位妊娠，凶险性高，需要高度警惕，做到早诊断、早终止、早清除。

【请示和会诊】

CSP 患者治疗过程中，通常需要行 UAE 术或准备UAE 术，需与介入科充分保持沟通。若值班期间出现药物难以控制的大出血，需请介入科会诊，评估急诊栓塞的指征。

（毛 溯）

第十节 异常子宫出血的处理

【可能原因】

1. **器质性疾病** 子宫内膜息肉、子宫腺肌病、子宫肌瘤、子宫内膜癌前病变和恶性病变。

2. **非器质性疾病** 凝血功能障碍、排卵障碍、子宫内膜局部止血功能异常、医源性因素（如使用性激素类药物),其他因素(如子宫动静脉畸形、剖宫产瘢痕憩室)。

【重点关注】

1. 询问病史

(1)评估患者一般状况,贫血程度,异常子宫出血为急性或者慢性。如为急性异常子宫出血(abnormal uterine bleeding,AUB),需监测生命体征,开放静脉通路,尽快纠正贫血,预防出血休克;如为慢性 AUB,需明确病因,纠正贫血。

(2)详细询问末次月经时间,是否有停经史,是否做过尿妊娠试验,了解患者是否怀孕。详细询问月经周期是否规律,月经周期的长短,经期长度,经期出血量,如有任何一项不符,除外妊娠后,可诊断异常子宫出血。

(3)详细询问是否使用性激素类药物,包括口服紧急避孕药,不规律服用短效口服避孕药,宫内放置节育器。

(4)详细询问有无生殖系统疾病,如子宫内膜息肉、子宫腺肌病、子宫肌瘤、子宫内膜癌前病变和恶性病变,以及有无全身系统性疾病,如肝病、血液病、高血压、甲状腺疾病、肾上腺疾病、垂体疾病等。

2. 体格检查的重点

(1)一般情况及生命体征:注意有无失血性休克表现(如烦躁或神志不清、皮肤黏膜苍白、口渴、少尿、四肢厥冷、脉搏细数、血压正常或稍低、脉压缩小等)。

(2)妇科检查:必须查看宫颈,以排除宫颈癌所致的出血。如子宫增大,考虑为子宫腺肌病、子宫肌瘤、子宫内膜癌的可能。

(3)全身检查:注意皮肤有无瘀点及瘀斑、甲状腺有无增大、肝脾有无肿大。

　　3. **实验室及辅助检查**

　　(1)抽血化验：血 hCG、血常规、凝血功能、肝肾功能、输血八项、血型,酌情检查性激素六项。

　　(2)超声检查：了解子宫大小、形状、宫腔内有无赘生物、子宫内膜厚度、宫颈情况等。

　　(3)宫颈管脱落细胞／人乳头瘤病毒(TCT/HPV)检查：需酌情进行。

　　(4)诊断性刮宫(诊刮)：其目的主要是急性止血和明确子宫内膜有无病变。对于大量阴道流血,随时考虑诊刮,刮宫要全面,注意宫腔大小、形态、刮出物性质和量,刮出物应全部送病理检查。对于生育期和绝经过渡期女性、药物治疗无效,或者存在子宫内膜癌高危因素的患者,应通过诊刮术排除子宫内膜恶性病变;对于未婚女性,若激素治疗失败或怀疑有器质性病变时,也应经患者及家属知情同意后考虑诊刮。

【处理】

　　1. **急性异常子宫出血**　监测生命体征,了解有无失血性休克。尽快开放静脉通路,补液输血。应用药物止血,包括复方口服避孕药和氨甲环酸,同时行手术治疗,包括子宫动脉栓塞术、诊刮术、子宫切除术。待患者生命体征平稳,再尽快明确出血原因。

　　2. **慢性异常子宫出血**　一般治疗(止血药＋铁剂＋抗生素)的同时,尽快明确出血原因。2011 年,国际妇产科学会(Federation International of Gynecology and Obstetrics,FIGO)提出了 PALM-COEIN 分类系统,该系统被广泛用于帮助临床医师和研究者评估、诊断和处理 AUB。

　　(1)PALM 代表器质性因素：包括子宫内膜息肉

（AUB-P），子宫腺肌病（AUB-A），子宫肌瘤（AUB-L），子宫内膜恶性病变（AUB-M）。①子宫内膜息肉：<1cm，无症状者，1年内自然消失率约为27%，恶变率低，可观察随诊;>1cm，引起不规则阴道流血，月经间期出血、月经过多及不孕时，给予手术切除。术后可考虑使用复方口服避孕药（combined oral contraceptive，COC）或左炔诺孕酮宫内缓释系统（levonorgestrel-releasing intrauterine system，LNG-IUS）减少复发风险。②子宫腺肌病：有生育要求者，采用药物治疗，如 GnRHa、复方短效口服避孕药、孕激素;无生育要求者，药物治疗无效，可考虑切除子宫。③子宫肌瘤：有生育要求者，行子宫肌瘤剥除;无生育要求者，建议切除子宫。④子宫内膜不典型增生或子宫内膜癌：有生育要求者：高效孕激素或者 GnRHa+ 来曲唑，内膜逆转后，尽快妊娠，完成生育后，行子宫切除。无生育要求者：建议切除子宫。

（2）COEIN 代表非器质性因素：包括凝血功能障碍（AUB-C），排卵障碍（AUB-O），子宫内膜局部异常（AUB-E），医源性疾病（AUB-I），未分类（AUB-N）。

1）排卵障碍

a. 血红蛋白 >90g/L，孕激素撤退出血。常用药物有：黄体酮，20mg，每日 1 次，肌内注射，连用 3 天或 5 天;地屈孕酮，10mg，每日 2 次，口服，连用 10 天;微粒化黄体酮，200~300mg，每日 1 次，连用 10 天。

b. 血红蛋白 <90g/L。常用药物有：戊酸雌二醇，3mg，每 6 小时 1 次，直至血止 3 天→3mg，每 8 小时 1 次 ×3 天→3mg，每 12 小时 1 次 ×3 天→3mg，每日 1 次;当血红蛋白 >100g/L，加用地屈孕酮 10mg，每日 2 次 ×10 天，撤退出血;短效口服避孕药，炔雌醇环丙孕酮 / 屈螺酮炔雌醇 / 屈螺酮炔雌醇（Ⅱ），1 片，每 6 小时 1 次,直至血止 3 天→1 片,每 8 小时 1 次 ×3 天→1 片,每 12 小时 1 次 ×3 天→1 片,每日 1 次 ×21 天;促性腺激素释放激素类似物(GnRHa)。

对于出血时间长、体质差、贫血明显、病情严重者,可采用 GnRHa 协同治疗,抑制下丘脑 - 垂体 - 卵巢轴的功能,使雌激素显著下降至相当于青春期前或绝经后水平。该药每 28 天服用 1 次,可使子宫内膜萎缩,有效地减少出血。

需注意以下几点:注射第 1 针后可能不能完全抑制,有可能出现"点火效应"(flare up),即首次用药 12 小时后,GnRHa 首先占据并激活相应受体,刺激垂体细胞释放 FSH 和 LH,进而促进卵巢激素短暂增加,即"点火效应",从而导致阴道流血增加;持续作用 5~15 天后,GnRHa 受体被占满和耗尽,进而产生降调节作用,抑制垂体和卵巢功能,使体内雌激素接近绝经后水平;停药后下丘脑 - 垂体 - 卵巢轴功能恢复,也称为"可逆的药物去势";用药后导致低雌激素水平会引起围绝经期症状,如潮热、情绪不稳定、睡眠障碍、阴道尿道干涩、性欲缺乏、骨质疏松等,可通过反向添加(add back)替勃龙 + 莉芙敏 + 钙片改善症状。

c. 待血止后调整月经周期:孕激素后半周期法;复方口服避孕药;雌孕激素序贯疗法。

d. 对于药物治疗效果欠佳,不宜用药,无生育要求的患者,尤其是不易随访的年龄较大的患者,以及不除外恶性病变的患者,建议行手术治疗,包括诊刮术、子宫切除术。

2)子宫内膜局部异常导致的月经过多

a. 性激素治疗:推荐药物顺序为 LNG-IUS,适合近 1 年以上无生育要求的患者;COC,每日 1 片,周期服用;孕激素,月经后半周期使用,如地屈孕酮,从月经第 15 天开始,10mg,每日 2 次 × 10 天。

b. 非性激素治疗:非甾体抗炎药,抑制前列腺素的合成,促进血管收缩,减少月经出血;氨甲环酸,推荐口服剂量 1.0g,每日 3 次,可减少月经量的 34%~59%,耐受性好,不影响其他凝血因子,不增加静脉血栓风险。

对于药物治疗效果欠佳,不宜用药,无生育要求的患者,尤其是不易随访的年龄较大的患者,以及不除外恶性病变的患者,建议行手术治疗,包括诊刮术、子宫切除术。

3)凝血功能异常

a. 常见的原因有:遗传性凝血异常所致的 AUB,如凝血因子缺乏、血管性血友病、纤维蛋白原失调、凝血酶原缺乏、Ⅴ因子缺乏、Ⅶ因子缺乏、Ⅴ + Ⅷ因子缺乏、Ⅹ因子缺乏、Ⅺ因子缺乏;血小板数目和功能异常、特发性血小板减少性紫癜;抗凝治疗所致的 AUB。

b. 以下 3 项中的任何 1 项阳性的患者提示可能存在凝血异常,包括初潮起月经量多;具备以下病史中的 1 条者,既往有产后出血,既往有外科手术后出血,既往有牙科操作相关的出血;具备以下症状中的 2 条及以上者,每月 1~2 次淤青,每月 1~2 次鼻出血,经常牙龈出,有出血倾向的家族史。

c. 治疗应与血液科及其他相关科室共同协商,原则上应以血液科治疗措施为主,妇科协助控制月经过多。

遗传性凝血异常所致 AUB 的治疗:药物治疗包括 LNG-IUS、COC、高效孕激素、GnRH-a、非甾体抗炎药、氨甲环酸;手术治疗适用于药物治疗失败或原发病无治愈可能时,或患者无生育要求时,可考虑改善全身状况后行手术治疗,包括诊刮术、子宫切除术。

抗凝治疗所致 AUB 的治疗:药物治疗包括 WHO

反对对于有活动性血栓或血栓史的女性使用 COC 和氨甲环酸,因为这两种药物增加血栓风险,可用药物有 LNG-IUS、GnRHa、高效孕激素;手术治疗适用于药物治疗失败或原发病无治愈可能时,或患者无生育要求时,可考虑改善全身状况后行手术治疗,包括诊刮术、子宫切除术。

4)医源性因素:主要是指使用性激素药品、放置宫内节育器,或服用可能含有性激素的中药及保健品等因素引起的 AUB。

a. 口服避孕药导致的 AUB:复方短效口服避孕药是含有雌孕激素组成的复合制剂。服药期间出血,首先应排除漏服引起的雌激素撤退性出血,可以通过尽快补服药物纠正出血。如果无漏服,应考虑孕激素突破性出血,主要是由于子宫内膜蜕膜化和不规则脱落引起的,尤其是服药的第 1 个月,突破性出血发生率为 10%~30%,但这种突破性出血会逐月减少,第 3 个月的发生率 <10%。如突破性出血时间长,可通过补充小剂量的雌激素控制出血,如补佳乐 1mg,每日 1 次。

b. 皮下埋植型避孕药导致的 AUB:皮埋型避孕药是一种缓释系统的避孕药,在月经开始的 7 天内均可放置,由于其为单孕激素制剂(主要为左炔诺孕酮),点滴出血或不规则出血为主要不良反应。植入后第 1 年内,部分女性可能出现孕激素突破性出血,表现为月经间期出血、月经稀发、经量减少和淋漓出血。第 2 年月经失调的发生率明显降低。若长期不规则出血,可加用雌激素,如戊酸雌二醇 1mg,每日 1 次 ×7 天,或加用短小口服避孕药 3 个周期。

c. 宫内节育器(IUD)导致的 AUB:宫内节育器是我国女性最常用的避孕方法,出血是 IUD 最主要的并发症。如 IUD 放置术中出血 >100ml,应立刻停止手术,给予止血药及宫缩剂。如术后 24 小时内出血 >100ml，给予止血药及抗生素预防感染，如无效则取出 IUD，下一周期再放置 IUD。如放置术后不规则阴道流血，主要表现为经量增多、经期延长、少量点滴出血，一般不需要处理，3~6 个月后逐渐恢复正常，如术后长期不规则阴道流血，应考虑是否为 IUD 下移、嵌顿、感染等原因。

5）未分类病因：少部分 AUB 患者的出血原因不明，可能与罕见因素有关，如子宫动静脉畸形、剖宫产瘢痕憩室等。

a. 子宫动静脉畸形（uterine arterio-venous malformation，AVM）：分为先天性和获得性两种。获得性 AVM 多由宫腔操作所致，如 IUD 的放置、人工流产、刮宫术、剖宫产等。出血模式常表现为"突发性"或"开关性"，阴道出血程度不一，轻者无明显症状，重者大量出血甚至休克危及生命。诊断依赖于影像学检查，常见的是超声和子宫动脉造影。子宫动脉造影是诊断的"金标准"。治疗分为保守性和手术治疗。对于有生育要求的患者，如出血不多可予以 COC，如出血多可行子宫动脉栓塞术。对于没有生育要求或子宫动脉栓塞失败的患者，可行子宫切除术。

b. 剖宫产瘢痕憩室（cesarean scar diverticulum，CSD）：剖宫产手术后子宫切口愈合不良导致子宫瘢痕缺损。超声是最常用的诊断方法，宫腔镜检查是诊断的"金标准"。患者多表现为月经淋漓不尽或月经间期出血。临床处理主要参考 2019 年的剖宫产瘢痕憩室专家共识。

对于没有生育要求的患者：如无症状不用处理，如症状较轻可口服避孕药或止血药，如症状较重可行宫腔镜下瘢痕憩室修补。需要注意的是，宫腔镜手术通过切开阻碍经血流出的憩室下壁组织及电凝破坏憩室内的内膜达到改善症状的目的。适用于子宫前壁下段肌层厚度≥3mm的患者。此种手术的优点为手术创伤小、术后恢复快,异常子宫出血的改善率可达80%,但由于宫腔镜电切手术无法修复子宫局部缺损,甚至可使子宫瘢痕局部更加菲薄,再次妊娠时需警惕子宫破裂的风险。

对于有生育要求的患者:不论出血多少,建议手术治疗,主要包括经腹腔镜、阴式、开腹的子宫瘢痕憩室修补术,主要适用于子宫前壁下段肌层厚度≤2mm的患者。手术改善CSD引起的异常子宫出血的有效率可达90%~95%。但缺点为缝合时组织对合困难,需要由手术经验丰富的医师操作,术后需要避孕等待切口愈合后才可再次妊娠,且愈合时仍有再次形成CSD的可能,术前需向患者充分告知。

【特殊问题】

1. 对于排卵障碍所致的AUB,待止血治疗后,需重视后续的调整月经周期的治疗。

2. 对于因血栓性疾病行抗凝治疗所致的AUB,禁用COC或氨甲环酸,因这两种药物会加重血栓。

3. 对于子宫动静脉畸形所致的AUB,应禁止盲目刮宫,刮宫可使症状加重。

4. 对于剖宫产瘢痕憩室所致的AUB,针对有生育要求的患者,子宫肌层厚度小于多少需行瘢痕修补手术,目前尚有争议,且瘢痕修补手术效果亦常常欠佳。

【谨记】

急性异常子宫出血,应警惕失血性休克。

【请示和会诊】

1. 应及时向上级医师汇报。

2. 如患者因急性大量出血于急诊科就诊,且表现为脉搏细速、血压下降时,考虑为休克,应尽快开放静脉通道,迅速补液和输血,并联系抢救室。待患者生命体征平稳后,再查找可能的病因。

(桂　婷)

第十一节　避孕方式的选择

【重点关注】

有效性、方便性、作用持续时间、可逆性和恢复生育力的时间、对子宫出血的影响、不良反应和不良事件的类型和发生频率、费用、可获得性、非避孕获益、使用禁忌。

【避孕方法的选择】

1. 激素类避孕方式

(1)口服避孕药(oral contraceptive,OC):是一种可靠的避孕方式,兼具非避孕获益,如调节月经周期,减少经量,缓解痛经,改善痤疮、多毛等症状,以及降低卵巢上皮恶性肿瘤的发生率。目前以复方雌-孕激素OC最为常用,特别是近10年来雌孕激素的含量均有所降低,使不良反应和心血管并发症的发生率均降低。复方雌-孕激素OC以21天或28天为一个周期进行包装,在排除妊娠后,多在月经第1~5天开始服用,也可在拿到处方后当日开始服用。

(2)皮埋植剂:是将含有左炔诺孕酮(levonorgestrel,LNG)或依托孕烯的硅胶棒置于皮下,药物缓慢而恒定地释放入血,从而发挥长期的避孕作用。在月经周期第 1~7 天内均可放置,放置后 24 小时内发挥避孕作用,使用年限为 3~5 年,3 年累积妊娠率为 0.3%,5 年累积妊娠率为 1.1%,因其为单孕激素制剂,主要不良反应是月经紊乱,表现为点滴出血或不规则阴道出血,少数出现闭经,随放置时间延长逐步改善。

(3) 释放 LNG 的宫内节育器(IUD):LNG 总量 52mg,初始释放速率为 20μg/d,至少 5 年保持有效,第 1 年妊娠率为 0.1%,连续 5 年累积妊娠率为 0.5%~1.1%。非避孕获益包括改善月经过多、贫血、痛经及预防子宫内膜癌,主要不良反应包括出血时间延长(59%)、不规则出血(多达 52%)、闭经(6%~20%)和点滴出血(23%~31%),多数在使用后 6 个月内得到改善。

(4) 紧急避孕药:目前国内最常用的紧急避孕药成分为 LNG,在无保护性生活后 72 小时内单次口服 1.5mg,越早服用,避孕效果越好,不能作为常规避孕方式。

(5) 避孕针剂,如长效醋酸甲羟孕酮(depot medroxyprogesterone acetate,DMPA),每 3 个月注射 1 次。每月 1 次的复方甲地孕酮避孕针。

2. 非激素类避孕方式

(1) 含铜 IUD:目前常用 TCu380A,至少保持 10 年有效,并可用于紧急避孕。TCu380A 的优点包括不使用激素、维持月经周期,还可能减少子宫内膜癌,但可能增加月经出血量和加重痛经,这些症状常在使用后 6 个月内逐渐改善。

(2) 屏障避孕法:避孕套(男用和女用)、阴道隔膜和宫颈帽是最常见的屏障避孕方式,所有屏障避孕法的效果都高度取决于使用者。相对于任何其他避孕方法,男用避孕套能够更为有效地阻断人类免疫缺陷病毒(HIV)在内的性传播疾病。阴道隔膜和子宫帽需要与杀精剂配合使用,国内少用。

(3)手术绝育:女性采用输卵管结扎,目前常用腹腔镜下电凝、Falope 环或 Hulka 夹结扎双侧输卵管,部分患者会在剖宫产术中同时行双侧输卵管结扎术;男性采用输精管结扎,通常在局部麻醉下即可进行,相比女性输卵管结扎更加安全、高效。

(4)自然避孕法:如体外射精或安全期避孕。

上述避孕方法中,皮埋植剂、宫内节育器(含铜 IUD 或 LNG-IUS)和避孕针剂(如 DMPA)属于长效可逆避孕措施(long-acting reversible contraceptives,LARC),即一次放置长期有效(长效),需要生育时取出即可恢复生育(可逆),方便(不需要患者每天采取什么),可靠(有效降低意外妊娠风险)。LARC 是最有效的可逆避孕法,几乎所有女性都适合使用一种 LARC,包括未生育女性、青少年和应避免使用外源性雌激素的女性。

避孕方式的选择上,应重点关注患者的年龄、妇产科病史、内外科并发症(高血压等心血管疾病、头痛、癫痫、抑郁,免疫病如系统性红斑狼疮、癌症病史)、婚育史、个人史、体重指数等,进行综合评定。

【处理】

1. **青少年避孕**　对于 15~24 岁的青少年,国际上已有不同机构和专业学会积极倡导青少年使用 LARC 是安全有效的。青少年使用宫腔内节育器(IUD)前应常规筛查性传播疾病(sexually transmitted infections,STI)如淋病和衣原体。如果放置后发现某种 STI 感染,应常规治疗而无需取出 IUD。大多数青少年放置 IUD 没有技术性困难,但 IUD 脱落在青少年人群中略有增加。放之前应向青少年告知可能发生的出血模式的变化,如含铜 IUD 放后出血量可能增加,尤其是放置后前 3 个月。左炔诺孕酮宫内缓释系统则可表现为月经量减少、稀发或闭经。

皮下埋植:对于不喜欢定期服务但需要高效长期避孕的青少年非常理想。需告知青少年出血模式的变化。关于单纯孕激素避孕方法对于骨密度的影响,目前已有使用 2 年的前瞻性研究,骨密度的变化与 IUD 使用者无差异。

长效避孕针:国际上普遍使用醋酸甲羟孕酮注射剂。常见的不良反应为不规则阴道出血和闭经。停用后生育力恢复略有延迟。但我国不能获得该产品。

此外,对于青少年女性,也可选择短效避孕方法,如口服避孕药、每月注射避孕针(复方甲地孕酮避孕针和复方庚酸炔诺酮避孕针)、阴道环和避孕贴剂(我国尚无)。需注意的是,青少年使用口服避孕药可缓解痛经、痤疮、调整月经周期,对体重无明显影响,但因青少年依从性较差,容易增加失败率。每月注射避孕针,只要按照规定时间注射,效果优于口服避孕药,主要副作用为月经出血模式的改变,对身体无伤害,一般无需处理。

避孕套可在避孕同时预防部分性传播疾病,但使用不当失败率高达 15/100 妇女·年,青少年中失败率更高。青少年还可自主使用阴道环和避孕贴剂,使用简便,但需要有较好的依从性。青少年卵巢功能尚不稳定,月经周期不规律,原则上不建议使用安全期避孕。外用避孕药是杀精药物和不同基质混合成的泡腾片、栓剂或胶冻等剂型,使用不当失败率高达 29/100 妇女·年,为提高避孕效果,建议与避孕套联合使用,原则上不推荐青少年使用外用避孕药。体外排精也不宜作为常规使用方法,使用不当失败率高达 27/100 妇女·年,应告知青少年一旦体外排精失败,尽快紧急避孕。紧急避孕包括未保护的性生活后72小时内口服左炔诺孕酮、米非司酮或放置IUD。紧急避孕药的有效率约为85%,使用紧急避孕药以后,70%的女性下次月经会在预期的7天内来潮,一些女性会在服用紧急避孕药后出现少量出血。在青少年寻求紧急避孕服务时,应该告诉她们放置IUD用于紧急避孕的优势,如效果好,且可同时落实长效避孕措施。

2. 40岁及以上女性 此阶段大部分女性已完成生育,需要长达十数年的高效、长效避孕。因此首要推荐LARC避孕方法。其中含铜IUD、LNG-IUS和皮下埋植剂均是WHO推荐的1级避孕方法,即使用无限制。DMPA属于WHO推荐的2级避孕方法,即使用益处大于理论上或已经证实的风险。含铜IUD适用于无金属过敏,不愿使用甾体激素避孕方法或有甾体激素使用禁忌证者,IUD放置后如发生不规则出血,应注意与异常子宫出血鉴别,必要时取出IUD并取子宫内膜行病理检查。近绝经的女性建议在最后1次月经后的12个月内取出。

(1)单纯孕激素避孕方法:包括LNG-IUS、皮下埋植剂和DMPA,在此年龄女性中,可提供避孕外的健康益处,如治疗月经量增多、子宫内膜增生、异常子宫出血等。LNG-IUS使用初期可能出现不规则出血及点滴出血,发生在放置后的前6个月内,部分可持续1年,约20%使用者会闭经,通常无需特殊治疗。LNG-IUS均建议5年更换1次。由于45岁以上女性生育力下降,新的LNG-IUS使用者可酌情延长使用至7年。对于50岁以上的LNG-IUS使用者,建议使用至55岁。皮下埋植剂是在此年龄女性中推荐的避孕方法,正在使用者可继续使用,使用期满者可考虑更换新的皮下埋植剂或改用其他高效避孕法。DMPA 有每 3 个月肌内注射(150mg)或皮下注射(104mg)1 次两种产品,围绝经期女性长期应用可能导致骨密度下降,对 40~50 岁新使用者可推荐 DMPA,正在使用者可继续使用;50 岁以上女性不再推荐使用 DMPA。

(2)复方甾体激素避孕方法:包括复方口服避孕药,避孕贴剂和阴道环。≥ 40 岁的复方甾体激素避孕方法使用者静脉血栓栓塞(venous thromboembolism,VTE)发生风险显著高于 35 岁以下人群,卒中和心肌梗死等动脉血栓栓塞的风险增加,35 岁以上女性比 35 岁以下使用复方口服避孕药患者有更高的出血性卒中风险。因此,此类避孕措施均属于 WHO 推荐的 2 级避孕方法,使用前应详细了解病史及家族史,排除禁忌证并进行充分咨询后才可选用此避孕方法。

总之,此年龄女性首要推荐 LARC 避孕方法,次要推荐避孕套,但需强调坚持和正确使用。对于无生育需求或再次妊娠存在威胁母儿生命安全风险的夫妇,可选用男女性绝育术。不常规推荐复方甾体激素避孕方法、自然避孕法、外用避孕药。紧急避孕是避孕失败的补救措施,需要时可首要推荐放置 Cu-IUD,次要推荐紧急避孕药。

3. 妇产科并发症

(1)子宫肌瘤:COC、LNG-IUS 可在避孕的同时缓解月经过多、痛经等症状,推荐为首选的避孕方法。子宫肌瘤不是 COC 的使用禁忌证,无证据表明低剂量 COC 会引起肌瘤生长,相反还可能抑制子宫肌瘤的生长,同时减少月经量及出血时间。不伴有宫腔变形的子宫肌瘤患者将 LNG-IUS 作为首选避孕方法之一。对于黏膜下肌瘤患者,建议先行宫腔镜黏膜下肌瘤切除术后再放置 LNG-IUS,可有效减少脱落率。

（2）子宫内膜异位症或子宫腺肌病：首选推荐 COC 或 LNG-IUS 进行避孕。此外，还可选择 DMPA 或依托孕烯皮下埋植剂。

（3）子宫内膜增生：对无不典型增生患者，首选推荐 LNG-IUS，避孕的同时可有效逆转子宫内膜，并能作为减少术后复发的二级预防；放置后应每 6 个月随访 1 次，直至连续 2 次内膜活检阴性。对于不典型增生患者，应首选手术治疗。而对于拒绝手术、希望保留生育功能者，应充分告知不典型子宫内膜增生存在潜在恶性及进展为子宫内膜癌的风险，对其进行全面评估，首选推荐 LNG-IUS 或口服孕激素。不常规推荐 COC 避孕方法。

（4）子宫内膜息肉：宫腔镜子宫内膜息肉切除术后的复发率较高，因此对于术后暂无生育要求者首选推荐使用 LNG-IUS 或 COC 进行避孕，以降低术后息肉复发率。COC 可发挥子宫内膜萎缩和子宫内膜生长的双重效应，术后口服 COC 在修复受损的子宫内膜的同时，又能对抗子宫内膜局部的高雌激素状态，避免子宫内膜过度增生，减少息肉复发。对子宫内膜息肉患者行宫腔镜子宫内膜息肉切除术后服用 COC 并随访 2 年，发现其子宫内膜息肉复发率明显低于未服用 COC 者。

（5）排卵障碍性异常子宫出血：对于已完成生育或暂无生育需求的 AUB-O 患者，推荐 COC 或 LNG-IUS 进行避孕，尤其是对于绝经过渡期 AUB-O 患者，推荐 LNG-IUS 作为首选的避孕方法。

（6）原发性痛经：首选 COC 或 LNG-IUS 作为避孕方法，高效避孕的同时可以有效缓解痛经症状，提高其生命质量。

（7）慢性盆腔炎症性疾病：不但要能满足避孕的需

求,还需要预防生殖系统感染和性传播疾病,首选推荐此类患者使用避孕套联合 COC 或 LNG-IUS 进行避孕。

4. 内外科并发症　不同并发症患者常见的避孕方式选择见表 3-2。

表 3-2　不同并发症患者常见的避孕方式选择

并发症	Cu-IUD	LNG-IUS	IMP	DMPA	COC
糖尿病					
• 糖尿病病史	1	1	1	1	1
• 不伴有血管病变	1	2	2	2	2
• 伴有血管病变或 ≥ 20 年或有脏器损伤	1	2	3	3	3/4
多重心血管疾病危险因素	1	2	3	3	3/4
高血压					
• 控制良好	1	1	2	2	3
• 未控制良好	1	2	1	2	3
• 收缩压 140~159mmHg 或舒张压 90~99mmHg	1	1	3	2	3
• 收缩压 ≥ 160mmHg 或舒张压 ≥ 100mmHg	1	2	1	3	4
• 伴有血管病变	1	2	2	3	4
• 仅有妊娠高血压综合征病史	1	1	1	1	2
深静脉血栓或肺栓塞					
• 深静脉血栓或肺栓塞病史	1	2	2	2	4
• 急性深静脉血栓或肺栓塞	1	3	3	3	4
• 深静脉血栓或肺栓塞抗凝治疗	1	2	2	2	4
• 深静脉血栓或肺栓塞直系家族史(一级亲属)	1	1	1	1	2
• 术后长期制动	1	2	2	2	4
• 术后无长期制动	1	1	1	1	2
• 已知血栓形成相关突变	1	2	2	2	4

续表

并发症	Cu-IUD	LNG-IUS	IMP	DMPA	COC
冠心病病史		2	3	3	4
脑血管疾病史	1	2	3	3	4
抗心磷脂抗体阳性	1	3	3	3	4
使用免疫抑制剂	1	2	2	2	2
先兆性偏头痛	1	I=2, C=3	I=2, C=3	I=2, C=3	4
乳腺癌					
• 现患乳腺癌	1	4	4	4	4
• 5 年未复发乳腺癌史	1	3	3	3	3
• 乳腺癌家族史	1	1	1	1	1
• 有非妊娠期胆囊炎、胆汁淤积症史	1	2	2	2	3
• 有妊娠期胆汁淤积症史	1	1	1	1	2
重度肝硬化、肝癌	1	3	3	3	4
利福平	1	2	2	1	3
浅表静脉紊乱					
• 静脉曲张	1	1	1	1	1
• 浅表静脉血栓形成	1	1	1	1	2
现在或既往缺血性心脏病	1	2	2	2	4
血脂紊乱	1	2	2	2	2
心脏瓣膜病					
• 简单型	1	1	1	1	2
• 复杂型	2	1	1	1	4
系统性红斑狼疮					
• 抗磷脂抗体阳性	1	3	3	3	4
• 严重的血小板减少症	I=3, C=2	2	2	3	2
• 应用免疫抑制剂	I=2, C=1	2	2	2	2
• 无以上情况	1	1	1	2	2

续表

并发症	Cu-IUD	LNG-IUS	IMP	DMPA	COC
癫痫	1	1	1	1	1
抑郁症	1	1	1	1	1

注：表中无特别写出，对新使用者（I）、继续使用者（C）均适用。级别 1 是指此种情况对这种避孕方法的使用无限制，级别 1、2 是指使用避孕方法的益处通常大于理论上或已证实的风险，级别 3 是指理论上或已证实的风险通常大于使用避孕方法的益处，级别 4 是指使用避孕方法对健康有不可接受的风险。1mmHg=0.133kPa；Cu-IUD 表示含铜宫内节育器；LNG-IUS 表示左炔诺孕酮宫内缓释系统；IMP 表示皮下埋植剂；DMPA 表示醋甲羟孕酮注射液；COC 表示复方口服避孕药

5. 产后避孕 LARC 或永久避孕方法是产后避孕方法的主要推荐。其中对 LNG-IUS 而言，约 0.1% 的左炔诺孕酮可以通过乳汁分泌，但未观察到产后 6 周使用 LNG-IUS 对婴儿的生长发育有不良影响。对于哺乳妇女，IUD、LNG-IUS 推荐产后 48 小时以内或产后 4 周以后放置。

WHO 推荐非哺乳产妇产后可立即放置皮下埋植剂，哺乳妇女则产后 42 天开始使用。目前的临床研究显示，皮下埋植剂对产妇的乳汁量及乳汁中蛋白质、乳糖、脂肪等的含量均无影响；产后 6 周以后放置皮下埋植剂避孕的产妇，对其哺乳的婴儿，身高、体重、头围及发育等均无影响。

单纯孕激素避孕针，WHO 推荐的使用时机是非哺乳妇女产后可立即使用，哺乳妇女产后 42 天使用。我国目前的应用极少。

短效 COC 和阴道避孕环，WHO 推荐的使用时机是非哺乳妇女产后 21 天后，哺乳妇女产后 6 个月后开始使用。

产后即时至 7 天以内,或产后 42 天以后也可实施女性绝育术。

此外,哺乳期闭经避孕法(LAM),是以女性产后哺乳伴有生理性闭经为原理的产后避孕方法。但需要满足以下 3 个条件,且达到每天一定的哺乳频次及时间,才能达到一定效率的避孕。

(1)产后 6 个月内。

(2)全程专一母乳喂养,按需哺乳,未添加辅食。

(3)产妇月经尚未恢复,处于闭经状态。若未满足前述条件,LAM 的避孕有效率降低,故为避免意外妊娠发生,此方法不作为产后妇女常规避孕措施的推荐。

屏障避孕法包括避孕套、阴道隔膜和宫颈帽等,产后可以立即使用。属于低效避孕方法,不建议作为首选推荐。

6. 流产后避孕 人工流产后即时放置 IUD,需符合下述条件:手术前与手术中无感染征兆;无手术并发症;术前充分咨询,并已经签署知情同意书。一般情况下对于年轻或有带器妊娠史的妇女可选择高铜表面积的 IUD 或 LNG-IUS。对于有 IUD 脱落史、宫腔深度 >10cm 或术中发现子宫颈口松弛的妇女,可以选择固定式 IUD,建议在放置前给予宫缩剂,以利于子宫收缩。多次人工流产史、月经过多、中度贫血(血红蛋白 <90g/L)、痛经及对铜过敏等的妇女则可选择 LNG-IUS。

单纯孕激素避孕方法:负压吸宫术后、药物流产后和中期引产术后,在离开医院前均可同时放置皮下埋植剂。有子宫畸形的妇女,可将皮下埋植剂作为首选的避孕方法。取出皮下埋植剂后,妇女的生育能力即可恢复,因此皮下埋植剂对于未生育过的女性也是很好的选择。单纯孕激素避孕针其体重增加和闭经发生率较高,而且停用后生育能力的恢复会有半年左右的延迟,但因注射的间隔时间较长、隐私性好,是国外青少年乐于选择的避孕方法。

复方口服避孕药存在较高使用不当引起的失败率,若规范使用,可达到高效的避孕效果。对已经完成家庭生育计划的夫妇,建议在妇女人工流产术后(离开医院前)一并完成绝育手术,是明智的选择。男用或女用避孕套不能满足人工流产术后妇女,应采用高效避孕方法预防再次妊娠的要求,因此不宜将避孕套作为首选的避孕方法。外用避孕药、易受孕期知晓法(俗称"安全期")及体外排精多是流产妇女在人工流产前主要使用的避孕方法,因其使用失败率较高,应明确建议服务对象不再使用,同时告知紧急避孕的使用指征及有效性,建议一旦需要紧急避孕,尽量返回诊室再放置 Cu-IUD,在高效避孕的同时落实长效避孕措施。

7. 吸烟 每天吸烟 ≥ 15 支的女性,WHO 推荐的级别为 1 的避孕方法为 LARC 避孕法,COC、复方避孕贴剂或阴道环均为 4 级推荐,即使用避孕方法对健康有不可接受的风险。同样,每天吸烟 <15 支的女性,WHO 推荐的级别为 1 的避孕方法为 LARC 避孕法,COC、复方避孕贴剂或阴道环则均为 3 级推荐,即理论上或已证实的风险通常大于使用避孕方法的益处。

8. 肥胖 体重指数 ≥ 30kg/m² 的女性,推荐的级别为 1 的避孕方法为 LARC 避孕法,COC、复方避孕贴剂或阴道环均为 2 级推荐,即益处通常大于理论上或已证实的风险。

【特殊问题】

1. 漏服 OC 的影响 漏服是 OC 避孕失败的常见原因,应及早补服,连续漏服 2 片或以上,补服同时需加用其他避孕措施；如在第 1 周漏服 2 片或以上药物，并且发生了无保护性生活，使用紧急避孕措施可降低妊娠概率。

2. 应考虑女性感染性传播疾病的风险 OC、IUD、皮下埋植剂等非屏障避孕措施无法预防性传播疾病。因此，建议有感染风险的女性，同时使用避孕套（男用或女用）。

【谨记】

1. 目标人群不同，在避孕方式的选择上会有不同的侧重点。应充分结合患者的病史，选择最佳的避孕方式，避免因避孕引起并发症。

2. 任何避孕方法的成本 - 效益评价都优于不避孕。

3. 成本 - 效益最优的措施是 IUD 和输精管结扎术。

【请示和会诊】

对于并发症或特殊问题较多、各避孕方式之间不宜权衡的病例，在避孕方式选择上需多请示上级医师。对于因避孕方式出现并发症的患者，必要时需请示相应科室医师会诊。

（张志博　任　远）

第十二节　卵巢过度刺激综合征

【可能原因】

卵巢过度刺激综合征（ovarian hyperstimulation syndrome，OHSS）是促排卵治疗引起的严重并发症，以卵巢增大、血管通透性增加、第三体腔积液增多为主要特征,严重时可危及生命。

随着辅助生殖技术(assisted reproductive technology, ART)的发展,OHSS 的发病率逐年增多。据报道,轻度 OHSS 发生率为 20%~33%,中度为 2%~6%,重度为 0.1%~0.2%,死亡率为 0.1‰~0.3‰。

【重点关注】

1. 血压、脉搏。

2. 及时纠正低血容量、电解质和酸碱平衡紊乱。

3. 预防肾衰竭、心包积液、急性呼吸窘迫综合征、血栓等威胁患者生命的严重并发症。

【处理】

1. **OHSS 的诊断** OHSS 最早出现的临床表现是腹胀,可在 hCG 注射 24 小时后发生,并在 hCG 注射后 7~10 天伴随早期妊娠出现重度 OHSS。根据发生时间的早晚,OHSS 可分为早发型和晚发型。早发型与促排卵相关,多发生于 hCG 注射后 9 天内。晚发型多发生在 hCG 注射后 9 天后,与妊娠早期内源性 hCG 升高及应用外源性 hCG 黄体支持有关,临床症状更为严重。

B 超、血常规、凝血功能、肝肾功能、电解质检查是必要的。腹水穿刺可了解腹水性质。OHSS 的诊断主要依据促排卵病史,腹痛、腹胀、体重增加、尿量减少等症状,以及相应的化验检查。

OHSS 需警惕发生卵巢蒂扭转或破裂的风险,应与盆腔感染、异位妊娠、阑尾炎、卵巢黄体囊肿扭转破裂等相鉴别。

2. **OHSS 的分级** 一旦确诊 OHSS,分级是必要的,因为OHSS的严重程度决定临床诊疗方案。目前有多重分级标准,仍存在争议。

(1)轻度:轻度腹胀、恶心、呕吐,HCT<0.45,WBC升高,但<15×10⁶/L。

(2)中度:轻度症状+B超证实腹水,卵巢增大达8~12m。

(3)重度:难以缓解的恶心、呕吐、胸闷、呼吸困难、腹胀、腹痛、少尿,甚至无尿,B超提示卵巢增大,>12cm,腹水之外可见胸腔积液,HCT>0.45,WBC>15×10⁶/L,肝酶、肌酐和尿素氮升高,K^+>5mmol/l,Na^+<135mmol/l。

3. OHSS 的治疗

(1)轻度OHSS的处理:一般不会发生并发症,无需特殊治疗,根据病情适当对症治疗。为了预防血液浓缩,建议每日液体入量2~3L。注意休息,但需避免绝对卧床,进食易消化食物,避免剧烈活动或性生活以预防黄体破裂或增大的卵巢扭转。每日记录体重、尿量、腹围,避免使用hCG进行黄体支持。

(2)中至重度OHSS的处理:动态检测血压、脉搏、血常规、凝血功能、肝肾功能、电解质,超声监测卵巢大小、腹水、胸腔积液,怀疑有心包积液者建议行心电图和超声心动图检查。

首要的治疗措施是纠正低血容量和电解质酸解平衡紊乱。晶体补液2 000~3 000ml。当出现持续的低血容量时,给予白蛋白直至症状缓解,在低血容量未纠正时,不应使用利尿剂。若有显著的腹痛且排除其他并发症时,可使用对乙酰氨基酚或阿片类药物缓解疼痛。

当患者腹水较多、腹胀腹痛明显、伴有呼吸困难时,可行腹水穿刺缓解症状并增加尿量。如为单次腹腔穿刺放液,一般<3 000ml。如留置腹腔引流管,每

日需记录引流量和尿量,当每日引流量 <50ml 可以拔除,保证尿量 >30ml/h。

当患者出现高凝状态或长期卧床时,有发生血栓的风险,建议每日应用低分子肝素预防血栓。当患者出现肾衰竭、心包积液、急性呼吸窘迫综合征、血栓时,请多学科会诊。严重威胁生命时,应终止妊娠。

【特殊问题】

1. 当出现持续的低血容量时,需给予白蛋白直至症状缓解,在低血容量未纠正时,不应使用利尿剂来增加尿量。

2. 腹腔穿刺放腹水时,单日引流量应 <3 000ml。

【谨记】

OHSS 是一种复杂的医源性疾病,严重时可致低血容量性休克、肾衰竭、心包积液、急性呼吸窘迫综合征、血栓而危及患者的生命。接受 ART 促排卵治疗的患者有发生 OHSS 的风险,临床医师应认真评估患者的高危因素,并制订个体化的促排卵方案,以最大限度预防 OHSS 的发生。一旦发生 OHSS,应详细评估患者的病情,给予适当治疗,并预防严重并发症的发生。

建议向患者及其家属解释疾病及病情:①OHSS 为自限性疾病。②如妊娠,病程将延长,住院时间从数日至 1 个月。③若不发生严重的并发症,OHSS 不影响妊娠;如发生严重的并发症,必要时需终止妊娠,以挽救患者的生命。

【请示和会诊】

1. 应及时向上级医师汇报。

2. 当患者出现肾衰竭、心包积液、急性呼吸窘迫综合征、血栓时,应请多学科医师会诊。

（桂　婷）

第十三节　取卵后腹痛的处理

【可能原因】

取卵后的并发症包括如下:

(1) 阴道穿刺部位出血。

(2) 卵巢、子宫、髂血管穿刺出血。

(3) 盆腔炎性疾病,主要有卵巢输卵管脓肿。

(4) 盆腔脏器损伤,包括膀胱、输尿管、肠管、阑尾。

【重点关注】

1. 明确腹痛原因。

2. 如为腹腔内或腹膜后出血,了解是否合并凝血功能障碍如凝血因子缺乏、血小板减少等,关注生命体征和血红蛋白水平,警惕失血性休克。

3. 如为盆腔炎性疾病,了解是否有脓肿形成,关注生命体征和体温,警惕感染性休克。

【处理】

1. **腹腔内或腹膜后出血**　穿刺过程中卵巢、子宫、髂血管等盆腔组织脏器出血,导致腹腔内出血或腹膜后出血。监测患者生命体征和血红蛋白变化,明确出血部位。如为局部血肿形成,生命体征平稳,血红蛋白无进行性下降,给予止血药物如氨甲环酸和卡络磺钠,期待血肿自然吸收。如为活跃性出血,血红蛋白进行性下降,血压下降,脉搏细速,及时手术探查。

2. 盆腔炎性疾病　腹腔内出血较多时常继发合并盆腔炎性疾病。

（1）监测患者体温和血象，及时足量给予抗生素治疗。经验性用药：三代头孢（头孢他啶、头孢哌酮舒巴坦、头孢克肟）＋甲硝唑。根据血培养或阴道分泌物培养＋药敏结果调整抗生素用法。

（2）如有盆腔脓肿形成，可于超声或者 CT 监视下行脓肿穿刺引流。引流液送培养＋药敏。

（3）对于抗生素治疗不满意的盆腔脓肿或输卵管卵巢脓肿，建议手术治疗。手术指征：①抗生素治疗 48~72 小时，体温持续不下降，或者中度症状加重或包块增大者，应及时手术，以免发生脓肿破裂。②脓肿持续存在：经药物治疗病情好转，继续控制炎症（2~3 周），包块仍未消失但已局限化，应手术切除，以免日后再次急性发作。③脓肿破裂：突然腹痛加剧，寒战、高热、恶心、呕吐、腹胀，检查腹部拒按或有中毒性休克的表现，应怀疑脓肿破裂。若脓肿破裂未及时诊治，死亡率高。因此，一旦怀疑脓肿破裂，需立即在抗生素治疗的同时行剖腹探查。

3. 盆腔脏器损伤　膀胱或肠管损伤导致尿液或粪便漏入腹腔，或者阑尾损伤穿孔继发炎症，可引起腹膜刺激征、麻痹性肠梗阻，进而引起腹痛。请相应科室医师会诊，明确损伤部位，必要时进行手术修补。

4. 卵巢扭转　促排卵后卵巢增大或者取卵后卵巢内局部血肿形成导致卵巢增大，均可能导致卵巢扭转。患者常突发一侧下腹痛，伴有恶心、呕吐，系腹膜牵引绞窄引起。妇科检查可扪及张力较大的肿物，伴有压痛，由以蒂部最为明显。有时不全扭转可自然复位，腹痛随之缓解。一经确诊，应尽快手术探查。

【特殊问题】

无。

【谨记】

超声监视下经阴道穿刺取卵是目前被大家公认的简单而安全有效的体外受精（in vitro fertilization，IVF）取卵的操作技术。尽管严重并发症的发生率很低，但一旦发生却有可能危及生命。最常见的并发症是阴道穿刺部位出血，一般压迫止血即可。同时也应警惕其他相对少见的并发症，如盆腔脏器和血管损伤导致出血和感染，应及时处理，严重时可导致失血性休克或感染性休克。

【请示和会诊】

1. 应及时向上级医师汇报。

2. 当患者出现盆腔脏器损伤时，需请相应科室医师会诊。

（桂　婷）

第四章 产　科

第一节　妊娠高血压综合征评估的方式及需要警惕的征象和治疗原则

【重点关注】

1. 病史

（1）孕前是否存在高血压、肾病、糖尿病等病史。

（2）妊娠后高血压、尿蛋白等症状出现的时间、严重程度。

（3）头痛、胸闷、视物模糊、上腹部疼痛、呼吸困难、端坐呼吸等自觉症状。

（3）尿量。

（4）胎动。

2. 查体

（1）生命体征，关注血压、心率、肝区叩痛，有无腹壁、会阴及下肢水肿［妊娠期高血压疾病水肿的特点是自踝部逐渐向上延伸的凹陷性水肿、休息后无缓解；水肿局限于膝以下为（+）、延及大腿为（++）、延及外阴及腹壁为（+++）、全身水肿伴腹水为（++++）］。

（2）宫高及腹围（了解有无胎儿生长受限）、子宫张力及宫底划线（警惕胎盘早剥）、膝反射。

（3）眼底检查（视网膜小动脉痉挛、视网膜水肿、絮状渗出、出血）。

（4）口舌是否存在咬伤痕迹（提示是否有子痫抽搐史）。

3. 辅助检查

（1）血常规（测定血红蛋白、血细胞比容、血小板计数）、尿常规（尿蛋白）、凝血功能（凝血时间、纤维蛋白原）、血生化［谷丙转氨酶、血尿素氮、肌酐及尿酸等，LDH 升高和血清结合珠蛋白降低是诊断 HELLP 综合征（hemolysis, elevated liver function and low platelet count syndrome）的敏感指标］、24 小时尿蛋白定量。

（2）心电图。

（3）心脏超声，腹部超声（肝、胆、胰、脾）及胎儿超声（注意胎儿大小、脐血流、胎儿大脑中动脉血流指数、胎盘及羊水）。

（4）胎心监护。

（5）多次出现妊娠高血压综合征，尤其是早发型子痫前期时，需警惕合并自身免疫病可能，完善免疫指标检查。

4. 警惕重要器官的病变　　妊娠高血压综合征为多系统疾病，可导致全身重要器官损伤，可能出现的孕妇并发症包括脑水肿、出血、肺水肿、肾衰竭、肝包膜下血肿、肝破裂、心力衰竭、凝血功能障碍、胎盘早剥。

【处理】

治疗原则包括：休息、镇静、预防子痫、合理降压、必要时利尿、监测母儿情况、适时终止妊娠。

1. 一般治疗

（1）左侧卧位（改善胎盘血供），间断吸氧，指导饮食（充足蛋白质、热量）。

（2）镇静：镇静药物可改善睡眠、预防和控制子痫，常用药物为地西泮(安定)5mg睡前口服;控制子痫发作时可用冬眠合剂(哌替啶50mg+异丙嗪25mg,肌内注射)。

(3)监护母儿状态:定期询问是否有头痛、视力改变、上腹部不适症状,查体注意子宫张力,监测血压、出入量,定期复查超声、血化验、尿蛋白定量。

2. 解痉 首选硫酸镁,每日用药25~30g,用药过程中注意呼吸、膝反射、尿量,警惕镁中毒。

3. 降压

(1)血压超过160/110mmHg,或舒张压超过110mmHg,平均动脉压超过140mmHg时需降压治疗;常用药物为肾上腺素受体拮抗药(拉贝洛尔),钙离子通道阻滞剂(硝苯地平、硝苯地平缓释片),如口服药物血压控制不理想,可使用静脉降压药物。

(2)目标血压:孕妇无并发脏器功能损伤,收缩压应控制在130~155mmHg,舒张压80~105mmHg;孕妇并发脏器功能损伤,收缩压应控制在130~139mmHg,舒张压80~89mmHg;血压不可低于130/80mmHg,以保证子宫胎盘血流灌注。

(3)糖皮质激素:孕龄不足34周者给予糖皮质激素促胎肺成熟(地塞米松6mg,肌内注射,每日2次,共4次)。

(4)利尿:一般不主张利尿,对于有全身水肿、心力衰竭、血容量过多,且伴有潜在肺水肿者,可在扩容基础上利尿,注意电解质平衡。

(5)终止妊娠:①妊娠期高血压、轻度子痫前期的孕妇可期待治疗至孕37周以后。②重度子痫前期患者<孕26周、经治疗病情不稳定者建议终止妊娠;孕26~28周根据母儿情况和当地医院母儿诊治能力决定是否可以行期待治疗;孕28~34周,如病情不稳定、经

积极治疗 24~48 小时病情仍加重应终止妊娠；如病情稳定，可考虑期待治疗，并建议转诊至具备早产儿救治能力的医疗机构；> 孕 34 周，可考虑终止妊娠；孕 37 周后的重度子痫前期患者应终止妊娠。③子痫控制后可考虑终止妊娠。④孕妇有肺水肿、DIC、无法控制的严重高血压、胎盘早剥、急性肾衰竭等严重并发症，一旦孕妇病情稳定，应立即终止妊娠。⑤存在 HELLP 综合征、严重胎儿生长受限伴有或不伴有羊水过少经治疗无好转、脐动脉舒张期血流消失或反向，应在促胎肺成熟后终止妊娠。

（6）终止妊娠的方式。①剖宫产手术的指征：有产科指征者、宫颈条件不成熟、不能短时间内经阴道分娩或引产失败、胎盘功能减退、胎儿宫内窘迫者。②阴道分娩的指征：待病情控制后，宫颈条件成熟者；产程中一旦出现病情加重、胎儿宫内窘迫表现，建议行剖宫产术。③围产期注意硫酸镁解痉、监测血压、警惕心力衰竭及产后出血。

（7）子痫的处理：①子痫是妊娠高血压综合征所致母儿死亡的主要原因，应尽量避免院内子痫的发生，一旦发生应积极处理。②处理原则为控制抽搐、纠正缺氧和酸中毒、控制血压，抽搐控制后尽快终止妊娠。

【特殊问题】

1. 硫酸镁用药过程中需警惕镁中毒；肾功能不全时减量或停用硫酸镁。

2. 重度子痫前期孕妇产后应继续应用硫酸镁 24~48 小时，预防产后子痫。

3. 产后 12 周需再次复查血压，以排除慢性高血压疾病。

【谨记】

1. 妊娠高血压综合征需警惕母体及胎儿的各种并发症：HELLP 综合征、子痫、心力衰竭、脑血管意外、胎盘早剥、DIC、肾衰竭、胎儿宫内窘迫、胎死宫内、死产。

2. 子痫可以发生在血压仅轻度增高的患者，也可以发生在产后。

【请示和会诊】

1. 妊娠高血压综合征患者入院后请眼科医师会诊检查眼底。

2. 请上级医师评估患者情况，制订进一步的治疗方案及终止妊娠的时机。

3. 出现抽搐但是不能完全用妊娠高血压综合征解释时要请神经科医师会诊，以排除其他神经系统疾病导致的抽搐。

（宋晓晨）

第二节　妊娠合并下腹痛的鉴别及处理

【威胁生命的主要情况】

1. 妊娠前半期，如异位妊娠流产／破裂导致失血性休克。

2. 妊娠后半期，如胎盘早剥、子宫破裂。

3. 其他特殊情况，如创伤。

【可能原因】

妊娠合并下腹痛的可能病因分析见表 4-1。

表 4-1 妊娠合并下腹痛的可能病因分析

妊娠前半期	妊娠后半期	妊娠任何时期
• 异位妊娠	• 临产	• 阑尾
• 流产	• 羊膜腔内感染	• 尿路结石
• 圆韧带拉伸	• 胎盘早剥	• 尿路感染
• 子宫嵌顿(罕见)	• 子宫破裂	• 肌瘤变性/扭转
	• 自发性腹腔积血(罕见)	• 卵巢囊肿出血/扭转
		• 便秘
		• 炎症性肠病
		• 肠系膜静脉血栓
		• 创伤
		• 动脉瘤(少见)
		• 憩室炎(少见)
		• 输卵管扭转(罕见)
		• 子宫扭转(罕见)
		• 自发性泌尿道破裂(罕见)

【重点关注】

1. **病史** 针对成人腹痛的常规病史采集;既往及本次产科病史;阴道流血/流液。

2. **查体** 子宫大小(宫底是否符合孕周);是否存在张力、压痛;如为瘢痕子宫,有无瘢痕处压痛;尤其是在孕晚期,还应评价宫缩频率、宫口扩张、宫颈管消退情况,以及胎膜是否完整,同时监测并记录胎心。

3. **辅助检查** 血常规、尿常规、肝功能、电解质/肾功能、胰腺功能、B超,MRI检查优于CT,腹腔镜检查。在妊娠期间,不能因为担心电离辐射可能影响胎儿,就不进行必要的诊断性检查(如创伤后),延误诊断会造成母体和/或胎儿不良结局。妊娠合并急性阑尾炎及泌尿系统疾病的诊断与鉴别见表 4-2。

表 4-2　妊娠合并急性阑尾炎及泌尿系统疾病的诊断与鉴别

项目	妊娠合并急性阑尾炎	尿路结石	急性肾盂肾炎
对孕产妇的影响	• 确诊率 1/1 500 次妊娠 • 1/936 次需进行手术 • 穿孔 / 腹膜炎增加死亡率	• 发生率 1/1 500 次妊娠 • 孕期感染不易控制 • 需要联合用药或用药时间较长	• 妊娠期最常见的泌尿系统合并症(1%~2%) • 有 3% 可能发生中毒性休克
对胎儿的影响	• 穿孔:胎儿丢失率 20% • 未穿孔:胎儿丢失率 2%~3%	急性尿路梗阻或剧烈绞痛,可诱发流产、早产	• 流产、早产 • 无脑儿
病史	孕早期 70%~80% 有转移性右下腹痛,妊娠中晚期常无明显的转移性右下腹痛	既往结石病史	多因膀胱感染上行所致,右侧疼痛居多
临床表现	• 腹痛(最常见) • 发热	• 疼痛(钝痛 / 绞痛发作) • 血尿 • 脓尿 • 发热 • 膀胱刺激症状	• 起病急剧 • 寒战、高热 • 肋区疼痛 • 恶心、呕吐膀胱刺激症状
查体	• 腹痛位置不典型 • 肌抵抗和反跳痛不明显 • 可有右侧腰部疼痛	肾区叩击痛	急性病容弛张高热脊肋角叩痛

续表

项目	妊娠合并急性阑尾炎	尿路结石	急性肾盂肾炎
辅助检查	• 血白细胞可增多（正常不能除外） • 中性粒细胞比例增高 • B 超	• 尿常规 • 尿沉渣 • 超声 • KUB • MRI 尿路造影 • 低剂量 CT	• 血白细胞增高 • 中性粒细胞比例增高 • 尿沉渣：白细胞 / 脓细胞 • 尿培养 • 血培养（细菌种类与尿培养相同）

【处理】

1. 接诊后应了解孕周情况，如胎儿可存活，同样需对胎儿的情况进行评估及产科检查，是否有宫缩、早产征象及胎儿宫内窘迫的情况，如孕周 >31 周，需进行胎心监护。

2. 询问病史及体格检查，明确是产科因素还是非产科因素导致的疼痛。

3. 异位妊娠、临产、胎盘早剥、子宫破裂等产科情况详见相应章节。

4. 阑尾炎是妊娠期进行外科手术最常见的非产科指征，20% 的阑尾炎会并发穿孔。妊娠期阑尾炎一旦确诊，应立即手术。嘱患者禁食、禁水，完善术前检查、备皮、开放静脉通路，联系外科医师准备手术，除非有产科指征，原则上仅处理阑尾炎而不同时做剖宫产术，术后常规应用抗生素。

5. 急性肾盂肾炎一旦确诊应住院治疗。治疗原则包括支持疗法、抗感染及防止中毒性休克。孕妇应取侧卧位，减少子宫对输尿管的压迫；保证入量，每日

尿量 >2 000ml；根据药敏结果选择抗生素，肾功能不全者酌情减量。

6. 泌尿系结石治疗与非孕期基本相同，多饮水 + 利尿解痉药物促进小结石排出，解痉镇痛药物包括哌替啶（50mg，肌内注射）、异丙嗪（25mg，肌内注射）、硝苯地平（含服）。妊娠期可以行超声体外碎石机输尿管支架治疗，其间应加强胎儿监护，防止早产，避免使用对胎儿有不良影响的药物。

【特殊问题】

以下情况可先行剖宫产再行阑尾切除。

（1）阑尾穿孔并发弥漫性腹膜炎，盆腔感染严重，子宫及胎盘已有感染征象。

（2）近预产期或胎儿成熟，已具备体外生存能力。

（3）病情严重，危及产妇生命，而术中暴露阑尾困难。

【谨记】

1. 孕产妇腹痛，需要考虑妊娠相关的正常生理 / 解剖变化，这些变化会对症状、体征和辅助检查造成影响。

2. 评估目的首要是迅速找出需要紧急干预的重症患者。

3. 妊娠前半期下腹痛多与自然流产或异位妊娠有关；胎盘早剥和临产是妊娠后半期腹痛 / 盆腔痛的常见原因。

4. 提示病变严重的症状和体征可能包括阴道出血、新发高血压、低血压、中度或重度疼痛、呕吐、发热及近期创伤史。

5. 妊娠期有 0.5%~2.0% 的患者会合并外科情况，需手术处理的外科病因占 25%，避免延误诊断和处理非常重要，否则有可能导致母儿综合征明显增加。

6. 妊娠期阑尾炎穿孔、腹膜炎的发生率明显高于非妊娠期。

7. 妊娠期间,不能因为担心电离辐射可能影响胎儿,就不进行必要的诊断性操作。

【请示和会诊】

1. 应尽快向上级医师请示,同时请泌尿外科、外科等医师会诊。

2. 腹痛的孕产妇在急诊等其他科室接受评估时,也应立即请产科医师会诊。

3. 准备手术的孕产妇,除病种对应的外科治疗外,还应请麻醉科、儿科、重症医学科、输血科和医务处等医师参与会诊。

(娄文佳)

第三节 妊娠合并上腹痛的鉴别及处理

【可能原因】

妊娠期上腹痛的病因分析见表 4-3。

【重点关注】

1. **病史** 既往和当前产科病史、新发高血压、头痛、发热、恶心、呕吐、腹泻、腹痛、排气、排便、脂肪类食物摄入史及近期创伤史。

2. **查体** 血压、心率、贫血貌、腹部压痛、反跳痛及疼痛部位、肠鸣音、墨菲征、肝区叩痛;宫底,宫缩,阴道流血。

表 4-3　妊娠期上腹痛的病因分析

较常见的病因	较罕见的病因
• 胃食管反流 • 急性胆囊疾病 • 肺下叶肺炎 • 重度子痫前期肝区疼痛	• 穿孔性溃疡 • 急性肝炎 • 急性脂肪肝 • 急性胰腺炎 • 肠梗阻 • HELLP 综合征 • 内脏动脉瘤破裂（包括主动脉夹层） • 腹直肌鞘血肿 • 食管裂孔疝

3. 辅助检查　血常规（白细胞、中性粒细胞比例、血红蛋白、血细胞比容、血小板），尿常规，肝肾功能、胰腺功能、心肌酶，盆腹 B 超，当超声结果不明确时，MRI 优于 CT，但不能因为担心电离辐射可能影响胎儿，就不进行必要的诊断性操作。几乎所有的诊断性放射学操作的辐射暴露量都低于造成先天性畸形、生长受限或神经发育迟缓的阈值。必要时行心脏及主动脉超声除外主动脉夹层。

【处理】

1. 腹痛的妊娠女性在急诊科接受评估时，应立即请产科医师会诊。

2. 寻找病因，明确是产科因素还是非产科因素导致的疼痛，并积极处理。

3. 医师接诊后应了解孕周，如胎儿可存活，同样需对胎儿的情况进行评估及产科检查，是否有宫缩、早产征象及胎儿宫内窘迫的情况，如孕周 >31 周，需进行胎心监护。

【特殊问题】

1. 妊娠相关的肝病(重度子痫前期、HELLP 综合征、妊娠期急性脂肪肝)的鉴别见表 4-4。

2. 肠粘连和肠扭转是妊娠期梗阻最常见的原因,在妊娠后期新出现恶心、呕吐或腹痛、腹膜刺激征需警惕。

3. 胃食管反流病在妊娠期常见,如果有消化性溃疡病史,且突然出现剧烈的弥漫性腹痛,应怀疑溃疡穿孔。

4. 急性胆囊炎时,患者墨菲征不一定阳性。

5. 累及肺下叶的肺炎可表现为腹痛,可能与腹膜刺激征有关。

【谨记】

1. 迅速找出病因,严重甚至危及生命,且需要紧急干预的孕产妇。

2. 先评估与妊娠相关的疼痛原因。

3. 低血压提示重度出血。

表 4-4　妊娠相关的肝病的鉴别

诊断	症状	新发高血压	孕周	实验室检查	
				肝功能	其他
HELLP 综合征	• 右/中上腹部痛(最常见) • 恶心、呕吐 • 头痛、视力改变 • 黄疸(不常见) • 肝破裂(少见)	有,85%	妊娠后半期/产后 48 小时内	AST> 正常上限的 2 倍	• 血小板(↓) • 乳酸脱氢酶(↑) • 总胆红素(↑) • 蛋白/肌酐比(↑) • 尿酸(↑)

续表

诊断	症状	新发高血压	孕周	实验室检查	
				肝功能	其他
重度子病前期	• 严重头痛 • 视力异常 • 精神状态改变严重、持续的右上腹部疼痛（最常见症状）	有，100%	妊娠后半期/产后48小时内	转氨酶正常上限的2倍	• 血小板（↓） • 血肌酐（↑） • 蛋白/肌酐比（↑）尿酸（↑）
妊娠肝内胆汁淤积症	• 瘙痒（主要症状） • 右上腹部疼痛 • 恶心、厌食	无	通常妊娠晚期发病	60%的病例血清转氨酶升高，通常低于正常上限的2倍	• 血清胆汁酸（↑） • 总胆红素（↑） • 直接胆红素（↑）
妊娠急性脂肪肝	• 恶心、呕吐 • 腹痛 • 黄疸 • 脑病 • 凝血异常 • 低血糖	偶尔	通常妊娠晚期发病少见，于孕中期及产后4天内出现	中等程度的升高	• 白细胞计数（↑） • 血肌酐（↑） • 尿酸（↑） • 血氨（↑） • PT/APTT延长 • 血小板（↓） • 血糖（↓） • 抗凝血酶（↓） • 纤维蛋白原（↓）

【请示和会诊】

1. 妊娠期腹痛的处理难度更大,延误诊治会增加母儿的并发症和死亡率。在积极寻找病因对症支持的同时,需请上级医师到场。

2. 建议多科医师进行会诊,科室包括产科、儿科、外科(亚专业)、重症监护病房、麻醉科和输血科等。

(娄文佳)

第四节　妊娠合并系统性红斑狼疮的处理及注意事项

【重点关注】

1. **症状**　发热、乏力、体重减轻。

2. **中枢神经系统受累**　癫痫、神经病、狼疮性头痛。

3. **肾脏病变**　少尿、血尿、蛋白尿、管型尿。

4. **皮肤黏膜改变**　颧部蝶形红斑、盘状红斑、口腔溃疡。

5. **血液系统变化**　血三系(红细胞系、白细胞系及血小板)减少;低补体血症;DNA 抗体滴度增高。

6. **病情活动常用的判断标准**　判断标准为系统性红斑狼疮(systemic lupus erythematosus,SLE)疾病活动度评分(SLE disease activity index,SLEDAI):0~4分为基本无活动;5~9 分为轻度活动;10~14 分为中度活动;15 分为重度活动。

7. **值班时需注意**

(1)接诊时病史及查体中注意了解有无全身多系

统受累表现:皮肤黏膜病变、关节病变及浆膜病变,有无重要器官受累表现。询问用药史及药物使用剂量。

(2)辅助检查:注意监测狼疮的实验室指标(自身抗体、炎性指标、血尿常规、24小时尿蛋白),评估狼疮活动状态。

(3)注意狼疮对胎儿的影响:宫高、腹围、体重及胎儿B超情况,评估胎儿的生长及发育。注意关注胎心,必要时行胎心监护。筛查胎儿抗SSA及SSB抗体,如为阳性应行超声心动监测胎儿是否有心功能不全及心律失常。

【处理】

1. **一般治疗** 消除患者紧张情绪,规律使用治疗狼疮的药物,避免过度疲劳、保持充足睡眠,注意营养均衡,保证充足营养,避免使用可能诱发狼疮活动的药物。

2. **监测** 包括母体及胎儿情况,母体方面完善上述检查评估狼疮活动情况;胎儿方面行宫高、腹围及B超测量,32周以后每周行NST,关注胎儿生长发育及胎心情况。

3. **药物治疗**

(1)糖皮质激素:治疗妊娠合并SLE的主要药物,并且是紧急抢救时的首选药物。地塞米松和倍他米松容易通过胎盘,应避免应用。泼尼松剂量按病情活动情况增减,病情恶化者可加大剂量。

(2)非甾体抗炎药:小剂量阿司匹林有助于血管舒张、抑制血小板集聚、改善胎盘循环、预防胎死宫内,临近分娩期应避免使用。

(3)免疫抑制剂:一般作为糖皮质激素的辅助药物,很少单独使用。因起效慢,较少用于急症。因不能排除对胎儿的不利影响,应尽量避免应用。

(4)肝素及低分子肝素:有疏通循环、改善胎儿预后的作用,有反复流产及胎盘血管阻塞导致死胎史的患者可应用,但需监测凝血功能。

【特殊问题】

狼疮在产科的特殊问题即不仅要考虑孕妇的狼疮控制情况,更要考虑胎儿的安危。妊娠晚期如发现异常,胎儿接近成熟应适时终止妊娠,时机应视胎儿情况决定,不宜超过预产期。除了有产科指征和胎儿因素外,一般可经阴道分娩。

【谨记】

1. SLE 是以免疫性炎症为突出表现的弥漫性结缔组织疾病,妊娠和分娩会使 SLE 病情恶化,且 SLE 也是发生妊娠合并症和胎儿丢失风险增加的因素。

2. 治疗不规律、妊娠和分娩都可导致狼疮激活和恶化,分娩时和产褥期狼疮最容易激活或恶化。

3. 对于既往无狼疮诊断且规律治疗的患者,出现上述情况更应警惕狼疮的活动。先兆子痫在狼疮孕妇中很常见,尤其合并狼疮肾的妇女更容易出现。临床上应注意狼疮肾病与严重先兆子痫的鉴别,以及狼疮脑病痉挛抽搐与子痫的鉴别。

【请示和会诊】

狼疮患者一旦入院应尽快完善相关检查,请免疫科医师会诊帮助判断狼疮情况及指导治疗。在值班过程中,如发生孕妇新出现的提示狼疮活动的症状及实验室指标,或胎儿情况的变化时应及时请示上级医师。

(邱 琳)

第五节 妊娠合并甲状腺功能亢进的注意事项

【可能原因】

甲状腺功能亢进(简称甲亢)控制不当、分娩或手术时的应激、疼痛的刺激、精神压力、劳累、饥饿、感染、不适当停药。

【重点关注】

1. 轻度甲亢于妊娠期诊断较为困难,要注意有价值的症状包括:①心动过速超出妊娠所致的心率加速。②睡眠时脉速异常加快。③甲状腺肿大。④眼球突出。⑤不肥胖的妇女无论正常或进食后体重仍不增长者。

2. 既往史注意是否有甲状腺病史及家族史,了解用药情况。

3. 体检时注意有无基础代谢率增加的相关体征。

4. 在手术、分娩、感染及应激状况下发生甲亢危象,表现为:体温 >39℃,脉率 >140 次 /min,脉压增大,大汗淋漓,恶心、厌食,呕吐、腹泻,甚至伴有脱水性休克、心律失常、心力衰竭或肺水肿。

【处理】

1. 注意甲亢的基础治疗

(1)药物治疗:丙硫氧嘧啶(PTU)是孕期治疗甲亢的首选药物。妊娠期应使用最小剂量的 PTU,避免药物过量引起胎儿、婴儿甲减及甲状腺肿大。

(2)手术治疗:仅适用于药物不能控制的甲亢,或伴有喘鸣、呼吸困难、吞咽困难的甲状腺肿,或怀疑有癌变者。

(3)产科处理:妊娠期加强监护,并且避免感染、精神刺激及情绪波动避免甲亢危象产生。分娩期注意分娩有诱发甲亢危象的可能,对于病情控制不满意者可放宽剖宫产指征,但应预防感染诱发甲亢危象。

(4)新生儿:新生儿出生后取脐血检测 T_3 及 T_4,注意新生儿甲状腺大小及杂音,有无甲亢或甲减的症状和体征。

2. 甲亢危象的抢救措施

(1)丙硫氧嘧啶:服用剂量加倍,以阻断甲状腺激素的合成,一旦症状缓解应及时减量。

(2)碘溶液:给予 PTU 后 1 小时开始口服饱和碘化钾,5 滴 / 次,每 6 小时 1 次,每日 20~30 滴。碘化钠溶液 0.5~1.0g 加于 10% 葡萄糖液 500ml 静脉滴注。病情好转后减量,一般使用 3~7 天停药。

(3)普萘洛尔:每次 10~20mg,口服,每日 3 次,以控制心率。

(4)地塞米松:10~30mg 静脉滴注。

(5)对症治疗:包括高热时用物理降温及药物降温,必要时给予人工冬眠合剂,同时纠正水、电解质紊乱及酸碱失衡。

(6)及时终止妊娠:病情稳定 2~4 小时后终止妊娠,以剖宫产为宜。

【谨记】

1. 甲亢是甲状腺激素分泌过多所致的一系列症状的总称,妊娠期间各种内分泌腺处于活跃状态,加上一些原因可诱发甲亢危象。

2. 妊娠合并甲亢时,诊断与治疗与非孕期不尽相同。妊娠期时,胎盘合成、分泌的激素等可使孕妇甲状腺处于相对活跃状态;重症或经治疗不能控制的甲亢容易引起流产、胎儿生长受限或早产;分娩时,很多因素可诱发甲亢危象的发生,妊娠期、分娩时及产褥期应预防甲亢危象的发生。

【请示和会诊】

接诊患者后尽快请内分泌科医师会诊,如出现甲亢控制不好及甲亢危象者及时向上级医师请示。

(邱 琳)

第六节 妊娠合并心脏疾病的识别及处理

【可能原因】

1. 结构异常性心脏病

(1)先天性心脏病:①左向右分流型心脏病:房间隔缺损、室间隔缺损、动脉导管未闭。②右向左分流型心脏病:法洛四联症、艾森门格综合征(Eisenmenger syndrome)。③无分流型先天性心脏病:肺动脉口狭窄、主动脉缩窄、马方综合征(Marfan syndrome)、埃布斯坦综合征(Ebstein syndrome)等。

(2)瓣膜性心脏病:包括二尖瓣、三尖瓣、主动脉瓣和肺动脉瓣病变。最常见的原因是风湿性心脏病,部分患者是先天性瓣膜异常。

(3)心肌病:主要分为扩张型心肌病和肥厚型心肌病。

2. 功能异常性心脏病 主要包括各种无心血管结构异常的心律失常。

（1）快速型心律失常：临床常见，包括室上性心律失常（如房性和结性期前收缩、室上性心动过速、房扑和房颤）和室性心律失常（如室性期前收缩、阵发性室性心动过速）。

（2）缓慢型心律失常：常见有窦性心动过缓、病态窦房结综合征、房室传导阻滞。

3. 妊娠期特有的心脏病

（1）妊娠期高血压疾病性心脏病：既往无心脏病病史，在妊娠高血压基础上突然发生的以左心衰竭为主的全心衰竭，也是妊娠期高血压疾病发展至严重阶段的并发症。

（2）围产期心肌病：既往无心脏病病史，在妊娠28周至产后6个月内首次发生，累及心肌的扩张型心肌病。以心功能下降、心脏扩大为主要特征，常伴有心律失常和附壁血栓形成。

【重点关注】

1. 病史

（1）产科方面：妊娠周数，妊娠32~34周、分娩期及产后3天内（尤其24小时内）是心脏负担最重的3个阶段，易于发生心力衰竭；孕期产检情况，有无高血压、尿蛋白阳性等。

（2）心脏方面：妊娠前的活动能力，有无心悸、气急、劳力性呼吸困难、晕厥、活动受限及发作诱因等。警惕漏诊的先天性心脏病（房、室间隔缺损）和各种心律失常，以及孕期新发的心脏病。体检时曾被诊断有结构性或功能性心脏病，或曾有风湿热、贫血、甲亢等病史，采用过何种治疗方式，以及部分患者孕前有心脏手术史的，均要详细询问手术时间、手术方式、手术前后心功能改变及用药情况。

2. 症状

（1）有无头晕头痛、视物模糊、胎动减少或频繁等。

（2）了解孕期劳累后有无心悸、气急、发绀，能否平卧，有无夜间阵发性呼吸困难、咯血、经常性胸闷胸痛等症状。

3. 查体　应做全身系统检查，尤其要注意以下几方面：①生命体征：包括血压、脉率、呼吸频率、血氧饱和度。②视诊：有无发绀、呼吸困难、颈静脉怒张、水肿、杵状指／趾等。③心肺检查：有无心脏扩大，病理性杂音（部位、性质、程度），心率、心律，肺部有无啰音。④腹部检查：有无腹水、肝脾大。⑤下肢：有无水肿。

4. 心电图　有无严重的心律失常，如心房颤动、心房扑动、三度房室传导阻滞、ST 段及 T 波异常改变等。必要时可连续记录 24 小时动态心电图。

5. 超声心动图　检查左室射血分数（left ventricular ejection fraction，LVEF），有无心腔扩大、心肌肥厚、瓣膜运动异常及心内结构异常。

6. X 线胸片或胸部 CT 检查　怀疑是否有肺部感染，有无心影扩大。因存在放射性，妊娠早期禁用，妊娠中期慎用，患者需知情同意，必要时需穿戴铅裙以保护腹部。

7. 实验室检查　包括心肌酶谱和肌钙蛋白、脑钠肽（brain natriuretic peptide，BNP/NT-pro-BNP）、其他如血常规、血气分析、电解质、肝肾功能、凝血功能及 D-二聚体，需视患者病情酌情选择。

【心功能分级】

目前临床上，孕妇心功能的判断常采用纽约心脏病协会（New York Heart Association，NYHA）的分级为标准，依据患者对一般体力活动的耐受程度，将心脏病患者心功能分为Ⅰ～Ⅳ级。

Ⅰ级:进行一般体力活动不受限制。

Ⅱ级:进行一般体力活动稍受限制,活动后心悸、轻度气短,休息时无症状。

Ⅲ级:一般体力活动显著受限制,休息时无不适,轻微日常工作即感不适、心悸、呼吸困难,或既往有心力衰竭病史。

Ⅳ级:不能进行任何体力活动,休息时仍有心悸、呼吸困难等心力衰竭表现。

此方法简便易行,不依赖客观检查,妇产科医师在急诊室简单问诊即可衡量患者的主观心功能。

【处理】

1. **评估母胎情况**　对于有心脏病的患者,应请心脏科医师进行评估,包括心脏病种类、病情程度、心功能分级、是否需要手术等,并判断是否可以继续妊娠(表 4-5)。

表 4-5　心脏病妇女妊娠风险分级及分层管理

妊娠风险分级	疾病种类	就诊医院级别
Ⅰ级(孕妇死亡率未增加,母儿并发症未增加或轻度增加)	• 无合并症的轻度肺动脉狭窄和二尖瓣脱垂;小的动脉导管未闭(内径≤3mm) • 已手术修补的不伴有肺动脉高压的房间隔缺损、室间隔缺损、动脉导管未闭和肺静脉畸形引流 • 不伴有心脏结构异常的单源、偶发的室上性或室性早搏	二、三级妇产科专科医院或者二级及以上综合性医院

妊娠风险分级	疾病种类	就诊医院级别
Ⅱ级(孕妇死亡率轻度增加或者母儿并发症中度增加)	• 未手术的不伴有肺动脉高压的房间隔缺损、室间隔缺损、动脉导管未闭 • 法洛四联症修补术后且无残余的心脏结构异常不伴有心脏结构异常的大多数心律失常	二、三级妇产科专科医院或者二级及以上综合性医院
Ⅲ级(孕妇死亡率中度增加或者母儿并发症重度增加)	• 轻度二尖瓣狭窄(瓣口面积 >1.5cm²) • Marfan 综合征(无主动脉扩张),二叶式主动脉瓣疾病,主动脉疾病(主动脉直径 <45mm),主动脉缩窄矫治术后 • 非梗阻性肥厚型心肌病各种原因导致的轻度肺动脉高压(<50mmHg) • 轻度左心功能障碍或者左心射血分数 40%~49%	三级妇产科专科医院或者三级综合性医院
Ⅳ级(孕妇死亡率明显增加或者母儿并发症重度增加;需要专家咨询;如果继续妊娠,需告知风险;需要产科和心脏科专家在孕期、分娩期和产褥期严密监护母儿情况)	• 机械瓣膜置换术后 • 中度二尖瓣狭窄(瓣口面积 1.0~1.5cm²) 和主动脉瓣狭窄(跨瓣压差 ≥ 50mmHg) • 右心室体循环患者或 Fontan 循环术后 • 复杂先天性心脏病和未手术的紫绀型心脏病(氧饱和度 85%~90%) • Marfan 综合征(主动脉直径 40~45mm);主动脉疾病(主动脉直径 45~50mm)	有良好心脏专科的三级甲等综合性医院或者综合实力强的心脏监护中心

妊娠风险分级	疾病种类	就诊医院级别
Ⅳ级(孕妇死亡率明显增加或者母儿并发症重度增加;需要专家咨询;如果继续妊娠,需告知风险;需要产科和心脏科专家在孕期、分娩期和产褥期严密监护母儿情况)	• 严重心律失常(房颤、完全性房室传导阻滞、恶性室性早搏、频发的阵发性室性心动过速等) • 急性心肌梗死,急性冠状动脉综合征 • 梗阻性肥厚型心肌病 • 心脏肿瘤,心脏血栓 • 各种原因导致的中度肺动脉高压(50~80mmHg) • 左心功能不全(左心射血分数 30%~39%)	有良好心脏专科的三级甲等综合性医院或者综合实力强的心脏监护中心
Ⅴ级(极高的孕妇死亡率和严重的母儿并发症,属妊娠禁忌证;如果妊娠,须讨论终止问题;如果继续妊娠,需充分告知风险;需由产科和心脏科专家在孕期、分娩期和产褥期严密监护母儿情况)	• 严重的左室流出道梗阻 • 重度二尖瓣狭窄(瓣口面积 <1.0cm²) 或有症状的主动脉瓣狭窄 • 复杂先天性心脏病和未手术的紫绀型心脏病(氧饱和度 <85%) • Marfan 综合征(主动脉直径 > 45mm),主动脉疾病(主动脉直径 >50mm),先天性的严重主动脉缩窄 • 有围产期心肌病病史并伴左心功能不全 • 感染性心内膜炎 • 任何原因引起的重度肺动脉高压(≥ 80mmHg) • 严重的左心功能不全(左心射血分数 <30%);纽约心脏病协会心功能分级Ⅲ~Ⅳ级	有良好心脏专科的三级甲等综合性医院或者综合实力强的心脏监护中心

注:1mmHg=0.133kPa

2. 判断心脏病患者终止妊娠的时机

(1)心脏病妊娠风险分级——Ⅰ~Ⅱ级:心功能Ⅰ级者可妊娠至足月;如果出现严重心脏严重并发症或心功能下降则需提前终止。

(2)心脏病妊娠风险分级——Ⅲ级:心功能Ⅰ级者可以妊娠至34~35周终止妊娠,如果有良好的监护条件,可妊娠至37周再终止妊娠;如果出现严重的心脏并发症或心功能下降则需提前终止妊娠。

(3)心脏病妊娠风险分级——Ⅳ级:仍然选择继续妊娠者,即使心功能Ⅰ级,也建议在妊娠32~34周终止妊娠;出现严重的心脏并发症或心功能下降则需及时终止妊娠。

(4)心脏病妊娠风险分级Ⅴ级者属于妊娠禁忌证,一旦诊断需要尽快终止妊娠,如果患者及家属在充分了解风险后拒绝终止妊娠,需要转诊至综合诊治和抢救实力非常强的医院进行保健,综合母儿情况适时终止妊娠。

3. 急性心力衰竭的处理　同非孕期,应与心内科医师共同治疗患者。

(1)半卧位,绝对卧床休息。

(2)吸氧。

(3)镇静:如吗啡8~10mg,或哌替啶50~100mg,均肌内注射。

(4)利尿:呋塞米20~40mg,肌内注射或静脉注射。

(5)强心:低排高阻性(心脏排血量低,总外周血管阻力高)心力衰竭可采用毛花苷C 0.2~0.4mg+25%葡萄糖静脉滴注,每1~2小时后可再给予1次,总量不超过1mg。因孕期易发生洋地黄中毒,此后可改为口服药物维持。

(6)并发症的处理:高血压者给予降压治疗;有血

栓形成者加用抗凝药,应注意如需手术则应延缓。

(7)终止妊娠:急性重度心力衰竭者,待心力衰竭纠正后积极剖宫产终止妊娠,如心力衰竭控制无效,也可一边积极纠正心力衰竭一边手术。

4. 围分娩期的处理

(1)分娩方式:心功能≥Ⅱ级者,或有产科剖宫产手术指征者,剖宫产终止妊娠。

(2)术前准备:孕 34 周前终止妊娠者促胎肺成熟;结构异常性心脏病者剖宫产术终止妊娠前预防性应用抗生素 1~2 天;麻醉科会诊,选择合适的麻醉方法。

(3)术中加强监护:胎儿娩出后腹部沙袋加压,防止腹压骤降而导致的回心血量减少。可以使用缩宫素预防产后出血或使用其他宫缩药治疗产后出血,但要防止血压过度波动。

(4)术后监护和处理:严重和复杂心脏病者酌情转入重症监护室过渡,进行心电监护、CVP 和氧饱和度(SpO_2 或 SaO_2)监测、动脉血气监测、尿量监测。限制每天的液体入量和静脉输液速度,保持负平衡(500ml/d),减少水钠潴留,同时注意预防电解质紊乱。结构异常性心脏病者术后继续使用抗生素预防感染 5~10 天。预防产后出血。

【谨记】

需严密关注患者的症状变化,早期识别,千万不要逞强,一定要与心内科、心外科、重症医学科等多学科医师共同参与治疗、监护。

【请示和会诊】

应及时向上级医师汇报。一旦发生急性心力衰竭,需要多学科合作抢救,根据孕周、疾病的严重程度及母儿情况综合考虑终止妊娠的时机和方法。

（梁 硕）

第七节 妊娠期重症肝炎的识别及处理

【可能原因】

1. 主要原因是病毒性肝炎。

2. 其他原因有急性脂肪肝、药物性肝损伤等。

3. 乙型病毒性肝炎最为常见。

4. 戊型肝炎与叠加性肝炎所致的重症肝炎症状最严重。

【重点关注】

1. **病史** 有无肝炎病史、接触史;患有肝炎的孕产妇的抗病毒治疗是否规范;血压、血糖控制情况。

2. **临床表现和体征** 消化道症状、出血倾向、黄疸、肝臭、精神/神经症状、腹水。

3. **并发症** 上消化道出血,肝肾综合征(如少尿/无尿、氮质血症、电解质紊乱),继发感染。

4. **辅助检查** ALT、AST、LDH升高,胆红素超过171μmol/L,凝血酶原活动度<40%,血氨>117μmol/L,肌酐及尿素氮明显升高,血清白蛋白降低。

5. **病原学检查** 妊娠合并各个类型病毒性肝炎的基本特点见表4-6,妊娠期重症肝炎的鉴别诊断见表4-7。

表 4-6　妊娠合并各个类型病毒性肝炎的基本特点

病毒类型	HAV（甲肝）	HBV（乙肝）	HCV（丙肝）	HDV（丁肝）	HEV（戊肝）
母婴传播途径	• 粪 - 口传播 • 分娩时接触母血或粪便	• 宫内传播 • 产时（40%~60%） • 产后	母婴垂直传播（血清 HCV-RNA106 拷贝 /ml）	依赖 HBV 重叠传播，途径与 HBV 相同	已有母婴间传播的报道
潜伏期	2~7 周（平均 30 天）	1.5~5 个月（平均 60 天）	2~6 周	4~20 周	2~8 周
血清指标	• 抗 HAV-IgM（+） • 抗 HAV-IgG 急性期（−），恢复期（+） • 粪便中检出 HAV 颗粒或 HAV RNA（+）	• HBsAg（+） • 抗 HBe（+） • HBeAg（+） • HBV DNA（+）	• 抗 HCV-IgM（+）和 / 或抗 HCV-IgG（+） • HCV RNA（+）	• 有现症的 HBV 感染 • 同时抗 HDV-IgM，或 HDV Ag，或高滴度抗 HDV-IgG，或 HDV RNA（+），或肝内 HDV Ag 或 HDV RNA（+）	• 急性者 • 抗 HEV-IgG 高滴度，或 HEV RNA（+），或粪便中检出 HEV 颗粒，或 HEV RNA（+）

表 4-7 妊娠期重症肝炎的鉴别诊断

疾病	既往病史	发病孕周	症状和体征	实验室检查
病毒性肝炎	病毒性肝炎	任何孕周	消化道症状、黄疸、肝臭、肝性脑病	胆红素升高、胆酶分离、凝血障碍、血氨升高、病原学检查阳性
妊娠期急性脂肪肝	无	任何孕周	消化道症状、黄疸、肝性脑病	肝炎病毒指标阴性,ALT<500U/L,高胆红素血症、低血糖、血氨升高、白细胞计数(↑)、DIC、血小板减少
重度子痫前期	妊娠期高血压及相关危险因素	孕20周后	血压升高、头痛、头晕、视物模糊、抽搐、昏迷	肝炎病毒指标阴性,蛋白尿、低蛋白血症、眼底检查可见小动脉痉挛
妊娠糖尿病合并酮症酸中毒	糖尿病病史/妊娠糖尿病	任何孕周	轻度口渴、多饮多尿、消化道症状、嗜睡、意识模糊、昏迷	肝炎病毒指标阴性,血氨正常,血糖升高、酮体阳性

6. **影像学检查** 超声、MRI 检查。

【处理】

1. 早期识别、及时转运、启动紧急救治团队。

2. **综合治疗**

(1)一般支持,包括绝对卧床、隔离、限制入量,低脂、低蛋白饮食,纠正低血糖,补充维生素。

(2)已经昏迷的患者应避免蛋白质摄入。

(3)维持水、电解质及酸碱平衡(重症肝炎的特点有水钠潴留,低钾性碱中毒)。

(4)纠正凝血功能,包括补充新鲜血浆、纤维蛋白原、凝血酶原复合物、血小板等。

(5)适当应用类固醇类药物,如氢化可的松 100~150mg/d,应用 5 天无效则需停用。

3. 病因治疗

(1)免疫调节。

(2)护肝药物。

(3)抗病毒治疗。

4. 防治并发症

(1)肝性脑病。

(2)肝肾综合征。

(3)产后出血 /DIC。

(4)继发感染。

5. 支持 / 外科治疗

(1)人工肝支持系统、血浆置换、血液透析。

(2)肝移植。

6. 产科处理

(1)孕早期:积极治疗,待患者病情稍稳定后及时行人工流产术。

(2)孕中期:先进行综合治疗,如 24~48 小时后无改善,则再建议及时终止妊娠。

(3)孕晚期:继续妊娠对母儿不利,一旦确诊,需积极终止妊娠,以提高母儿的抢救成功率。

(4)围产 / 手术期:导尿;监测出入量、中心静脉压;麻醉选择全身麻醉;下腹正中行纵切口,子宫选下段横切口;建议宫腔放置球囊压迫;子宫双层缝合;留置腹腔引流;关腹前用大量温生理盐水冲洗;减张缝合;做好栓塞 / 切除子宫的准备。阴道分娩适用于已临产的经产妇或宫颈条件好短时间内可结束分娩者,最好在手术室进行,应尽量避免会阴侧切,并做好产后出血抢救及新生儿复苏的准备。

(5)产褥期:需转至 ICU;使用药物包括抗生素时应考虑对肝功能的影响;尽早退乳;警惕产后出血。

7. 预防

(1)预防戊型肝炎,包括提高认识、切断传播途径、疫苗接种。

(2)慢性乙型肝炎患者如计划妊娠,则需按照指南进行评估。

(3)对高病毒载量的孕妇采取孕期抗病毒治疗。

【特殊问题】

乙肝表面抗原阳性产妇的新生儿应常规采取乙型肝炎免疫球蛋白(hepatitis B immunoglobulin,HBIG)+乙肝疫苗的主动-被动联合免疫。

【谨记】

1. 妊娠期重症肝炎可能危及母儿生命

(1)对母体:暴发性肝坏死,严重并发症包括肝性脑病、肝肾综合征、感染、中毒性肠麻痹、凝血功能障碍等多器官功能衰竭。每增加一个并发症,其病死率也相应的增高,平均病死率在 60% 以上。

(2)对胎儿:包括胎儿慢性缺氧、胎儿宫内窘迫、胎儿中枢受损、畸形、流产、早产、死胎、死产。

2. 不恰当的产科处理及盲目的无准备分娩均会导致病情的进一步加重。

3. 基层医院延迟转运,尤其是分娩后再转运,病死率可明显增加。

4. 需要多学科合作,争分夺秒地抢救。

5. 要从根源上减少乙肝病毒的传播,做好妊娠合并肝炎患者的规范管理。

【请示和会诊】

1. 一旦发现孕产妇有重症肝炎的相关症状和体征,应立即汇报病房主管教授 / 主任医师或副主任医师。

2. 一旦考虑妊娠合并重症肝炎,应立即启动紧急抢救团队,包括产科、麻醉科、儿科 / 新生儿科、感染科、肾内科、血液科、输血科、ICU、超声科、检验科医师,以及护士。

3. 做到"未雨绸缪",实现抢救团队的规范化培训。

(娄文佳)

第八节 母儿血型不合新生儿娩出后的处理

【可能原因】

1. **ABO 溶血** 多见于 O 型血产妇所生的 A 型或 B 型血的新生儿。ABO 溶血症约 50% 发生于第一胎的新生儿,这是由于 A(B)抗原物质在天然动植物中存在,母亲孕前已接触(微生物感染、注射疫苗、抗毒素等)产生抗体。

2. **Rh 溶血** 多见于 Rh 阴性的孕妇于第二胎所生的新生儿,当 Rh 抗原第一次进入母体,所产生的初次免疫反应缓慢,通常需数月之久。故第一胎所生的新生儿往往还未接触到抗体,再次妊娠时,相同抗原与抗体在此接触,可产生大量的 IgG。

【重点关注】

血型和母儿之间的溶血程度。

【处理】

1. 胎儿娩出后留取 7~10cm 长的脐带,为换血做准备。

2. 密切观察新生儿贫血、黄疸和心力衰竭进展情况。

3. 同时抽血查新生儿血常规、网织红细胞、血型,Rh 因子,直接、间接胆红素及直接库姆斯试验(Coombs test)。

【特殊问题】

如果孕妇间接库姆斯试验阴性,可于妊娠 28 周、34 周、产后 72 小时内肌内注射抗 D 免疫球蛋白 300μg。

【谨记】

1. 黄疸、贫血、肝脾大的新生儿要高度怀疑母儿血型不合的可能。

2. Rh 溶血一般较 ABO 溶血更重、发生时间更早,应积极做好预防和治疗工作。

【请示和会诊】

应向上级医师汇报,请儿科医师到场一起协助诊治,必要时转儿科继续治疗。

(杨 华)

第九节　胎动异常的判断及处理

【重点关注】

胎动是评估胎儿宫内状况的方式,胎动每 12 小时≥ 30 次为正常。胎动每 12 小时 <10 次或胎动每小时≤ 3 次,提示胎儿缺氧。

【处理】

1. 根据不同孕周进行处理,如 >32 周可行胎心监护(nonstress test,NST),根据 NST 判断胎儿情况。如NST 满意,可以密切观察。如果 NST 不满意(详见胎心监护的相关章节),则需要吸氧、进食、左侧卧、唤醒胎儿后复查,并延长 NST 时间到 40 分钟。

2. 如不足胎心监护的孕周,可行 B 超检查以协助对胎儿情况的掌握。

(邱　琳)

第十节　胎儿生长受限治疗过程中需监测的指标及终止妊娠的时间选择

【可能原因】

胎儿生长受限(fetal growth restriction,FGR)的病因复杂,易影响新生儿的预后,发生率为 2.7%~15.3%。

(1)母体因素:包括妊娠合并肾疾病等内科疾病、贫血、营养不良,以及妊娠期高血压疾病等。

(2)胎儿因素:包括胎儿染色体异常,宫内感染,先天畸形。

(3)胎盘及脐带因素。

【重点关注】

1. **诊断**　新生儿出生体重低于同孕龄、同性别胎儿平均体重的 2 个标准差或第 10 百分位数。

2. **临床表现及分型**

(1)对称型(内因型):特点为自孕早期开始,身长、体重、头围、腹围均相称,但与孕周不符。

(2)非对称型(以外因型多见,大多在妊娠 30~32 周 B 超检查时发现):特点为多由孕晚期胎盘功能不良,血管病变引起,头围大于腹围,头围和身长可能与孕周相符,但体重低。

3. **入院后的常规治疗**

(1)核对预产期:此项非常重要(核对预产期的因素:孕妇末次月经,询问月经周期是否规律,早孕反应出现的时间,出现胎动的时间,孕早期及孕中期 B 超检查核对孕周)。

(2)每周 2 次测量宫高、腹围及孕妇体重,孕 32 周后每周 1 次 NST。

(3)孕妇休息时建议取左侧卧位,可给予肠内营养粉剂口服,如住院治疗,应每日定时吸氧 1 小时,10%葡萄糖溶液 1 000ml 加氨基酸 250ml 静脉滴注,5~7 天为 1 个疗程。

4. **需密切监测的指标**

(1)孕妇的宫高、腹围、体重。

(2)规律治疗后复查 B 超,比较治疗前后胎儿的双顶径、头围 / 腹围的比值、羊水量及体重变化;应请高年资产科超声医师复查 B 超。

(3)监测孕妇血常规、肝肾功能(血液生化指标)的变化,每周查尿常规。

【处理】

终止妊娠的时机如下:

(1)经产前诊断明确为染色体异常或严重先天性畸形者,告知可能病因及复发风险并征得患者同意后,应尽早终止妊娠。

(2)出现以下情况者,应考虑终止妊娠:①一般治疗效果差,孕龄超过 34 周。②胎儿宫内窘迫(主要通过胎心监护监测胎儿反应),胎盘功能减退,或胎儿停止生长 3 周以上。③妊娠合并症及并发症加重,继续妊娠对母儿均不利,应尽快终止妊娠。④孕龄小于 34 周,已应用地塞米松促胎肺成熟,并联系儿科医师做好抢救新生儿的准备。

【特殊问题】

1. 孕期需规律行 B 超检查,及早发现并诊断 FGR,尤其是对外因非对称型 FGR,治疗越早,则效果越好。孕 36 周后的治疗效果较差。

2. 孕妇宫高、腹围及体重的监测非常重要,建议专人负责。

【谨记】

1. 宫内生长受限(FGR)是指胎儿大小异常,在宫内未达到其遗传的生长潜能。胎儿出生体重低于同龄平均体重的 2 个标准差,或低于同龄正常体重的第 10 百分位数。影响胎儿生长的因素包括母亲营养供应、胎盘转运和胎儿异常潜能等。

2. 入院后首先核对预产期非常重要,如确诊 FGR

应积极治疗。

【请示和会诊】

对 FGR 诊断有异议时,应及时将患者病例资料提供给上级医师,以进一步明确诊断。

(周　倩)

第十一节　产前腹痛的处理

【可能原因】

1. 产科因素

(1)临产或早产宫缩。

(2)胎盘早剥。

(3)子宫破裂。

(4)重度子痫前期或 HELLP 综合征。

(5)骨骼肌或韧带疼痛。

2. 妇科因素

(1)附件包块和扭转。

(2)子宫肌瘤变性。

3. 外科相关因素

(1)阑尾炎。

(2)胆道疾病。

(3)急性胰腺炎。

(4)胃食管反流或胃溃疡。

(5)泌尿系结石。

(6)急性肾盂肾炎。

【重点关注】

1. **病史** 孕周,有无剖宫产或子宫肌瘤切除术史,或子宫腺肌病病灶切除术史。另外,应了解子宫肌瘤的位置、数量、手术方式及是否进入宫腔,子宫后壁肌瘤手术史患者发生子宫破裂症状有时不典型。多发肌瘤、腹腔镜手术、较大较深的肌瘤是发生子宫破裂的高危因素。腹痛的部位、性质、缓急和伴随症状。

2. **体征**

(1)生命体征包括意识、血压、心率,四肢末梢循环温度、尿量。

(2)腹部压痛、反跳痛,腹肌紧张度。

(3)宫底高度,宫缩强弱、频率及有无间歇,宫底画线标记有助于动态监测宫底是否升高,以判断有无子宫内出血。

(4)宫颈口是否闭合、位置,以及质地及展平情况。

(5)子宫下段是否有压痛,尤其有过子宫手术史的患者要检查切口部位有无压痛。下段或切口压痛要警惕子宫先兆破裂的可能。

3. **B 超**

(1)胎盘(如位置、厚度、有无异常回声),羊水情况,有无脐带绕颈,肌层连续性及子宫下段厚度。

(2)如为上腹痛可考虑行肝、胆、胰、脾、双肾超声检查。

4. **胎心监护** 妊娠 32 周以前听胎心,摸宫缩,孕 32 周后需做胎心监护,并注意基线、变异及加速情况。

5. **血常规、凝血及肝肾功能** 注意患者血象及凝血功能有无异常,怀疑胎盘早剥的患者需筛查 DIC。

【处理】

1. 胎盘早剥需在充分备血的情况下尽早行剖宫产术结束妊娠。

2. 先兆子宫破裂或子宫破裂需要充分备血,并做好子宫切除术的准备,尽快开腹探查并行剖宫产术结束妊娠。

3. 重度子痫前期或 HELLP 综合征处理详见妊娠期高血压疾病的相关章节。

4. 妊娠期间合并内外科疾病引起的腹痛需请相关科室会诊。

【特殊问题】

1. 首先要区分是宫缩疼痛,还是非宫缩疼痛,宫缩疼痛通常是有间歇的,间歇期子宫会放松。

2. 评估母体病情的同时,一定要听胎心或行胎心监护。

3. 对于任何一位 20 周以上孕妇的上腹痛或右上腹痛,都要考虑到先兆子痫及 HELLP 综合征的可能,同时需注意有无头晕、眼花、恶心、呕吐症状和非体位性水肿等体征。一旦有怀疑,需立即进行全面评估。

4. 妊娠期外科并发症延误诊治比较常见,母儿发病率和死亡率均较高,要及时请外科医师会诊。疑诊阑尾炎是妊娠期进行外科手术最为常见的非产科手术指征,而妊娠期胆囊疾病的发生率也在不断增加。

5. 妊娠期体检很难发现外科相关疾病的体征,或很容易被继发的宫缩所掩盖,因此需要仔细鉴别。

6. 附件包块在妊娠期可能会发生扭转、破裂或出血,包块的大小非常重要,随着包块的增大,其并发症出现的概率也会增加。此时体检很难发现包块,超声检查是有用的影像学工具。

【谨记】

1. 产前出现的腹痛不要想当然地认为就是宫缩，哪怕这种腹痛是阵发性的，出现此种情况时可能为严重的胎盘早剥、子宫破裂。

2. 寻找腹痛原因和治疗腹痛的同时，一定要监测胎心的变化。

【请示和会诊】

若有上腹痛或合并有消化道症状的腹痛，在完善血常规及肝、胆、胰、脾超声检查后，需请内科医师会诊，以排除内科因素引起的腹痛，并请外科医师会诊排除阑尾炎的可能。

（梁　兵）

第十二节　产前阴道出血的处理

【可能原因】

1. 前置胎盘。无痛性出血。

2. 胎盘早剥。阴道出血伴有腹痛或背痛。

3. 胎盘血管前置。

4. 先兆临产或临产。

5. 子宫破裂。

6. 宫颈或阴道病变。

【重点关注】

1. **病史**　出血量多少，有无腹痛，孕期产检情况，孕检时胎盘位置有无异常,有无妊娠期高血压疾病、妊娠糖尿病(GDM)等或内科相关疾病如慢性高血压、慢性肾病及胶原血管病等,腹部有无钝击伤或交通工具加速-减速的剪切力,是否为瘢痕子宫,近期有无行妇科查体或宫颈癌筛查相关检查等。

2. 体征

(1)生命体征,包括意识、血压、心率、四肢末梢循环温度。

(2)腹部压痛,宫底位置,子宫张力,宫缩情况及有无间歇,宫缩间歇期子宫是否放松。

(3)阴道出血量:颜色,量多少。

(4)子宫下段是否有压痛。

(5)如超声除外前置胎盘,有宫缩需行内诊。

(6)胎心监护。

3. B超 胎盘(如位置、厚度、有无异常回声),羊水情况,有无脐带绕颈,有子宫手术史者观察肌层连续性及子宫下段厚度。

4. 胎心监护 妊娠32周以前听胎心,摸宫缩,孕32周后需做胎心监护,并注意基线、变异及加速情况。

5. 血常规、凝血 有无贫血,凝血功能有无异常,怀疑胎盘早剥者需筛查DIC。

6. 其他 在排除前置胎盘后,应使用阴道窥器进行宫颈检查,以明确是否有宫颈病变导致的出血。

【处理】

1. 胎心监护正常,B超检查无异常发现,排除宫颈病变后,患者生命体征平稳,出血量少时可继续观察。必要时查凝血功能和血常规,如以上各项均正常,向患者交代病情,并注意胎动、阴道流液、出血多、腹痛时需及时告知医务人员。

2. 如超声检查提示为前置胎盘(具体处理详见前置胎盘章节),未排除前置胎盘之前不做产道检查。

3. 如考虑为胎盘早剥需对母儿状况进行全面评估(详见胎盘早剥相关章节)。

4. 如考虑为先兆子宫破裂应立即抑制宫缩,同时吸氧、备血,尽快剖宫产终止妊娠。术前做好子宫切除的准备。一旦确诊为子宫破裂时,无论胎儿是否存活,均应在积极抗休克治疗的同时尽快手术治疗。

(1)开放大血管静脉通路。

(2)监测胎心及母体生命体征的变化。

(3)禁食、禁水,补液,同时抽血进行术前化验＋配血,术前准备(备皮),手术带药。

(4)联系上级医师准备手术,以及联系手术室准备接患者,手术签字并交代必要时行子宫切除术的可能性。

【特殊问题】

1. 医师一定要亲自摸宫缩,宫缩的强弱及有无间歇和下段压痛对鉴别诊断非常重要,标记宫底位置有助于评估病情的变化。

2. 未确定有无胎盘位置异常时,先不做内诊,以防前置胎盘内诊后引起大量出血。

3. 超声诊断胎盘早剥的敏感性低(不足 40%),超声对阴道出血的应用更多局限在是否存在前置胎盘的鉴别诊断。

4. 产科永远是母胎医学,两者综合评估很重要。

5. 询问完患者基本的病史后,一定要听胎心(如情况紧急,接诊的第一件事情就是听胎心),如有必要(大于孕 32 周)可行胎心监护,评估胎儿的情况。

6. 子宫破裂是产科极其严重的并发症,多发生于瘢痕子宫、子宫畸形和产道梗阻时。一旦怀疑,一定要严密监测,并及时向上级医师汇报,以决定终止妊娠的时机。

7. 胎儿前置血管破裂大多发生在胎膜破裂或人工破膜时,虽然发生率低,但一旦发生对胎儿危害极大,可迅速造成胎儿出血甚至死亡。

8. 尽管妊娠期阴道出血多数是由产科相关因素引起的,鉴别诊断中考虑到宫颈病变如息肉、肿瘤等仍是必要的,特别是反复不明原因的出血。

9. 检测凝血功能,纠正凝血异常。

【谨记】

1. 产前阴道出血可能为胎盘早剥、前置胎盘大量出血、胎盘前置血管破裂等。

2. 产科应将母儿一起评估,不能顾此失彼。

【请示和会诊】

应及时向上级医师汇报,当怀疑有非产科因素导致的出血时,需请相关科室医师会诊。

(梁　兵)

第十三节　前置胎盘大量出血时的处理措施

【可能原因】

剖宫产术史、宫腔操作、多胎妊娠。

【重点关注】

1. **诊断与分型**　妊娠 28 周后,胎盘附着于子宫下段,其下缘甚至达到或覆盖宫颈内口,低于胎先露部,称为前置胎盘。根据胎盘下缘与宫颈内口的关系,分为完全性前置胎盘(中央性前置胎盘)、部分性前置胎盘、边缘性前置胎盘。

2. 典型病史

(1)无痛性阴道出血:突发性,无明显诱因。完全性前置胎盘出血时间较早,大多发生在孕 28 周左右,出血量较多;边缘性前置胎盘,出血较晚,大多发生在妊娠末期或临产后,出血量较少。阴道出血量多时,需紧急处理。

(2)胎位异常:约 1/3 的孕妇可出现胎位异常,以臀先露为多见。

3. 辅助检查及体格检查

(1)辅助检查:对孕中晚期出现无痛性阴道出血的孕妇,应考虑前置胎盘的诊断。首先行 B 超检查,确定胎盘与宫颈内口的关系,应在膀胱半充盈状态下检查,排空膀胱后再重复一次。

(2)体格检查:首先行腹部检查,明确胎位,并确定有无宫缩;对已确诊前置胎盘的孕妇,一般不建议行阴道检查。

【处理】

一旦前置胎盘发生严重出血而危及孕妇生命时,无论孕周大小均应立即行剖宫产术。近年来,完全性、部分性及边缘性前置胎盘均倾向于行剖宫产术分娩。

1. 术前准备

(1)孕妇出现阴道大量出血,在抽血查血常规及凝血功能后应立即行 B 超检查,明确胎盘位置。一旦确诊前置胎盘,应积极开通静脉通路输液,纠正休克,联系血库,充分备血(红细胞 4~6U,血浆 400~600ml)。

（2）根据胎龄评价新生儿预后，如新生儿可以存活，请儿科医师到场向患者及家属交代病情及新生儿抢救和预后情况；如确定新生儿需要抢救，术中需请儿科医师到场协助。

（3）向患者及家属充分交代病情，以及前置胎盘大量出血将会出现的并发症（如出血性休克、DIC、术中胎盘粘连或植入有切除子宫或二次手术可能、术后感染），同时需交代子宫动脉栓塞术的重要性（很重要），以及放置宫腔球囊止血的可能性及手术费用等问题后签署手术同意书。

2. 剖宫产手术

（1）如需抢救新生儿，应在儿科医师到场后开始手术。子宫切口应视胎盘位置而定，胎盘附着于子宫下段前壁时，切口应避开下段充盈或怒张的血管。必要时可结扎血管，也可采用子宫下段偏高纵切口或横切口，推开胎盘边缘后破膜，以避免撕裂胎盘。

（2）胎儿娩出后，需立即予以缩宫素 10U 子宫肌层内注射，以促进子宫收缩，并徒手剥离胎盘，待胎盘剥离后如子宫收缩较差，可予以前列素氨丁三醇 1 支子宫肌层内注射，按摩宫底，必要时背包式缝合子宫。如上述方法仍无法改善出血，必要时可放置宫腔球囊止血，行子宫动脉栓塞术或子宫切除术。

【特殊问题】

前置胎盘大出血时手术终止妊娠非常重要，但充分的术前准备及谈话也同等重要，做到不慌不乱、有条不紊地充分完善术前准备。

【谨记】

1. 前置胎盘是妊娠晚期出血的主要原因之一，也是妊娠期间的严重并发症,多见于经产妇。

2. 前置胎盘大出血是真正的产科危重症,因此需要特别重视。

【请示和会诊】

一旦出现上述危重情况,应将病情立即汇报给上级医师,并通知血库及儿科,开启母婴抢救的绿色通道。

（周 倩）

第十四节 前置胎盘患者入院后的治疗措施及终止妊娠的指征

【重点关注】

详见第四章第十三节内容。

【处理】

1. **入院后的治疗措施** 总的治疗原则是抑制宫缩、止血、纠正贫血和预防感染。

（1）保守治疗:适用于阴道出血量少、生命体征平稳、胎儿存活、孕周小于36周的孕妇。绝对卧床休息,包括左侧卧位,每日吸氧,保持大便通畅,保留会阴垫,观察出血量。

（2）抑制宫缩:对有宫缩的孕妇可给予硫酸镁或盐酸利托君抑制宫缩,孕周大于28周而小于36周的孕妇,应予以地塞米松6mg,每日2次,肌内注射,共2天,以促胎肺成熟。

（3）纠正贫血:根据出血量及血红蛋白情况,对症支持治疗。

（4）预防感染：对出血时间较长的孕妇，应予以口服抗生素预防感染。

2. 终止妊娠的指征

（1）阴道出血较少者：完全性前置胎盘可在妊娠 36 周后，部分性及边缘性前置胎盘可在妊娠 37 周后终止妊娠。

（2）阴道出血较多者：如胎儿的胎肺不成熟者，可先予以止血，短时间内促胎肺成熟后尽快终止妊娠。

（3）严重出血危及孕妇生命时，无论孕周大小，均需立即行剖宫产术。

【特殊问题】

1. 孕晚期阴道出血应引起重视，需考虑前置胎盘的诊断，对明确诊断者积极收入院治疗，对症治疗应与胎盘早剥导致的阴道出血鉴别诊断，超声检查及临床表现非常重要。

2. 终止妊娠前，应充分备血（红细胞 4~6U，血浆 400~600ml），并与患者及其家属充分交代病情，有出现胎盘植入、粘连、无法剥离及出血性休克等严重并发症的可能，必要时需进行行子宫动脉栓塞术（由于孕期子宫血供丰富，血管增粗，栓塞难度远远大于非孕期子宫，成功率也会有所下降），必要时可放置球囊或行子宫切除术。

3. 对于有前次剖宫产史的前置胎盘患者，应警惕剖宫产瘢痕处胎盘植入。一旦怀疑类似情况，手术风险极大，术中出血量大，发生 DIC 的风险高，可危及产妇生命。

【谨记】

1. 前置胎盘患者入院后应积极治疗，避免大出血。当出血不可避免时,应及时终止妊娠,以避免造成母儿死亡。

2. 孕晚期阴道出血应引起重视,切不可漏诊。

【请示和会诊】

应及时向上级医师汇报病情,并指导制订下一步的治疗方案。

（周 倩）

第十五节 胎盘早剥的识别及处理

【可能原因】

1. 胎盘血管病变(孕妇合并子痫前期、子痫、慢性高血压及慢性肾疾病,子宫底蜕膜螺旋小动脉痉挛或硬化、毛细血管破裂出血,血液流至底蜕膜层与胎盘之间形成血肿);机械因素(腹部外伤、撞击、外倒转术、羊水过多时突然破膜、双胎中的第一胎胎儿娩出过快、脐带过短牵拉等);子宫静脉压升高(仰卧位低血压综合征)等。

2. 胎盘早剥后发生子宫胎盘卒中、影响子宫收缩导致产后出血、DIC。

【重点关注】

1. 病史

(1)妊娠期高血压疾病或慢性高血压。

(2)腹部外伤史。

(3)宫内压突然降低(如羊水过多时突然破水、宫缩时人工破膜、双胎中的第一胎胎儿娩出过快等)。

2. 查体

（1）典型症状为阴道出血、腹痛、子宫收缩且张力高、宫体压痛。

（2）后壁胎盘隐匿性剥离时症状不典型，可表现为腰背部疼痛、宫体压痛可不明显。

（3）关注宫底高度的变化（宫底画线）。

3. 辅助检查

（1）实验室检查：血常规和凝血（重点关注血红蛋白、纤维蛋白原、纤维蛋白降解产物、D- 二聚体，及时发现 DIC），以及肝肾功能。

（2）超声：胎盘后血肿是胎盘早剥的典型超声表现，诊断胎盘早剥的灵敏度为 25%~50%，超声检查无异常发现时不能排除胎盘早剥的可能。

（3）胎心监护：基线变异减小或消失、重复晚期和变异减速、胎心过缓、正弦波形。

【处理】

治疗应根据孕周、早剥的严重程度、母体血流动力学状态、有无并发症、产程进展、胎儿宫内状况等决定。原则为早期识别、积极处理、及时终止妊娠、减少并发症的发生。

1. 所有患者的初始治疗

（1）开放静脉，补液扩容，纠正休克。

（2）监测血流动力学状态（如血压、心率、尿量），评估出血量，纠正贫血，有 DIC 表现者需尽早纠正凝血功能障碍。

（3）持续胎心监护判断胎儿的宫内情况。

（4）做好随时紧急剖宫产的准备。

（5）联系儿科医师，做好抢救新生儿窒息的复苏准备。

2. 胎盘早剥阴道分娩的指征及处理

(1)指征:胎儿存活,以显性出血为主的轻型胎盘早剥,病情平稳,无胎儿宫内窘迫,估计短时间内可以结束分娩;若胎儿已死亡,如产妇状态稳定,可经阴道分娩。

(2)处理:除所有患者的初始治疗外,产程中需关注宫底高度、超声动态监测胎盘后血肿变化;可人工破膜,使羊水缓慢流出(减少子宫张力、促进宫缩);缩宫素的使用需慎重,以防子宫破裂。

3. 胎盘早剥剖宫产的指征及处理

(1)指征:妊娠 32 周以上,胎儿存活,胎盘早剥Ⅱ级以上者;阴道分娩过程中出现胎儿宫内窘迫,或破膜后产程无进展者;若胎儿已死亡,产妇血流动力学不稳定或凝血功能障碍需快速控制出血者。

(2)处理:除所有患者的初始治疗外,应在剖宫产术前和术中输血和血制品,纠正凝血障碍;准备宫腔填纱,行子宫动脉栓塞术。

4. 胎盘早剥保守治疗的指征及处理

(1)指征:妊娠 32~34 周的 0~Ⅰ级胎盘早剥者;妊娠 28~32 周及 <28 周的极早产孕妇,如为显性阴道出血、子宫松弛,孕妇及胎儿状态稳定时,促胎肺成熟的同时考虑保守治疗。

(2)处理:保守治疗过程中,应密切行超声检查、监测胎盘早剥情况;分娩时机权衡产妇及胎儿的风险后决定;一旦出现明显阴道出血、子宫张力高、凝血功能障碍及胎儿宫内窘迫时,应立即终止妊娠。

【特殊问题】

1. 胎盘早剥是通过临床做出的诊断,隐性胎盘早剥的症状不典型。

2. 初始情况稳定的轻型胎盘早剥患者,若胎盘持续剥离,病情可能会迅速恶化。

3. 胎盘早剥合并死胎时,应选择最大限度地降低产妇并发症和死亡风险的分娩方式。

【谨记】

胎盘早剥是指妊娠 20 周或分娩期,正常位置的胎盘在胎儿娩出前全部或部分从子宫壁剥离,也是孕产妇产后出血、DIC 并发症和围产儿死亡的重要原因。

1. 阴道出血量不能作为评估早剥严重程度的标志,需警惕胎盘隐性剥离(宫底画线、监测生命体征、血化验、超声检查)。

2. 超声诊断胎盘早剥的敏感度低,阴性不能排除胎盘早剥的可能。

3. 当胎盘剥离面积超过 50% 时,常发生 DIC 和死胎。

【请示和会诊】

1. 出现可疑胎盘早剥时需立即汇报上级医师,并动态关注患者的生命体征及实验室检查指标等。

2. 胎盘早剥患者经阴道分娩时的产程处理需在上级医师的指导下进行。

3. 分娩时请儿科医师到场,并做好抢救新生儿窒息的复苏准备。

4. 重度胎盘早剥、失血性休克及 DIC 均为产科危急重症,需请妇产科、麻醉科、ICU、血库等多科室医师密切配合。

（宋晓晨）

第十六节　双胎妊娠的胎心监护及胎儿评估

【可能原因】

双胎输血综合征的发生主要与单绒毛膜性双胎共用一个胎盘,胎盘层面有大量血管吻合相关。

【重点关注】

1. 双/多胎妊娠行电子胎心监护时需注意的事项

(1)不同部位听诊有不同的胎心,其间有无音区,或同时听诊 1 分钟,两个胎心率相差 10 次以上。

(2)两个胎儿的心率建议采用有双探头的同一台机器监护;如果使用不同机器,需确保两台机器内置时间及走纸速度相同,两个胎儿的胎心监护图形上均需描记宫缩。

(3)电子胎心监护的主要目的是发现减速,不能简单地因胎心监护有加速而认为胎儿宫内生长良好,需同时结合超声检查。

2. 双/多胎妊娠中评价胎儿健康状况的方法

(1)电子胎心监护。

(2)胎儿生物物理评分:行 NST,B 超监测胎儿呼吸运动、胎动、肌张力、羊水量,5 项胎儿生物物理图像用于评估胎儿宫内情况,若总分 ≥ 7 分提示胎儿宫内情况良好。

(3)胎动计数:胎动正常代表胎儿宫内情况良好;若孕妇自觉胎动次数减少、12 小时内胎动次数 <10 次或低于自我胎动规律情况的 50%,在除外镇静药或硫

酸镁等药物的影响后,要考虑胎儿有宫内窘迫的可能;对于双胎妊娠者,要注意区分两个胎动,并分别计数。

(4)超声检查:可用于评估双胎生长发育、羊水分布、脐动脉血流,并可酌情检测胎儿大脑中动脉血流。

【处理】

1. 行电子胎心监护时,若 NST 监测 20 分钟仍未出现阳性反应,可改变孕妇体位继续监测 20 分钟;如仍旧没有满意加速或变异,可考虑行缩宫素激惹试验(oxytocin challenge test, OCT)检查。

2. 胎心监护频率。对单羊膜囊双胎孕妇建议妊娠 28 周开始每周 2 次胎心监护;对单绒毛膜双羊膜囊双胎孕妇建议妊娠 32 周开始每周 1 次胎心监护;如有胎儿生长受限等并发症,检查应开始得更早和 / 或更频繁。

3. 超声监测频率。对单绒毛膜双胎孕妇建议妊娠 16 周开始每 2 周进行超声检查;对双绒毛膜双胎孕妇建议妊娠 20 周开始每 4 周 1 次超声检查。

【特殊问题】

1. 双 / 多胎妊娠需首先判断绒毛膜性。

2. 电子胎心监护和胎儿生物物理评分可用于帮助识别胎儿宫内窘迫的发生情况。

【谨记】

需警惕多胎妊娠的并发症,超声检查对胎儿的生长发育监测有重要的意义。

【请示和会诊】

由于多胎妊娠孕妇的并发症较多,因此入院后需请儿科医师评估胎儿情况(尤其是复杂的双胎妊娠孕妇),同时请上级医师评估分娩时机及方式。

(宋晓晨)

第十七节 宫缩应激试验的意义和解读

【重点关注】

宫缩应激试验(contraction stress test,CST),又称缩宫素激惹试验(oxytocin challenge test,OCT),是评估胎儿宫内储备和对宫缩耐受力的重要试验。现在临床上一般通过静脉滴注缩宫素诱发宫缩,通常从小剂量开始,逐渐增加滴速和浓度,使产妇10分钟内有3次宫缩,每次宫缩可达40秒。建议观察至少20分钟内宫缩时的胎心率的变化,其本质是了解胎盘一过性缺氧的负荷变化,以及测量胎儿的储备能力。

1. CST 的适应证

(1)电子胎心监护(electronic fetal monitoring,EFM)反复出现无应激试验(non-stress test,NST)称为无反应型,当可疑胎儿宫内缺氧状态时,可行 CST 进一步评估胎儿宫内状态。

(2)CST 是判断羊水偏少产妇能否耐受宫缩压力而进行阴道分娩的试验。

2. CST 的禁忌证

(1)所有经阴道分娩的禁忌证。

(2)当 NST 严重异常,如已出现正弦波形,不可再进行 CST,以免加重胎儿的缺氧状态,延误抢救胎儿的时机。

【处理】

根据美国妇产科学会 CST 的诊断标准及中国《电子胎心监护应用专家共识》，做出以下相应的处理。

(1) 阴性：无晚期减速和/或明显的变异减速，提示胎盘功能良好，可以引产。

(2) 阳性：≥ 50% 的宫缩以后出现晚期减速，如宫缩尚未达到 10 分钟内 3 次即为晚期减速，说明胎儿已出现不能耐受的缺氧状态，建议尽快行剖宫产术终止妊娠。

(3) 可疑：包括宫缩时有间断的晚期减速或明显的变异减速，过度应激（宫缩过频或宫缩持续时间 > 90 秒）时出现胎心减速及图形不满意（10 分钟内宫缩 < 3 次或不能判读的图形）。应具体情况具体处理：如除外因探头接触不良等因素出现明确的晚期减速，说明胎儿储备能力较差，不能耐受宫缩压力，应建议行剖宫产术终止妊娠；如因可疑过度应激导致胎心减速或图形不满意，可给予产妇吸氧休息后复查 OCT 试验。

【特殊问题】

CST 试验阴性的产妇，在使用地诺前列酮栓引产或临产后，仍可能出现晚期减速的情况。因为静脉滴注缩宫素诱发的宫缩强度仍远小于临产宫缩，所以必要时应加强胎心监护，警惕引产过程中胎儿宫内窘迫的发生。

【请示和会诊】

CST 试验对于胎心和宫缩的良好描记十分重要，一旦出现可疑或阳性图形时，应立即请示上级医师做出相应的处理。

（范　融）

第十八节　羊水过少患者的监测及提示胎儿危象的征象和处理措施

【可能原因】

胎儿畸形、胎盘功能不良、过期妊娠、胎儿生长受限（FGR）、羊膜病变。

【重点关注】

1. 诊断

（1）妊娠晚期羊水量少于 300ml。

（2）足月情况下各孕周羊水指数：孕妇采取抬高 30° 平卧位，以脐和腹白线为标志点，4 个象限最大羊水暗区相加 ≤ 8cm 属于羊水过少，≤ 5cm 属于羊水绝对过少。

2. 需密切监测的方面

（1）孕妇的宫高、腹围、体重的变化及血压情况；如宫高、腹围小于同孕周正常值，应除外 FGR。

（2）B 超检查是诊断羊水过少的主要办法，多采用测定羊水指数来诊断羊水过少，需特别注意胎儿膀胱有无充盈，有无泌尿道畸形，胎儿先天性肾缺如、肾发育不全、输尿管或尿道狭窄等畸形致尿少或无尿而引起的羊水过少；如胎儿膀胱充盈，可 3 天后再次复查 B 超，确定羊水量的多少。

（3）胎动情况：这一点非常重要，需仔细询问孕妇近期有无明确的胎动频繁或减少。胎动异常可能由于与胎儿宫内缺氧密切相关，应予以重视。

（4）孕周：重新核对预产期，判断是否为过期妊娠。

因为过期妊娠使胎盘功能减退,灌注量不足导致羊水少,过期妊娠导致羊水过少的发生率达 20%~30%,应避免过期妊娠。

(5)胎心监护(NST):为孕晚期判断有无胎儿宫内窘迫的重要检查手段,NST 监视结果提示胎儿缺氧的诊断标准为:①持续监护 20~40 分钟,胎动时胎心率加速 ≤ 15 次 /min,持续时间 ≤ 1 秒。②胎心率基线变异频率 <5 次 /min。③出现频繁 V 波(变异减速)。④胎心率 <120 次 /min,持续 10 分钟以上。⑤胎心率 >160次 /min,持续 10 分钟以上。羊水过少导致胎儿宫内窘迫可由胎心监护反映出来。诊断羊水过少的患者应每日至少行 1 次胎心监护。

3. 提示胎儿危急的征象

(1)胎动异常:孕妇自觉胎动频繁后,胎动突然减少,应考虑胎儿宫内缺氧,立即复查 B 超,检查羊水量。

(2)胎心监护结果异常:如在监护中出现反复性的变异减速,提示胎儿状况危急。

(3)B 超检查羊水指数 ≤ 5cm,即羊水绝对过少,提示胎盘功能不良,胎儿宫内严重缺氧。

【处理】

发生以下情况时需及时终止妊娠:

(1)对确诊胎儿畸形,或胎儿已成熟、胎盘功能严重不良者,应立即终止妊娠。对胎儿畸形者,常采用利凡诺羊膜腔内注射的方法引产。

(2)妊娠足月合并严重胎盘功能不良或胎儿宫内窘迫,估计短时间内不能经阴道分娩者,应行剖宫产术,根据新生儿评分,及时联系儿科医师,必要时需进行新生儿抢救准备。

(3)对胎儿贮备力尚好,宫颈成熟者,可在密切监护下破膜后行缩宫素引产。产程中连续监测胎心变化,观察羊水性状。

【谨记】

1. 羊水过少对围产儿预后有不良影响,发生率为0.5%~5.5%。

2. 羊水过少严重影响围产儿的预后,做好羊水过少的产前监测,并做出正确处理能够有效降低羊水过少围产儿的病死率。

3. 羊水过少应引起重视,密切关注胎动情况,务必交代患者胎动异常随时去急诊就诊。

【请示和会诊】

孕期胎心监护是非常重要的,对于无法判断的NST监护结果,应及时请上级医师进行判读,并制订下一步的治疗方案。

(周　倩)

第十九节　硫酸镁在产科中的应用及注意事项

【可能原因】

镁离子的作用机制为抑制运动神经末梢释放乙酰胆碱,使骨骼肌松弛;刺激血管内皮细胞合成前列环素,抑制内皮素合成,降低机体对血管紧张素 II 的反应,缓解血管痉挛;阻止钙离子内流,解除血管痉挛,减少血管内皮损伤;镁离子中毒可能出现在用药剂量大、肾功能不全、血镁积聚的患者。

【重点关注】

硫酸镁在产科的用药主要是控制子痫抽搐及防止再抽搐、预防重度子痫发展成为子痫、子痫前期临产前用药预防抽搐。

静脉注射硫酸镁时需要重点关注以下几方面：

(1)定时检查膝反射有无减弱或消失。

(2)呼吸每分钟不少于16次,尿量每小时不少于25ml,每日不少于600ml。

(3)治疗时准备钙剂作为解毒剂,当出现镁中毒时,立即静脉注射10%葡萄糖酸钙10ml。

(4)肾功能不全时需减量或停用,重症肌无力者禁用硫酸镁。

【处理】

1. 硫酸镁的用药方案

(1)首次负荷剂量:25%硫酸镁16ml+5%葡萄糖注射液34ml(15~20分钟缓慢静脉推入或泵入)。

(2)维持剂量:25%硫酸镁20~30ml+5%葡萄糖注射液30~20ml(1~2g/h)。

(3)夜间可给予硫酸镁臀部深部肌内注射:2.5g硫酸镁+2%利多卡因1ml双侧臀部深部肌内注射(共5g,睡前肌内注射可免去次日负荷量)。

(4)静脉停药6小时以上者,次日需再次给予负荷量。

(5)每日总量为25~30g,用药过程中可监测血清镁离子浓度。

2. 发生硫酸镁中毒时

(1)立即停用硫酸镁。

(2)给予10%葡萄糖酸钙10ml静脉推注(>5分钟);必要时1小时后重复1次。

【特殊问题】

1. 硫酸镁局部刺激强,需使用长针头深部肌内注射,同时加利多卡因缓解局部疼痛刺激;具体用法为每侧臀部 2.5g $MgSO_4$+2% 利多卡因 1ml 深部肌内注射。

2. 硫酸镁与肾上腺素受体激动剂或钙离子通道拮抗剂合用时,需注意不良反应增加。

3. 肾功能不全时应接受标准负荷剂量,减少维持剂量;如血肌酐 >221μmol/L,不给予维持剂量,需定期检测血镁浓度。

4. 镁离子可自由通过胎盘,可能引起胎心基线胎心率下降、变异减少。

5. 硫酸镁治疗通常持续至产后 24~48 小时。

【谨记】

正常孕妇血清镁离子浓度为 0.75~1mmol/L,治疗有效浓度为 1.8~3.0mmol/L。镁浓度超过 3.5mmol/L 时即可出现镁中毒,首先表现为膝反射减弱,继而出现肌张力减退;血镁浓度达 5mmol/L 时可出现膝反射消失、呼吸抑制、感觉感应迟钝;血镁浓度达 6mmol/L 时可发生呼吸停止、心脏停搏。

(1)应用硫酸镁前需注意监测肾功能;有心肌损害、心脏传导阻滞时,应慎用或不用硫酸镁;重症肌无力者为禁忌。

(2)用药期间监测呼吸、膝腱反射、尿量,必要时查血镁浓度。

(3)熟悉镁中毒的解救措施。

【请示和会诊】

应用硫酸镁期间需注意观察患者的呼吸、膝反射、尿量,及时向上级医师请示;如有镁中毒表现时,应立即停药,并检测血镁浓度,同时给予葡萄糖酸钙溶液拮抗治疗。

(宋晓晨)

第二十节　胎死宫内的患者入院评估及引产注意事项

【可能原因】

1. **最常见的原因**　胎儿缺氧,占死胎的 50%。引起缺氧的原因如下:

(1)母体因素:①微小动脉供血不足,如妊娠期高血压疾病。②红细胞携氧量不足,如妊娠合并重度贫血、心力衰竭、肺心病。③出血性疾病,如各种因素导致的产前出血、子宫破裂、子宫局部胎盘血供障碍。④其他并发症,如妊娠合并糖尿病、妊娠期肝内胆汁淤积症、孕妇的溶血性疾病、严重感染、抗磷脂抗体综合征、多胎妊娠等。

(2)胎儿因素:胎儿心血管系统功能障碍、胎儿畸形的结构和 / 或遗传异常。

(3)胎盘因素:子宫胎盘功能不全;胎盘结构异常,如胎盘早剥、前置胎盘。

(4)脐带异常:脐带先露、脐带脱垂、脐带缠绕、脐带打结。

2. **遗传基因突变和染色体畸变**

【重点关注】

1. **确定是否为死胎**

(1)胎动消失,腹部不再继续增大,乳房松软度变小。

(2)查体:宫底高度小于停经月份,无胎动及胎心音。

(3)超声检查:是诊断死胎最常用、最准确和最方便的方法:显示胎动和胎心搏动消失。

2. 确定何时胎死宫内 根据病史、查体及超声判断胎死宫内时间。凡确诊死胎尚未排出者,无论胎儿死亡时间长短均应积极处理,使胎儿尽早排出。

3. 完善引产前的检查和评估

(1)病史:是否合并易引起产后出血及产褥期感染的疾病,如肝炎、血液系统疾病等。

(2)全身体格检查、妇科盆腔检查。

(3)为引产做准备的化验,包括血常规、尿常规、肝肾功能、输血 8 项、凝血、血型,阴拭子细菌(包括 B 族链球菌)培养 + 药敏试验。

(4)胎儿死亡后,由于退行性变的胎盘组织释放促凝物质进入母体血内,激活母体凝血系统而引起弥散性血管内凝血,致血中的纤维蛋白原和血小板降低,容易导致难以控制的大出血,因此应监测凝血功能。

(5)超声检查:确认胎心音消失;确定双顶径大小、胎盘位置及羊水量。

(6)明确死胎原因的化验,包括糖耐量试验、甲状腺功能;夫妇血型及 Rh 因子;产妇末梢血查胎儿红细胞。

(7)入院后阴道冲洗 3 天。

【处理】

1. 处理时机

(1)胎儿死亡不久,可直接行引产术。对于合并易导致产后出血及产褥感染的疾病,应及时给予治疗。

(2)胎儿死亡超过 4 周,应评估患者的凝血功能,若纤维蛋白原 <1.5g/L,血小板 <100×10⁹/L,应给予肝素治疗,待纤维蛋白原和血小板恢复到有效止血水平,再行引产术,术前应准备好新鲜血液和血浆,以防产后出血和感染。

2. 引产方法

(1)羊膜腔内注射药物引产

1)适用于妊娠 16~26 周。

2)禁忌证:心、肝、肺、肾疾病在活动期或功能严重异常者;各种疾病急性期;有急性生殖道炎症,需经治疗后方能进行引产手术;术前 24 小时内 2 次体温在 37.5℃以上者。

3)使用药物:如依沙吖啶,剂量不超过 100mg,以避免引起强直性子宫收缩。

4)注意事项:术前测血压、脉搏、体温;会阴部备皮;经腹羊膜腔内注射前应嘱孕妇排空膀胱;穿刺前明确胎盘位置,以免误伤及胎盘;一定要回抽证实有絮状羊水,拔针前还需回抽羊水,再次证实位于羊膜腔内;如羊水少,可在 B 超监视下操作,确保安全,必要时注入无菌注射用水 50ml,促进利凡诺在羊膜腔内弥散。

(2)米非司酮配伍前列腺素引产

1)适用于妊娠 28 周前,非瘢痕子宫;对于瘢痕子宫,需制订个体化引产方案。

2)禁忌证:同利凡诺药物引产;肝肾功能异常、糖尿病、血液系统疾病、血栓性疾病,以及与甾体激素相关的肿瘤、青光眼、高血压、支气管哮喘、肾上腺及内分泌疾病者。

3)使用药物:米非司酮 50mg,口服,每日 2 次,药物流产第 1~2 天；米索前列醇 600μg，药物流产第 3 天晨起顿服，观察 3 小时如无宫缩，可口服或经阴道追加米索前列醇，每次 1 片，再次追加需间隔 2~3 小时，总剂量不超过 1 600μg，最大剂量不超过 1 800μg。

4）注意事项：服药前后 2 小时空腹，以防服药后发生胃肠道反应而呕吐出药片，如出现则需及时补服；向患者解释药物的不良反应，如胃肠道反应、过敏反应等，严重者可给予对症处理；用药后 72 小时无宫缩时，应视为失败。

（3）高浓度缩宫素引产

1）适用于妊娠 28 周以上。

2）禁忌证：同利凡诺药物引产。

3）使用药物：缩宫素 6U+5% 葡萄糖或氯化钠溶液 500ml，6mU/min 起，间隔 45 分钟调整 1 次，每次增加 6mU，最高至 40mU/min。

4）对于宫颈条件较差者，可给予地诺前列酮促宫颈成熟。

【特殊问题】

不明原因的胎死宫内者，应留取羊水、胎儿或胎盘组织送染色体核型分析和染色体微阵列分析，并争取进行尸体病理检查，以明确胎儿是否存在致命性的发育异常。

【谨记】

胎死宫内时间过长可导致凝血功能异常、弥散性血管内凝血及难以控制的大出血。

1. 如有强直性子宫收缩，阴道前或后穹窿膨出时，应及时肌内注射哌替啶或地西泮抑制宫缩；如出现先兆子宫破裂，需行剖宫取胎术。

2. 胎儿胎盘娩出后,应仔细检查胎盘、胎膜有无异常,是否完整,必要时辅助 B 超检查,发现胎盘胎膜不全应立即行清宫术。产后检查宫颈、阴道前后穹窿是否有损伤,严密注意子宫收缩、阴道出血,除外继发性生殖道感染及宫内残留。必要时预防性应用抗炎药物及促进子宫收缩治疗。

（梁　硕）

第二十一节　先兆早产与早产的识别及处理

【可能原因】

产史包括早产史、自然流产史、宫颈手术史(宫颈 LEEP 及宫颈锥切术)。

(1)阴道超声检查:孕中期阴道超声检查发现宫颈长度 <25mm。

(2)妊娠期并发症:包括重度子痫前期、子痫、妊娠期肝内胆汁淤积、妊娠糖尿病、阴道出血、泌尿系统感染、生殖道感染、胎膜早破、多胎妊娠、胎盘早剥、前置胎盘、胎儿及羊水量异常者等。

(3)社会 - 生物学因素:妊娠年龄过小(≤ 17 岁)或过大(>35 岁),身材矮小,体重过轻,妊娠间隔过短,辅助生殖技术助孕。

【重点关注】

患者既往产史、本次妊娠并发症、B 超宫颈长度、宫颈变化情况,以及胎儿纤维连接蛋白。

【处理】

1. **一般治疗**　包括卧床休息,补液。注意事项:并不常规推荐补液,相反可能增加下肢静脉血栓、骨质脱钙、去适应等作用。

2. **宫缩抑制剂**

(1)β_2 肾上腺素能受体激动剂:盐酸利托君、硫酸特布他林也有应用。不良反应包括心动过速(严重时房颤)、低血钾、肺水肿、高血糖。

注意事项:①保持左侧卧位。②监测呼吸、血压、心率、胎心率。③总液体量 <2 000ml/d。④复查生化指标、心肌酶、心电图及超声心动图。

禁忌证:妊娠合并心脏病、未控制的糖尿病、心动过速低血钾、甲状腺功能亢进。

(2)硫酸镁:不良反应包括潮热、恶心、呕吐、呼吸抑制、心脏停搏、深腱反射消失。

注意事项:①呼吸 ≥ 16 次 /min。②尿量 ≥ 25ml/小时。③膝反射存在。④准备解毒药,如 10% 葡萄糖酸钙 10ml。⑤总量 ≤ 30g/d。

禁忌证:重症肌无力、肾功能不全、心肌梗死病史。

(3)其他

1)缩宫素受体拮抗剂:阿托西班。起始剂量为 6.75mg,静脉滴注 1 分钟,继之 18mg/h 维持 3 小时,接着 6mg/h 持续 45 小时。

2)前列腺素合成酶抑制剂:吲哚美辛。主要用于妊娠 32 周前的早产,吲哚美辛起始剂量为 50~100mg 经阴道或直肠给药,也可口服,然后每 6 小时给予 25mg,可维持 48 小时。

3)钙通道阻滞剂:硝苯吡啶。英国皇家妇产科医师学　院(Royal College of Obstetricians and Gynaecologists,

ROCG)指南推荐:硝苯吡啶起始剂量为 20mg 口服,然后每次 10~20mg,每日 3~4 次,根据宫缩情况调整,可持续 48 小时。

宫缩抑制剂禁忌证:包括胎儿宫内窘迫、胎儿严重畸形、重度子痫前期及子痫、胎盘早剥、宫内感染及足月前胎膜早破、药物特异性禁忌证(见上)。

3. 促进胎肺的成熟:肾上腺糖皮质激素

(1)种类与剂量:国内使用地塞米松 6mg 肌内注射,每日 2 次,共 2 天;国外使用倍他米松 12mg,肌内注射,每日 1 次,共 2 天。

(2)给药时机:分娩前 24 小时至 7 天内(即使给药后 24 小时内分娩,仍然能够降低相关疾病的发病)。

(3)益处:明显降低新生儿发病率及死亡率,减少新生儿呼吸窘迫综合征、脑室周围出血、坏死性小肠结肠炎的风险,以及缩短新生儿入住 ICU 的时间。

(4)注意事项:重复给药不能改善新生儿结局(可能导致胎儿体重、脑重量、器官体积的缩小及神经系统发育异常);如果孕妇初次接受药物孕周较小,可给予单疗程糖皮质激素后并未分娩(相隔 7 天或更长时间),如仍然面临早产的风险,可以考虑再次给予糖皮质激素治疗(循证医学证据:B 级)。

4. 孕酮的使用(文献支持,临床运用视具体情况而定) 对有晚期流产或早产史的无早产症状者,无论宫颈长短,均可推荐使用 17α- 羟己酸孕酮酯。

对于有前次早产史,此次妊娠 24 周前宫颈缩短,宫颈长度 <25mm 者,可经阴道给予微粒化孕酮胶囊 200mg/d,或孕酮凝胶 90mg/d,直至妊娠 34 周,能减少妊娠 33 周前早产及围产儿的病死率。

对于单胎妊娠,无合并早产史的孕妇,即使无先兆早产症状,若妊娠 24 周或以前超声提示宫颈长度 ≤ 20mm,可推荐使用微粒化孕酮胶囊 200mg/d,或孕酮凝胶 90mg/d,直至妊娠 36 周。

5. **控制感染**　仅用于有足月前胎膜早破及 B 族溶血性链球菌筛查阳性患者,对于胎膜完整的早产患者并不能延长孕周及改善新生儿的结局。

6. **产时处理与分娩方式**　需要转诊到有早产儿救治条件的医院;产程中加强胎心监护;因地制宜选择分娩方式。早产儿出生后适当延长 30~120 秒后断脐,可减少新生儿输血的需要。

【特殊问题】

环扎术是治疗宫颈功能不全所致的晚期复发性流产的主要方法。其适应证有:宫颈功能不全,既往有宫颈功能不全妊娠丢失病史,此次妊娠 12~14 周行宫颈环扎术对预防早产有效;对有前次早产或晚期流产史,此次为单胎妊娠,妊娠 24 周前宫颈长度 <25mm,无早产临产症状,无胎膜早破、胎儿宫内窘迫、胎儿畸形、绒毛膜羊膜炎等宫颈环扎术禁忌证。

【谨记】

抑制宫缩,促进胎肺成熟,向孕妇及其家属交代病情和风险,及时联系儿科医师处理早产儿。

【请示和会诊】

若早产不可避免,及时联系儿科医师当场协助治疗。

（王　丹）

第二十二节 先兆临产与临产的判断

【重点关注】

1. 宫缩

(1)宫缩的节律性最重要:临产的宫缩由弱渐强,维持在 30~40 秒,再由强减弱,间歇 5~6 分钟,且间歇逐渐缩短;不规律宫缩持续时间不一,间歇长且无规律。

(2)用手触摸最为准确,不能单纯依靠机器描记。

2. 宫颈管消失

(1)临产前宫颈管长 2~3cm,经产妇稍短。

(2)初产妇宫颈管多先消失后再扩张,经产妇多同时进行。

(3)严格消毒外阴后的阴道检查进行判断。

3. 宫口扩张

初产妇临产前宫颈外口紧闭或仅容 1 指尖,经产妇有时能容 1~2 指,因此容指的宫颈不一定代表已经扩张,必要时可进行动态观察。

【处理】

1. 先兆临产的处理

(1)不规律宫缩:即假临产,常常在夜间出现,清晨消失,宫缩后宫颈无变化,由于强度弱仅引起下腹轻度胀痛,一般无需处理。如严重影响睡眠和休息,可适当使用镇静药。

(2)见红:一般在临产前 24~48 小时发生(少数 1 周内),单纯见红无需住院,可以向产妇简单科普知识,以免引发产妇过度紧张。如阴道流血量多,且超过月经量,不能单纯视为见红时,需提高警惕,应首先排除妊娠晚期出血,如前置胎盘、胎盘早剥等原因。

2. 临产的处理

(1)核对产检中的各项化验有无特殊之处(如特殊血型,阴拭子 B 族溶血性链球菌感染,以及其他学科并发症等),并做好相应的准备。

(2)复查血常规、凝血功能及胎心监护,必要时复查 B 超,以核对胎儿大小、羊水量等。

(3)将产妇收入院,并观察产程进展情况。

【特殊问题】

当难以鉴别先兆临产还是临产时,可嘱产妇在急诊室观察 2~3 小时,观察宫缩节律及宫颈条件有无变化后,再制订下一步的处理措施。

【谨记】

1. 先兆临产的特点为不规律宫缩、胎儿下降感、见红。

2. 临产特点为规律且渐强的宫缩(30~40s/5~6min),伴有进行性宫颈管消失、宫口扩张和胎先露下降。

3. 临产定义中的"进行性"就意味着临产时间的难以确定,因此要以动态的眼光观察产程的变化。

【请示和会诊】

多数有内科并发症的患者已在产检时请相关科室会诊,如患者以临产急诊入院应再次请相关科室医师会诊,指导围产期的用药等。

(范 融)

第二十三节 胎膜早破入院后的处理

【可能原因】

胎膜早破、尿失禁、阴道分泌物、大量出汗。

【重点关注】

1. 病史

(1)核对孕周,评估胎儿发育成熟度,尤其是肺(需仔细核对,直接决定临床处理方式)。

(2)何时发生胎膜破裂。

(3)是否存在母亲或胎儿感染:如阴道流出液有臭味、发热、母儿心率增快等急性感染表现。

(4)有无腹痛、见红等其他临产征兆。

(5)胎动如何? 有无异常?

2. 查体

(1)母亲情况:包括体温、脉率、子宫有无压痛、收缩,阴道流出液体的颜色是否清亮,是否呈黄色或黄绿色,以及是否伴有臭味。

(2)胎儿情况:包括胎心(发现破膜后应立即听胎心,除外脐带脱垂)、胎动及胎位(有无胎位不正或头盆不称)。

(3)宫颈条件:未足月患者最好通过可视检查明确;若有临产征兆,则观察宫缩时有无胎膜鼓起。

3. 辅助检查

(1)明确胎膜破裂

1)阴道 pH 试纸变蓝:是临床上最方便可行的方法,诊断正确率为 90%(若阴道流液伴有血、尿、精液、细菌性阴道病所致的大量白带污染,可产生假阳性结果)。

2)胰岛素样生长因子结合蛋白 -1 检测试剂盒(insulin-like growth factor binding protein 1,IGFBP-1):是由蜕膜及胎盘细胞分泌的,其在羊水中的浓度高于其他体液,该检查不受感染的阴道分泌物、尿液、精液及少量血液的影响,床旁容易操作。破膜后立即使用,准确率最高,敏感性为 95%~100%,特异性为 93%~98%,阳性预测值为 98%。

3)阴道窥器检查:液体自宫颈流出或后穹窿有较多的积液,并且可以见到胎脂样物质,为直接证据。对于未足月破膜者,当阴道试纸或胰岛素样生长因子结合蛋白 -1 检测试剂盒阴性,并高度怀疑破膜时,可小心打开窥器检查。

4)其他检查:如阴道液涂片、羊膜镜检查,目前较少使用。

(2)评估有无感染:血常规,阴拭子细菌培养 + 药敏试验,B 族溶血性链球菌培养(阴道直肠拭子)在阴道检查前进行。

(3)B 超:测量胎儿大小及胎位、残余羊水量、脐带情况、胎盘位置,为分娩做准备。

(4)胎心外监护:了解胎儿情况,若有羊水量明显减少,且患者存在宫缩,注意胎心能否耐受宫缩;若羊水量少,无宫缩,应行 OCT 试验。

(5)其他检查:包括凝血功能、肝肾功能、感染培养。

【处理】

1. 未足月胎膜早破

(1)评估、权衡继续妊娠和终止妊娠的风险;依据孕周、母儿状况、当地医疗水平及孕妇和家属的意愿4个方面进行决策：放弃胎儿、终止妊娠；期待保胎治疗；如果终止妊娠的益处大于期待延长孕周，则积极引产或有指征时行剖宫产术分娩。

（2）孕周<24周，多不主张继续妊娠，以引产为宜；妊娠24~27^{+6}周，如果要求引产放弃胎儿者，在我国尚未进入围产期，可根据家属的意愿终止妊娠，如符合保胎条件且患者和家属要求保胎者，可进行期待保胎治疗，并交代风险及预后；对于妊娠34~36^{+6}周，已接近足月，且不宜继续保胎者，可采用引产或剖宫产术终止妊娠。

（3）如果存在或可疑存在宫内感染（如母亲发热、母胎心率加快、母亲血象升高），以及临产、胎盘早剥、脐带脱垂等情况时，建议立即终止妊娠。

（4）期待保胎过程中的治疗

1）妊娠23~24周至34周，建议应用糖皮质激素促进胎肺成熟，特别是在1周内有分娩可能者；若核对孕周准确，妊娠34周以上分娩者无需顾忌胎肺的成熟性；对于孕周不确定者，建议先明确胎肺成熟性再行引产术；若检查提示胎肺未成熟，在母儿稳定的情况下，建议妊娠至36周再行引产术。

2）应用抗生素：潜伏期延长、B族溶血性链球菌感染及存在隐性羊膜腔感染者，应给予抗生素治疗；对于宫内妊娠24~34周的胎膜早破者，应预防性应用抗生素，如使用氨苄青霉素联合红霉素静脉滴注48小时，其后再改为口服阿莫西林联合肠溶红霉素连续治疗5天。对于青霉素过敏者可单独口服红霉素10天。具体情况应视阴拭子培养＋药敏试验结果再给予调整。

3）宫缩抑制剂：对于未足月胎膜早破患者，为了能够延迟分娩48小时以完成激素促胎肺成熟治疗，应使用宫缩抑制剂。一般的原则是不能超过48小时。对于已经临产宫口开大4cm、亚临床或隐性羊膜腔炎、胎心监护异常、存在胎盘早剥或脐带脱垂风险患者,应禁用宫缩抑制剂。

2. 足月胎膜早破

(1)胎头高浮时,需绝对卧床,以避免发生脐带脱垂。

(2)注意监测胎心,未临产时每2~4小时听1次胎心。每日监测母亲体温、脉搏、血常规及CRP,注意有无感染迹象,警惕绒毛膜羊膜炎的可能。

(3)破膜12小时未临产者,可给予抗生素如青霉素、二代头孢菌素等口服预防感染。

(4)对于无剖宫产指征者,宜在破膜后2~12小时内积极进行引产手术。

(5)对于良好的规律宫缩者,引产术需在破膜后至少12~18小时进行,如产妇仍处于潜伏期阶段才可考虑诊断为引产失败,并行剖宫产术分娩。

【谨记】

1. 胎头高浮时,需警惕发生脐带脱垂,应嘱患者绝对卧床。

2. 及时向患者及其家属告知病情和风险,并签署同意书,是否同意积极抢救新生儿,及时通知儿科医师协助诊疗。

【请示和会诊】

及时请示上级医师,产妇收入院后听胎心,查宫颈,留取阴拭子+B族溶血性链球菌培养,B超检查评估羊水量。

(梁 硕)

第二十四节 血性羊水的原因及处理

【可能原因】

胎盘早剥、前置血管破裂、前置胎盘、子宫破裂。

【重点关注】

1. 病史

(1)有无胎盘早剥的高危因素(如妊娠期高血压疾病、腹部受外力打击、破膜后羊水流出过快、长时间仰卧位等)。

(2)孕期超声检查是否提示胎盘低置、帆状胎盘、前置血管。

(3)是否为瘢痕子宫,是否存在子宫破裂的高危因素。

2. 查体

(1)电子胎心监护:同时监测宫缩,是否有强直性子宫收缩;前置血管破裂短时间内会发生胎儿宫内窘迫,甚至胎死宫内。

(2)生命体征:包括血压、脉搏、患者一般状况等。

(3)腹部体征:包括子宫张力、宫底高度(胎盘早剥);病理性缩复环、下腹部压痛、胎心率异常、血尿(先兆子宫破裂);全腹压痛、反跳痛,腹壁可清楚地扪及胎体,胎心、胎动消失,阴道出血,胎先露升高,宫颈口回缩(完全子宫破裂)。

3. 辅助检查

(1)超声检查:胎盘后血肿是胎盘早剥的典型超声

表现,诊断早剥的灵敏度为 25%~50%,超声检查无异常发现时也不能排除发生胎盘早剥的可能。

(2)实验室检查:包括血常规、凝血功能、肝肾功能。

【处理】

1. **可疑胎盘早剥的处理**　根据孕周、胎盘早剥的严重程度、母体血流动力学状态、有无并发症、产程进展、胎儿宫内状况等情况决定;原则为早期识别、积极处理、及时终止妊娠、减少并发症的发生。

(1)呼叫上级医师,并持续胎心监护、监测宫缩、宫底部位画线。

(2)开放静脉通路。

(3)完善血化验,联系床旁超声检查。

(4)以上过程中需监测患者的生命体征,同时监测血常规、凝血功能、肝肾功能。

(5)胎盘早剥的分娩方式及产程中处理详见第四章第十五节。

2. **可疑胎盘前置血管破裂的处理**　前置血管是指胎儿血管出现在覆盖宫颈内口的胎膜上。缺少产前超声诊断时,如胎膜破裂伴随阴道出血,同时伴有胎心异常,特别是出现正弦波型或心动过缓,应临床怀疑为前置血管,前置血管破裂可在数分钟内发生胎儿致命性失血。

(1)持续胎心监护。

(2)如为胎盘前置血管破裂,需急诊行剖宫产术;完善术前化验及准备。

(3)联系儿科医师,并准备新生儿窒息的复苏抢救。

(4)产后仔细检查胎盘及胎膜破口处,以明确诊断。

3. 可疑子宫破裂的处理

（1）立即停止静脉滴注缩宫素，并呼叫上级医师。

（2）先兆子宫破裂或完全子宫破裂时，无论胎儿是否存活均应立即行剖宫产手术（包括联系手术室，完善术前准备，备皮、配血、留置导尿，签署手术知情同意书）。

（3）子宫破裂口整齐、距离破裂时间短、无明显感染者，可行子宫破裂修补术。

【特殊问题】

1. 血性羊水易与阴道流血混淆。

2. 超声诊断胎盘早剥的灵敏度低；若存在血性羊水，超声阴性不能排除胎盘早剥的可能。

3. 人工破膜后的羊水混杂出血，需警惕前置血管破裂。

【谨记】

1. 妊娠及分娩的过程中出现血性羊水，均应提高警惕，积极寻找原因。

2. 应在宫缩间歇期人工破膜（以免导致羊水过快流出、胎盘早剥）。

3. 破膜后应行胎心监护（警惕前置血管破裂）。

【请示和会诊】

出现血性羊水时，应向上级医师汇报，并持续胎心监护。分娩时需联系儿科医师，准备新生儿窒息的复苏抢救。

（宋晓晨）

第二十五节 上台接生的时机

【重点关注】

1. 初产妇胎头着冠,经产妇宫口开 4cm,准备上台接生。

2. 产程是否进展顺利(是否存在宫缩乏力,是否胎头下降停滞,胎心减速等情况)。

【处理】

1. 孕妇采用膀胱截石位,可增大骨盆出口。

2. 孕妇双腿对称分开,双足蹬在产床上,双手握住产床把手。

3. 宫缩时深吸气屏住呼吸,然后如解大便样向下屏气以增加腹压。

4. 于宫缩间歇时均匀呼吸,全身肌肉放松。宫缩时再次屏气,以加速产程进展。

【请示和会诊】

应向上级医师汇报,准备上台接生。作为一线值班医师接生时,必须有二线以上的医师在旁指导。

(杨 华)

第二十六节 产程中产妇用力的指导

【重点关注】

1. 产妇双腿半屈曲位,使双足在向下用力时可以蹬在脚蹬上。

2. 嘱产妇在宫缩开始前不久深吸一口气,待宫缩开始时屏住气向下以解大便的方式用力,并尽可能长时间地坚持。

3. 此时胎头下降,会阴体被撑起,会阴体变薄,同时肛门括约肌松弛,可见肛门扩张。

4. 宫缩间歇期嘱孕妇休息,不再用力,吸氧,调整呼吸。

5. 宫口未开全时不要用力,以免造成宫颈水肿。

6. 嘱产妇尽量长时间地坚持,每次宫缩用力2~3 次。

(杨　华)

第二十七节　头位分娩接生时的要点

【重点关注】

保护会阴、脐带绕颈、娩肩困难。

【处理】

1. 保护会阴贯穿整个胎儿娩出的过程,接生者右肘支在产床上,右手拇指与其余四指分开,利用手掌的大鱼际肌顶住产妇会阴部。

2. 当胎儿脐带绕颈过紧时,需要在胎头娩出后先钳夹并剪断脐带。

3. 当娩肩困难时,需立即屈曲产妇大腿,于耻骨上加压。若仍然娩出困难可以尝试手转胎肩,帮助娩出。

4. 当胎头娩出后,可先略微放松保护会阴的手掌,使胎头自然旋转和复位,并协助前肩娩出。开始娩出后肩时,要重新严格会阴保护,直至后肩完全娩出才可放松。

【特殊问题】

如果胎儿脐带缠绕过紧,在胎头娩出后可先进行钳夹剪断,然后再迅速娩出胎儿。

【谨记】

1. 从胎头拨露使阴唇后联合紧张时,应开始保护会阴,直至后肩娩出才能解除会阴保护。

2. 避免胎头娩出过快是防止会阴、阴道裂伤的重要措施,娩出后肩时忽视会阴保护同样会造成严重的会阴撕裂。

3. 胎儿脐带绕颈过紧时都应在胎头娩出后先将脐带钳夹剪断,随后再立即娩出胎儿。

4. 娩肩困难时需屈曲产妇大腿,于耻骨上加压。

【请示和会诊】

应向上级医师请示胎位是否正确。

(杨 华)

第二十八节 临产后应告知
产妇的注意事项

【重点关注】

1. **进食** 少食多餐、进易消化及高能量食物,告知产妇能量补充在经阴道分娩中所占的重要地位。

2. **排尿**　嘱产妇正常饮水、定时排尿,告知产妇膀胱充盈后会影响子宫收缩和胎头下降。

3. **阴道出血**　在宫口扩张的过程中,边缘毛细血管破裂出血混合宫颈黏液为血先露,应向产妇宣教知识,避免恐慌。随着宫口扩张近全,血先露增多,有的产妇宫口扩张迅速则血先露出现较早且偏多,但均应少于月经量。

4. **疼痛**　临产后规律宫缩造成下腹及腰骶部剧烈疼痛,应安慰产妇,告知产妇避免喊叫,指导产妇在宫缩时可做拉玛泽式呼吸,也可双手轻揉下腹部及腰骶部。如产妇要求,可在知情同意的前提下行椎管内镇痛。

5. **胎膜破裂**　临产后宫口扩张,宫缩时可能伴随胎膜破裂,虽然此时大多数胎头已衔接,但仍应告知产妇一旦阴道大量流液要立即平卧,警惕脐带脱垂。

【处理】

1. 如患者因疼痛无法进食或呕吐严重,可静脉输液。

2. 一旦出现产间尿潴留,立即导尿并保留尿管,产后亦应保留尿管至少 24 小时,避免因尿潴留影响宫缩造成产后出血。

3. 如产妇在产程早期即出现强烈的排便感需警惕胎位异常。此外,当宫口开全,胎头下降压迫直肠时产妇也有明显的排便感,观察产程时需注意这一点。

4. 如产妇很早就出现阴道出血大于月经量,不应只考虑是血先露,还应警惕是否存在胎盘早剥或胎盘低置的情况,不要轻易反复进行阴道检查。

5. 临产自然破膜后,立即观察羊水量和性状,监护胎心应至少 20 分钟。

【谨记】

产妇能否经阴道分娩的信心十分重要,医师面对的不仅仅是"病",更多的是"人"。

(范　融)

第二十九节　胎儿生长受限患者分娩时的注意事项

【可能原因】

1. 染色体异常。
2. 妊娠期高血压、妊娠糖尿病、胎盘病变等。
3. 以上两种原因的混合。

【重点关注】

胎儿宫内情况和羊水量。

【处理】

1. 存在明显的羊水过少,且孕龄达到或超过34周,胎心监护正常者可以尝试经阴道分娩。但 FGR 对于缺氧的耐受性差,产程中应密切监测胎心变化,并适当放宽剖宫产术的指征。

2. 孕龄小于34周,已用地塞米松促胎肺成熟2天后,可终止妊娠,并应做好新生儿复苏抢救的准备。

【特殊问题】

FGR 伴有羊水量逐渐减少,尤其是胎盘体积较小时,应做胎盘染色体的检查。

【谨记】

1. 明确病因,尽早发现,尽早处理。

2. 当发生胎儿生长受限(FGR)时,胎儿对宫缩的耐受性较差,因此产程中需要更加密切地监护。

【请示和会诊】

及时向上级医师汇报,并请儿科医师到场一起抢救新生儿,必要时转入儿科对新生儿进行全面检查。

(杨 华)

第三十节 产程中宫缩异常的判断及处理

【可能原因】

1. 子宫收缩乏力可能的原因有头盆不称、胎位异常、精神性因素、子宫肌源性因素及内分泌失调。

2. 子宫收缩过强可分为协调性和不协调性。协调性子宫收缩过强可导致产程进展过快,急产。不协调性子宫收缩过强可导致子宫痉挛性狭窄环,强直性子宫收缩。

【重点关注】

1. **观察产程及阴道检查** 严密观察产程,及时检查并记录结果,以判断有误产程进展缓慢、停滞、急产。阴道检查:潜伏期每 4 小时进行阴道检查 1 次,活跃期每 1 小时检查 1 次,以了解宫口扩张及胎先露下降的情况,明确胎位。

2. 观察宫缩情况,判断产力异常的类型

(1)腹部触诊:观察宫缩持续时间、强度、规律性及间歇期时间,并及时记录。将手掌放置于产妇腹部,宫缩时宫体部隆起变硬,间歇期松弛变软,且宫缩以宫底部最强最持久,约是子宫下段的 2 倍。宫缩高峰是指压宫底部肌壁仍可出现凹陷,提示协调性子宫收缩乏力;但当宫缩强度下段强于上段,且宫缩间歇子宫壁不完全放松时,则考虑为不协调性子宫收缩乏力;若耻骨联合和脐部之间出现明显的环形凹陷即病理性缩复环,则提示先兆子宫破裂;不协调性子宫收缩过强还会引起子宫持续性强直性收缩。

(2)仪器检测:胎儿电子监护仪行外监测,可显示宫缩频率、相对强度和持续时间,同时可观察胎心率变异及与宫缩、胎动的关系,以了解胎儿在宫内的安危程度。

3. 寻找产力异常的原因

(1)头盆不称:根据宫高、腹围及 B 超检查预测胎儿大小,并行胎头跨耻征检查,充分评估头盆关系。

(2)胎位异常:通过腹部四部触诊、阴道检查,必要时行 B 超检查明确有无胎位异常。

(3)询问用药史:大剂量的解痉、镇静、镇痛药如硫酸镁、哌替啶等可直接抑制子宫收缩,而缩宫素、前列腺素可加强宫缩,如硬膜外麻醉镇痛可增加胎位异常或持续性枕后位的可能,对导致难产具有特别的重要性。

【处理】

1. **评估阴道分娩的可能性** 如发现头盆不称或胎位异常,应及时行剖宫产术。如产力异常发生病理性缩复环时,无论胎儿是否存活,应在抑制宫缩的同时

尽早剖宫产。

2. **一般治疗**　解除产妇的紧张情绪和心理顾虑，充分休息和补充水分，并指导饮食及大小便，必要时可给予镇静药。

3. **药物治疗**

（1）镇静药：①潜伏期延长时的协调性子宫收缩乏力：给予哌替啶 100mg 或吗啡 10mg 肌内注射。②不协调性子宫收缩乏力：给予哌替啶或吗啡肌内注射，产妇经充分休息后多可恢复宫缩节律性及极性。③强直性子宫收缩：给予哌替啶 100mg 肌内注射，以及 25% 硫酸镁加入 5% 葡萄糖溶液 20ml 中缓慢静脉推注用于抑制宫缩，并加强监护。如宫缩不缓解且胎儿宫内窘迫或出现病理性缩复环时，应尽快进行剖宫产术。④当出现不协调性子宫收缩乏力，并伴有胎儿宫内窘迫和头盆不称时，应禁用强镇静药。⑤哌替啶的代谢产物会影响胎儿的呼吸中枢，可引起新生儿呼吸抑制，因此胎儿估计在 2 小时内分娩者，应禁用哌替啶。

（2）缩宫素：①当宫颈扩张 <1cm/h，并且宫缩间隔超过 3 分钟，持续时间少于 30 秒；触诊不到子宫收缩，或宫缩时宫内压 <50mmHg；人工破膜 1~3 小时产程无进展。②用药前的评估：排除头盆不称及胎位异常，并用胎儿电子监护仪监测胎心及宫缩 30 分钟。

【特殊问题】

如 15 分钟内宫缩超过 7 次或强直性子宫收缩，或宫缩持续时间超过 1 分钟，应立即停用缩宫素；重度变异减速、晚期减速、胎儿心动过缓或心动过速时，应立即停用缩宫素；子宫不协调收缩时，应禁用缩宫素。

【谨记】

在产程中,嘱产妇每 2~3 小时排尿 1 次,以免因膀胱充盈影响宫缩及胎先露下降。如有尿潴留应及时放置导尿管。

【请示和会诊】

如发现先兆子宫破裂征象及胎心异常时,应及时请示上级医师,同时立即停用所有促进宫缩的药物,并给予吸氧。

(邱 琳)

第三十一节 产程中胎心异常的判断及处理

【可能原因】

以下胎心异常情况可提示胎儿宫内安危:

(1)早期减速:胎心率(fetal heart rate,FHR)减速几乎与宫缩同时开始,FHR 曲线最低点与宫缩高峰相一致,即波谷对波峰,下降幅度 <50 次/min,持续时间短,恢复快。一般考虑为第一产程后期,是由宫缩时胎头受压引起的。

(2)变异减速:特点为 FHR 变异形态不规则,宫缩与减速无恒定关系,持续时间长短不一,下降幅度 >70次/min,恢复迅速。大多认为是宫缩时胎头受压所致。

(3)晚期减速:FHR 减速多在宫缩高峰后开始出现,即波谷落后于波峰,时间多在 30~60 秒,下降缓慢,下降幅度 <50 次/min,持续时间长,恢复缓慢。一般认

为是胎盘功能不良、胎儿缺氧的表现。

【重点关注】

胎心的 3 级分类系统如下：

(1) I 类：基线 FHR 为 110~160 次 /min，基线 FHR 变异中度；加速有或无；晚期减速或可变减速无；早期减速有或无。

(2) II 类：包括所有 FHR 图形，但不属于 I 类和 III 类。①基线胎心率，不伴有基线变异消失的胎心过缓，胎儿心动过速。②胎心率变异，微小基线变异，变异消失但不伴有反复减速，显著的基线变异。

(3) III 类：基线 FHR 变异消失伴有反复晚期减速、反复可变减速、心动过缓，正弦波。

(4) 在关注胎心的同时，不要忘记关注胎动的变化。当异常胎心伴有胎动过多或过少时说明胎儿更加危险。

【处理】

1. I 类 ①低危孕妇，常规监护，第一产程至少每 30 分钟 1 次，第二产程至少每 15 分钟 1 次听胎心。②高危孕妇，加强监护，第一产程至少 15 分钟 1 次，第二产程至少每 5 分钟 1 次听胎心。

2. II 类 宫内复苏(左侧卧位、吸氧)后有中度变异或加速且无明显减速，则按照 I 类胎心处理。

若不确定，则需判断产妇在代谢性酸中毒和潜在损伤出现之前能否经阴道分娩，如果可以则加强监护，如果不行或不确定则应尽快分娩。

3. III 类 尽快分娩。

【特殊问题】

胎心监护时，20 分钟内有 2 次或 2 次以上的胎动,胎动时 FHR 加速 ≥ 15 次 /min,持续时间 ≥ 15 秒为反应型;若胎动时无胎心率加速,胎动时胎心率加速 <15 次 /min,持续时间 <15 秒为无反应型,可监护 40 分钟,并应避开睡眠周期。

【谨记】

1. 胎心率基线正常为 110~160 次 /min,胎心率变异振幅一般为 10~25 次 /min,变异频率为 1 分钟 ≥ 6 次。加速:随宫缩时胎心率基线暂时增加 15 次 /min,持续时间 >15 秒。基线异常(过快或过慢)、变异异常(过多或消失)、加速不满意、减速都称之为胎心异常。胎心异常是胎儿宫内缺氧的表现之一,应引起重视。

2. 无变异比加速不满意更加危险。

【请示和会诊】

Ⅱ类及Ⅲ类胎心监护出现时,应及时向上级医师请示,同时给予孕妇吸氧,并采取左侧卧位。

(邱　琳)

第三十二节　产程中出现胸闷、憋气、血压下降的处理

【可能原因】

1. 羊水栓塞

(1)发病特点:起病急骤,来势凶险,多发生于胎儿娩出前后的短时间内。

(2)高危因素:高龄初产,经产妇,宫缩过强,急产,胎膜早破,子宫破裂等。

（3）伴随症状：①低氧血症：a.轻度，一过性症状，如寒战、发绀，伴有血氧饱和度下降；b.重度，即暴发型，以肺动脉高压、呼吸循环衰竭为主要症状，表现为突发咳嗽、呼吸困难、气急、严重发绀、寒战、抽搐、昏迷或不明原因的休克。②DIC引起的出血，多在患者渡过心肺功能衰竭和休克后出现。③急性肾衰竭：表现为少尿、无尿，甚至尿毒症。

2. 充血性心力衰竭

（1）发病特点：大多有心脏病病史，分娩过程可加重心脏负担。

（2）高危因素：妊娠合并先天性心脏病（含术后），妊娠合并风湿性心脏病，妊娠合并心律失常，围产期心肌病，妊娠期高血压疾病等。

（3）伴随症状：突发心慌，气短，咳粉红色泡沫痰是急性左心衰竭的典型表现。一般无抽搐、出血及肾衰竭表现，当患者心力衰竭控制后症状可好转。

3. 血栓栓塞性疾病

（1）发病特点：有血液高凝状态。

（2）伴随症状：主要表现为肺栓塞症状，如呼吸困难、胸痛、咯血、晕厥等，但均缺乏特异性。

【重点关注】

1. 病史和高危因素

2. 体格检查

（1）生命体征：包括血压、心率、脉搏、呼吸、血氧饱和度，患者精神状态及意识状态。

（2）皮肤及黏膜：口唇有无发绀，皮肤有无出血点、大理石花纹等。

（3）胸部听诊。①心脏：心率、心律，有无病理性杂音。②肺脏：呼吸音，有无干湿啰音。

(4)双下肢触诊:皮肤温度、感觉,有无握痛,足背动脉搏动情况。

3. 辅助检查

(1)床旁心电图。

(2)血常规、凝血功能(含 D- 二聚体,纤维蛋白降解产物)、血浆鱼精蛋白副凝试验(3P 试验)、血气分析(含测乳酸)。

(3)血涂片中查找羊水有形成分(经股静脉或颈静脉插管)。

(4)影像学检查:X 线胸片可发现肺栓塞征象,头颅 CT 可发现脑梗死征象。

【处理】

1. 一般处理

(1)纠正缺氧:一般采取面罩高流量给氧,必要时气管插管加压给氧。

(2)快速建立两条静脉通路,并保持通畅。

(3)严密监护:监测呼吸、血压、心率、心电图、动脉血气分析的变化,有条件者还需监测静脉压。留置导尿管,监测尿液性状及尿量。

(4)请求援助:若怀疑有羊水栓塞、充血性心力衰竭、肺栓塞时,应立即请求有经验的产科医师及内科医师到场援助。

2. 羊水栓塞的治疗

(1)解除肺动脉高压:首选罂粟碱 30~90mg 加入 10%~25% 葡萄糖溶液 20ml 中静脉注射,每日用量最大不超过 300mg;阿托品 1~2mg,每 15~30 分钟静脉注射 1 次,直至症状好转为止,主要适用于心率慢者;氨茶碱 250mg 加入 25% 葡萄糖溶液 250ml 中静脉滴注。

(2)抗过敏:及早使用大剂量糖皮质激素,首选氢化可的松,先给予 200mg 静脉缓注,随后将 300~800mg 加入 5% 葡萄糖溶液 500ml 中静脉滴注,也可用地塞米松 20mg 静脉推注,再将 20mg 加入葡萄糖溶液中静脉滴注。

(3)抗休克

1)补充血容量:对失血者最好补充新鲜血浆和浓缩红细胞。扩容可选用低分子右旋糖酐溶液,但肾功能减退者需慎用。有条件者可行静脉插管,既能监测中心静脉压指导补液量,又能采集血标本检测凝血功能和查找羊水有形成分。

2)升压:休克症状急剧而严重者,如血容量已补足而血压不稳定者应使用血管活性药物多巴胺 20~40mg 静脉滴注,如血压仍不能维持,可加适量间羟胺静脉滴注,但多巴胺浓度应高于间羟胺。

3)防治心功能衰竭:注意控制输液量和速度,必要时毛花苷 C 0.2~0.4mg 加入 10% 葡萄糖溶液 20ml 中静脉推注(时间不少于 15 分钟)。

4)纠正酸中毒:最好根据患者血气分析的结果给予补碱,首次可静脉滴注 5% 碳酸氢钠溶液 200~300ml,后续补碱根据复查血气分析结果进行调整。

(4)防治 DIC:尽早使用肝素抑制血管内凝血,出现症状 10 分钟内使用最佳。将肝素 25mg 加入 0.9% 氯化钠注射液 200ml 中快速静脉滴注,然后再将肝素 50mg 加入 5% 葡萄糖溶液 500ml 中缓慢静脉滴注,之后每 4~6 小时给药 1 次或酌情增加肝素用量。

(5)警惕产后出血:应尽可能地使用新鲜血浆、血小板、纤维蛋白原等补充凝血因子,预防产后出血。若出血量较多,在输血的同时还可给予止血药,如氨基己酸 8~12g/d 入液静脉滴注。

(6)防治肾衰竭:在血容量补足和血压回升后,如每小时尿量仍小于 17ml,则可选用以下方法:①呋塞米 40~100mg 静脉推注。②20% 甘露醇 250ml 半小时内静脉滴注。③依他尼酸 50~100mg 静脉滴注。如仍无改善,常属于高危性肾衰竭,应尽早开始血液透析。

(7)预防感染:应选择肾毒性小的广谱抗生素静脉给药。

3. 急性左心衰竭的治疗

(1)患者取坐位,双腿下垂,减少回心血量。

(2)吗啡 3~5mg 静脉注射,舒张小血管,减轻心脏负荷,同时起镇静作用,必要时可每 15 分钟重复 1 次。

(3)快速利尿:呋塞米 20~40mg 静脉注射,2 分钟内推完。

(4)血管扩张药:硝酸甘油、硝普钠等。

(5)正性肌力药:多巴胺、多巴酚丁胺等。

(6)洋地黄类药物:毛花苷 C 静脉给药,最适合用于有心房颤动伴有快速心室率,并已知有心室扩大伴左心室收缩功能不全者,首剂为 0.4~0.8mg。

4. 肺栓塞治疗

(1)适当使用镇静、镇痛、镇咳等对症治疗,卧床休息,保持排便通畅。

(2)抗凝治疗可有效防止血栓再形成和复发,主要有普通肝素、低分子肝素和华法林。

(3)大面积肺血栓栓塞时,应排除禁忌,可考虑使用溶栓治疗。

5. 产科处理 未分娩者应选择适宜的方式尽快终止妊娠;宫口开而未全者宜行剖宫产术终止妊娠;宫口开全者宜行产钳或胎头吸引助产术;凝血功能不良致大出血者,在纠正凝血功能的同时,必要时可行子宫切除术;分娩后出现症状者,应积极维持产妇呼吸、循环功能,同时抢救休克。

【特殊问题】

一旦出现严重病情,应立即与产妇及其家属交代病情及当前治疗措施与效果。

【谨记】

发生可疑羊水栓塞时,应立即按照羊水栓塞给予相应的治疗。

【请示和会诊】

立即请求有经验的产科及内科医师到场援助。

（张加韧）

第三十三节　产程中阴道大出血的处理

【可能原因】

1. **胎盘因素**　无法确诊的极轻度的前置胎盘、胎盘早剥。

2. **母体因素**　子宫下段、宫颈小静脉破裂出血。

3. **胎儿因素**　脐带帆状附着时脐带血管破裂。

【重点关注】

1. **必要时行阴道检查以排除宫颈病变及阴道损伤**　产时,特别是难产助产后,或血小板减少症,或巨大胎儿分娩后,会阴或阴道黏膜充分扩张,黏膜下血管断裂,形成外阴或阴道血肿。

2. **如出血同月经量**

（1）胎盘早剥:出血或隐性出血,可伴有间歇或持续性腹痛。主要诱因有高血压、外伤。主要症状为突发的持续性腹痛,腰背部胀痛,严重时可出现恶心、呕吐、出汗、面色苍白、脉搏细弱、血压下降等休克征象。临床表现的严重程度与阴道出血量不相符合。查体:子宫硬如板状,有压痛,但后壁胎盘早剥时压痛可不明显。胎动减少或停止,胎儿宫内窘迫或胎心消失。B超提示胎盘后可见液性暗区。患者可很快出现严重休克、肾功能异常及凝血功能障碍。

(2)子宫破裂:腹腔内或阴道出血,严重腹痛(一旦破裂后腹痛减轻)。有子宫瘢痕,同时伴有外伤或产程异常。产妇可感到剧烈的撕裂样疼痛,继而血压下降、呼吸急促、阴道流血,全腹压痛及反跳痛,腹壁下可清楚扪及胎体,胎心、胎动消失。B超、阴道检查可帮助鉴别。

(3)前置胎盘:妊娠28周后,胎盘附着于子宫下段,下缘可达到或覆盖宫颈内口,低于胎先露部成为前置胎盘。突发性无诱因、无痛性阴道流血为前置性胎盘的典型症状,边缘性前置胎盘初次出血时间较晚,往往发生于妊娠末期或临产后。孕妇可伴有贫血、休克及胎位异常。出血较多时可出现胎心异常,甚至胎心消失。不能排除前置胎盘时不做阴道指检,以防附着于宫颈内口处的胎盘剥离而发生大出血。B超为诊断前置胎盘最有效的方法。

3. 羊水栓塞 是极严重的分娩并发症。起病急骤、来势凶险。在极短时间内可因心肺功能衰竭、休克而使患者死亡。当渡过休克期即进入DIC阶段,发生难以控制的全身广泛性出血,大量阴道流血、切口渗血、全身皮肤黏膜出血、血尿,甚至出现消化道大出血。

【处理】

1. 胎盘早剥 一旦确诊,应尽快结束分娩。宫口开大,可行人工破膜(减低子宫内张力,防止胎盘继续剥离)。

(1)剖宫产指征:胎儿可成活,胎心好或伴有胎儿宫内窘迫,宫颈条件差;重症胎盘早剥,胎儿虽死亡,但阴道分娩不可能尽快结束。

(2)凝血障碍:是胎盘早剥最常见、最严重的并发症;必要时可使用血液制品(红细胞、血浆及血小板),补充凝血因子。

2. 前置胎盘

(1)如能经 B 超检查确定胎盘位置,明确诊断,胎儿已经成熟,可尽快结束分娩。

(2)活动性出血多,持续性出血,可一边促进胎肺成熟,再一边抑制宫缩,输血;如出血不能控制,不管胎儿是否成活,均需尽快行剖宫产术。

(3)分娩方式:①产程进展情况:如产妇已进入第二产程,且产程进展顺利,经阴道分娩不可避免,则应积极助产,否则均应立刻行剖宫产术。②胎心情况:阴道出血量减少,胎心率正常,在规律的宫缩和强度下,CST 阴性,可尽快缩短第二产程,以减少胎儿缺血缺氧的风险;如胎儿很快死亡,则选择经阴道分娩;评估阴道出血量及性质,维持产妇的生命体征平稳,避免发生出血性休克。③剖宫产:适应证为中央性前置胎盘,阴道活动性出血多,没有经阴道分娩的条件者。④剖宫产前置胎盘附着部位容易出血,主要处理方法有缝合出血部位、应用缩宫剂、宫腔纱布填塞、行子宫动脉结扎或子宫切除术。

3. 子宫破裂 一旦诊断,应立即行剖腹探查术。根据产妇的破口及生育情况,选择修补术＋输卵管结扎术或子宫次全切除术或全切术。

【特殊情况及谨记】

1. 结合 B 超诊断阴道出血的原因,排除前置胎盘之前不行阴道检查。

2. 前置血管发生率约为 1/5 000。当子宫收缩时前置血管因受到胎先露的压迫可导致胎心率减慢,前置血管的另一主要危险是自然或人工破膜时血管可能破裂。有经验的产科医师在寻找胎心减慢的病因或是在计划破膜前可发现前置血管,如果破膜后阴道出血,特别同时伴有胎心率加快时,应考虑本病。

【请示和会诊】

医师值班时应及时发现阴道流血情况,并向上级医师汇报以指导治疗。产妇在分娩过程中,如果发生阴道大出血,应积极抢救母儿的生命,并联系手术室准备行急诊剖宫产术结束分娩。

（仝佳丽 邱 琳）

第三十四节 阴道分娩过程中转剖宫产术的时机及注意事项

【威胁生命的主要情况】

胎儿宫内窘迫可致胎儿死亡,甚至危及孕妇生命。

【可能原因】

1. **产力异常** 最主要为子宫收缩乏力(协调性及不协调性),可致产程延长或停滞。

2. **产道异常** 临床以骨产道狭窄多见,可致产力异常或胎位异常。

3. **胎儿异常**　包括胎位异常(头先露、臀先露异常及肩先露等)及胎儿相对过大。脐带受压、脐带脱垂、前置胎盘出血、胎盘早剥等导致胎儿缺氧。

【重点关注】

1. 母体方面的变化

(1)一般情况:产妇是否因产程延长出现烦躁不安、乏力、进食减少。查体可见口干、唇裂、齿垢、舌苔黄厚,甚至伴有体温升高;重者可出现肠胀气或尿潴留。

(2)产科情况:当产妇宫缩乏力时,在宫缩高峰指压宫底部肌壁可出现凹陷,宫颈水肿或宫颈扩张缓慢、停滞,胎先露部下降延缓或于宫缩时胎先露部下降。严重时,可造成子宫下段极度拉长,出现病理性缩复环,并伴有局部压痛。

2. 胎儿方面的变化

(1)胎头水肿或血肿:产程进展缓慢或停滞可使胎头先露部软组织长时间受产道挤压,出现胎头水肿(产瘤),或胎头在产道中被挤压、牵拉使骨膜下血管破裂,发生胎头血肿。

(2)胎儿颅骨缝过度重叠:骨产道相对狭窄,产程延长时,胎儿颅骨缝可过度重叠,表明存在明显头盆不称,不宜经阴道分娩,应选择剖宫产术结束分娩。

(3)胎动异常:胎动是否异常,需定期听胎心,必要时行胎儿电子监护。胎动过多、过少,胎心听诊异常都要及时做胎儿电子监护。

3. **产程时间延长**　包括潜伏期延长、活跃期延长、活跃期停滞、第二产程延长、胎头下降延缓、胎头下降停滞、滞产。

【处理】

1. 对于产程中发现产力异常者

(1)宫缩乏力：①协调性子宫收缩乏力者,在第二产程中若出现胎儿宫内窘迫征象应尽早结束分娩。胎头双顶径已通过坐骨棘平面且无明显颅骨重叠者,可选择低位或出口产钳术或胎头吸引术助产分娩,否则应行剖宫产术。②不协调性子宫收缩乏力者,若伴有胎儿宫内窘迫征象及头盆不称应尽早行剖宫产术。

(2)宫缩过强：若使用硫酸镁等宫缩抑制剂后宫缩不缓解,已出现胎儿宫内窘迫征象或病理性缩复环者,应尽早行剖宫产术。

2. 对于产程中发现产道异常者

(1)胎儿颅骨缝过度重叠：骨产道相对狭窄,产程延长时,胎儿颅骨缝可过度重叠,表明有明显头盆不称,不宜经阴道分娩,应选择剖宫产术结束妊娠。

(2)中骨盆平面狭窄：影响胎头俯屈及内旋转,易致持续性枕后位或枕横位,表现为活跃期及第二产程延长或停滞、继发性子宫收缩乏力。若宫口开全1小时以上,产力良好而胎头双顶径仍在坐骨棘水平以上,或伴有胎儿宫内窘迫征象,应行剖宫产术。

(3)对于子宫下段瘢痕(前次剖宫产)、产前或试产过程中发现子宫破裂征象者,应立即转行剖宫产术,同时修复子宫破口,必要时切除子宫止血或消除感染灶,术中探查膀胱有无损伤。

3. 对于产程中发现胎位异常者

(1)枕后位、枕横位：若骨盆无异常、胎儿不大,可试产。第一产程试产过程中,若出现胎儿宫内窘迫征象,应及时给予吸氧等处理,必要时行剖宫产术结束分娩。若第二产程延长,胎头双顶径仍在坐骨棘以上,或第二产程中,S<+3cm 伴有胎儿宫内窘迫时,宜行剖宫产术分娩。

(2)胎头高直位:高直前位试产失败或伴有明显骨盆狭窄者,宜行剖宫产术分娩。高直后位一经诊断,应行剖宫产术分娩。

(3)前不均倾位,一旦确诊应尽快行剖宫产术结束分娩。

(4)临产后的额先露未能自然转位且产程停滞,应行剖宫产术结束分娩。

(5)面先露:临产后发生,尽早确诊。颏前位伴有头盆不称或胎儿宫内窘迫征象,或颏后位,需剖宫产。

(6)臀先露:可先试产,若发现脐带脱垂,宫口未开全,胎心好,应立即行剖宫产术抢救胎儿。目前的观点是臀先露也应尽量行剖宫产术。

(7)复合先露:若复合先露已入盆,可待宫口近开全或开全后,上推还纳脱出肢体,若还纳失败,阻碍胎头下降时,宜行剖宫产术分娩。若头盆不称或伴有胎儿宫内窘迫征象,尽早行剖宫产术。

4. 对于产程时间延长者

(1)活跃期延长及停滞者:经人工破膜、配合缩宫素静脉滴注等处理。若宫缩有效,试产 2~4 小时宫颈扩张仍无进展,说明头盆不称,应及时行剖宫产术结束分娩。

(2)第二产程延长者:第二产程胎头下降延缓或停滞时,要高度警惕头盆不称的可能,需立即行阴道检查。查清胎方位及有无骨盆狭窄,检查胎头颅骨的重叠程度,胎先露部位置,胎头是否衔接,有无产瘤及复合先露等。①若判定头盆不称,应及时行剖宫产术结束分娩。②若判定头盆相称,但有继发性子宫收缩乏力者,第二产程中若出现胎儿宫内窘迫征象应尽早结束分娩。③对第二产程延长伴有继发性子宫收缩乏力者,若胎头双顶径尚未通过坐骨棘平面或有明显的颅骨重叠者,应行剖宫产术。

5. 阴道分娩过程中转剖宫产术的注意事项

(1)需请示上级医师,再次核对手术指征。

(2)与患者及其家属交代病情,并谈话签字,告知有难产、胎儿宫内窘迫、胎死宫内的可能及剖宫产手术的风险。由于中转剖宫产术比择期剖宫产术的难度大,且易损伤,导致母儿出现并发症的概率增加,因此需向产妇和家属重点解释和说明。

(3)开放静脉通路,紧急配血,完善术前相关化验、检查及准备工作。

(4)联系手术室,开通急诊手术绿色通道。联系上级医师准备手术,尽快行剖宫产术。必要时联系儿科医师到手术室协助救治。

【特殊问题】

对于有胎儿宫内窘迫征象者,可给予氧气吸入,密切监测胎心情况。对于有规律或较频繁的宫缩者,必要时应使用硫酸镁抑制宫缩。

【谨记】

经阴道分娩的过程中,如已准确、及时诊断为难产,应针对原因适时处理;对可尝试经阴道分娩者阴道试产失败后,应尽快转行剖宫产术;或者虽然产程进展顺利,但是胎儿出现宫内窘迫,且短期内不能恢复时,也要准备行剖宫产术。

(1)难产:主要特征为产程进展缓慢或延长。引发难产的因素包括产力、产道、胎儿及产妇精神 - 心理因素等。

（2）胎儿宫内窘迫：主要是持续不改善的变异减速、频发晚期减速、延长减速、胎心变异消失。出现胎儿宫内窘迫时，在及时查找原因的同时，可给予孕妇吸氧、变换体位（如左侧卧位）。阴道检查要注意有无脐带脱出，观察羊水颜色（必要时行人工破膜）。如果经过上述检查均无法查明胎儿宫内窘迫的原因，且胎心无改善，或者虽然处理了可能导致胎儿宫内窘迫的原因，但是胎心依然无改善，当胎儿不能很快娩出时，则应转剖宫产术结束分娩。

【请示和会诊】

应及时向上级医师汇报，并请上级医师核对病情，尽快实施手术。

（陈 娜）

第三十五节 第一产程进展的监测及处理

【重点关注】

1. 宫缩 定时观察记录宫缩持续时间、频率及强度。最简单而准确的方法是腹部触诊法，可以直观了解宫缩的频率和持续时间，有经验的医师和助产士也可通过腹部触诊法了解宫缩强度，但缺点是无法量化。临床也常用电子监护法（外监护），将宫缩压力探头固定在产妇腹壁宫体近宫底处，连续描记 20~30 分钟，但有时探头位置放置不当、产妇腹部脂肪过厚、胎动等因素可能造成描记不准确。所以建议值班医师将腹部触诊法和电子监护法结合使用。内监护适用于胎膜已破，宫口扩张 1cm 以上，其结果较外监护准确，但感染、胎儿头皮损伤风险大,在临床上已较少使用。

2. 胎心(产程观察的重中之重) 对于低危的产妇,并无证据表明产程中持续电子胎心监护优于间断听诊胎心。因此,第一产程开始常规行电子胎心监护后,如为Ⅰ类监护,建议第一产程每 30 分钟听胎心 1 次并记录,单次听诊应达 60 秒。根据不同医院的医疗条件,潜伏期至少 60 分钟听胎心 1 次并记录,活跃期至少每 30 分钟听诊 1 次。产程中一旦胎膜破裂,应立即听诊胎心。如间断听诊胎心异常,建议持续电子胎心监护。

3. 宫口扩张及胎先露下降 严格消毒外阴后戴无菌手套行阴道检查,注意摸清宫颈质地、宫口扩张的大小、矢状缝及囟门方向,前羊膜囊是否存在及胎先露最低点与坐骨棘关系并记录。潜伏期每 4 小时查 1次,活跃期每 2 小时查 1 次,产程中应避免不必要的过多阴道检查。如孕妇出现会阴膨隆、阴道血性分泌物增多、排便感等可疑宫口快速开大的表现时,应立即行阴道检查。

4. 产程时限和产程进展 根据我国《新产程标准及处理的专家共识(2014)》,将潜伏期延长定义为初产妇 >20 小时,经产妇 >14 小时。单纯的潜伏期延长不作为剖宫产术的指征。当破膜且宫口扩张 ≥ 6cm 后,如宫缩正常,宫口停止扩张 ≥ 4 小时可诊断为活跃期停滞;如宫缩欠佳,宫口停止扩张 ≥ 6 小时可诊断为活跃期停滞。活跃期停滞可作为剖宫产术的指征。

【处理】

1. 产程监测 产程监测的原则以力求正常分娩、预防异常分娩为主,尽可能做到预测充分、判断及时,适时处理。

2. 宫缩过频　是指宫缩频率 >5 次 /10min，持续至少 20 分钟。建议出现宫缩过频时停止使用缩宫素，必要时可给予宫缩抑制剂。

3. 潜伏期延长　首选治疗性休息，如患者极度疲惫，可给予哌替啶 100mg 肌内注射，绝大多数产妇在休息后恢复规律宫缩。同时，应鼓励产妇适当进食、保证饮水及定时排尿，如病房有条件，可给予患者坐瑜伽球、听舒缓音乐等辅助治疗。WHO 建议如果母儿状况良好，不推荐在宫口开大到 5cm 前采用医疗干预加速产程进展。但值班医师此时应再次全面回顾产妇病历，全面评估有无影响产程进展的不利因素。

4. 活跃期停滞　如已出现活跃期延长可行人工破膜，破膜前后注意听诊胎心，观察羊水量及性状并记录。如破膜后胎心、羊水均正常，宫缩仍欠佳应加强宫缩处理。如宫缩良好，查体发现胎位异常（如枕后位），指导产妇向胎背对侧侧卧，必要时尝试手转胎头，经过试产无进展，明确为活跃期停滞者则剖宫产结束分娩。试产中如出现胎儿宫内窘迫，考虑短时间无法经阴道分娩，均应行剖宫产术终止妊娠。在产程中应充分考虑产妇年龄、有无分娩镇痛、饮食、心理及胎儿体重等因素对产程的可能影响。

5. 产时镇痛　鼓励采用非药物的方法减轻分娩疼痛，可根据各个医院的情况开展导乐陪伴、芳香疗法、音乐疗法、按摩、拉玛泽呼吸法、自由体位等。必要时根据产妇意愿使用椎管内镇痛或其他药物镇痛。北京协和医院的经验，除椎管内镇痛外，当产程进入活跃期，如产妇要求药物镇痛，胎心监护 Ⅰ 类，考虑产妇不可能在短时间内分娩，可给予哌替啶 100mg 肌内注射。用药后需注意活跃期时限，如宫缩明显减弱，必要时使用催产素静脉滴注加强宫缩。

【特殊问题】

产程中无论自然破膜或人工破膜均需嘱患者卧床,警惕发生脐带脱垂现象,破膜时观察羊水的性状,注意胎心及宫缩情况,并及时记录。

【谨记】

产程中一些容易被忽略的"小问题"往往影响整个产程进展,比如对产妇进行健康宣教,鼓励产妇增强阴道分娩的信心;指导产妇定时排尿(充盈的膀胱易影响胎头下降);鼓励产妇少食多餐,补充水分;产程中除了已破膜外,均应鼓励产妇适当活动,不建议长时间卧床。

【请示和会诊】

在进行手转胎头、人工破膜等操作时需请示上级医师。

(范 融)

第三十六节 脐带脱垂的识别及处理

【可能原因】

1. 胎位异常,多见于肩先露或足先露。
2. 胎头高浮或头盆不称。
3. 早产儿偏小或多胎妊娠中的第二个胎儿娩出前。
4. 羊水过多。
5. 低置胎盘、球拍状胎盘。

6. 脐带过长。

【重点关注】

1. 诊断

（1）隐形脐带脱垂：胎膜未破时脐带位于胎先露前方或一侧。

（2）脐带脱垂：胎膜破裂后，脐带脱出于宫颈口外，降至阴道甚至外阴。

2. 如何识别脐带脱垂　　有以下情况者应考虑脐带脱垂的可能：

（1）高位者胎膜破裂后，羊水由清变浑浊并出现胎心改变，或破膜后胎心突然减慢。

（2）胎动或宫缩后胎心率突然变慢，改变体位、上推先露、抬高臀部后恢复。

（3）胎心监护（NST）评分低，出现减速尤其为变异减速。

（4）阴道检查时胎先露一侧较高处触及脐带（有搏动感），超声检查于胎先露前方见到脐带声像。

【处理】

一旦确诊脐带脱垂应按照以下步骤处理：

（1）将孕妇置于头低足高位或胸膝卧位，抬高臀部，将胎先露部上推，推出骨盆。

（2）如已临产，使用抑制宫缩药物，缓解脐带受压，并严密监测胎心。

（3）马上评估宫颈扩张及分娩状态，若胎儿存活，宫口未开全，尽快行剖宫产术；若宫口已开全，可产钳协助分娩，在此过程中应持续用力托住胎先露部以避免脐带受压。

【特殊问题】

脐带脱垂为产科真正的急症,在临床工作中碰到的概率较低,但应知道如何识别及处理。

【谨记】

当脐带脱出于胎先露的下方,经宫颈进入阴道内,甚至经阴道显露于外阴部,称为脐带脱垂。当脐带脱垂可导致脐带受压,胎儿血供障碍,发生胎儿宫内窘迫,甚至危及生命,也是妊娠期导致母儿死亡的严重并发症。

(1)胎先露高时,不建议行人工破水。

(2)在行人工破水时,建议高位破水,并使羊水缓慢流出,做好监护的同时需请上级医师到场协助救治。

【请示和会诊】

一旦发现脐带脱垂,应立即通知上级医师及儿科医师到场。

(周　倩)

第三十七节　急诊室分娩需要做的准备

【可能原因】

急诊室分娩的产妇多数为无产检、经济情况较差的产妇,来急诊室时往往已经临产。此时需要急诊医师在短时间内做出一些关键问题的判断,及时鉴别感染性疾病、产科并发症、内外科并发症等。

【重点关注】

1. 胎儿情况　胎儿大小、是否足月、羊水多少、胎盘位置、胎心率是否正常。

2. 产妇情况

（1）病史：包括年龄、孕产次、既往生育方式和特殊情况，是否患有感染性疾病、是否有内外科并发症、本次孕期有无并发症（如妊娠期高血压疾病、妊娠糖尿病等）。

（2）患者目前状况：包括生命体征、是否临产、是否破膜、在急诊室分娩有无生命危险等。

【处理】

1. 立即完善各项化验（如血常规、凝血功能、ABO+Rh 血型、感染指标、肝肾功能、尿常规、心电图），急诊 B 超检查胎儿及附属物，明确是否存在阴道分娩的禁忌。如急诊不具备让患感染性疾病（乙肝、艾滋病、梅毒等）的产妇分娩隔离条件，只能立即联系手术室行剖宫产术终止妊娠，或立即转往有隔离条件的产房进行分娩。如存在前置胎盘、胎儿宫内窘迫或其他不适合阴道分娩的内外科并发症也应准备手术。

2. 急诊遇到严重内科并发症的产妇［如系统性红斑狼疮（SLE）、血小板减少性紫癜症（ITP）、心脏病、甲状腺功能亢进等］，需要请内科、ICU、儿科、输血科等多科会诊，共同商议治疗方案。

3. 产妇及其家属签署分娩同意书 / 手术同意书，尤其注意家长必须签字明确新生儿是否积极抢救及必要时转往 NICU 进一步治疗。做分娩前准备，备皮、备药（如缩宫素、卡前列素、卡孕栓等），建立静脉通路。

4. 注意监护胎心,定期检查宫口扩张情况,当宫口开全时再次检查氧气装置及负压吸引装置是否正常运转,消毒、铺巾、开接生包,上台接生。请上级医师及儿科医师在场,准备必要时进行新生儿复苏抢救。

5. 分娩结束后产妇需在急诊室观察至少 1 小时,注意生命体征、宫缩、出血情况。待一切平稳后可转往急诊留观室观察 24 小时,应警惕产后出血。

【特殊问题】

急诊曾遇一名未婚年轻女性以腹痛就诊,经仔细询问有停经史,全身查体仅见小腹略隆起(自认为是发胖了),明确有性生活史后立即行妇科检查,可见宫口已开大数厘米,立即行 B 超检查发现腹中胎儿。这一案例提示我们一定不要忽略首诊的查体,如果未仔细询问病史后立即行阴道检查,而是选择让患者排长队等待 B 超结果,那么后果将不堪设想。

【谨记】

由于急诊室空间局促、人员杂乱,因此难免会造成接生工作的重重困难,故需注意理清思路,寻求其他人员的帮助(包括护士、上级医师、实习医生、保安等),以便顺利完成接生工作。

【请示和会诊】

了解产妇病史及检查结果后需立即汇报给上级医师,根据产妇并发症情况请相关科室会诊,对于疑难病例需联系多科会诊,分娩时一定要请儿科医师在场协助。

(范　融)

第三十八节 肩难产的识别及处理

【可能原因】

1. 母亲因素

（1）既往有分娩巨大胎儿或肩难产史。

（2）妊娠糖尿病患者（胎儿双肩径可较宽）。

（3）产妇骨盆结构异常，如骨盆狭窄、骨盆倾斜度过大、耻骨弓过低等。

（4）过期妊娠。

2. 胎儿因素

（1）巨大胎儿或部分过期胎儿。

（2）连体双胎、胎儿颈部肿瘤、胎儿水肿等。

【重点关注】

尽快娩出前肩，缩短胎头与胎肩娩出的间隔。

【处理】

缩短胎头与胎肩娩出的间隔是新生儿能否存活的关键，同时做好新生儿复苏的抢救准备。处理时不能惊慌，更不能强行牵拉。

（1）请求援助和会阴切开：临床上肩难产很难预测，一旦诊断，首先应快速清理胎儿口鼻内黏液及羊水，同时请求有经验的产科医师、新生儿科医师、麻醉科医师到场援助。行会阴侧切或延长侧切口或双侧阴部神经阻滞麻醉后行双侧会阴侧切术，使产道松弛。

（2）屈大腿助产法（McRoberts 法）：协助产妇双

腿极度屈曲,尽可能地贴近腹部,双手抱膝或抱腿,减小骨盆倾斜度,使腰骶部前凹变直,骶骨相对后移,骶尾关节增宽,使嵌顿于耻骨联合后的前肩自然松动,配合适当用力向下牵引胎头,前肩即可娩出。该方法是临床上最常用的,也是助产成功率较高的一种方法。

(3) 压前肩法(耻骨上加压法):该法大多与屈大腿助产法同时使用,助手在产妇耻骨联合上方适度向后下压胎儿前肩,使双肩径缩小,同时配合向下牵拉胎头,两者相互配合持续加压与牵引,注意不能使用暴力。以上两种助产法同时使用,可解决大多数的肩难产。

(4) 旋肩法(Woods法):助产者将示、中指放入产妇阴道中,紧贴胎儿后肩,将后肩向侧上方向旋转,助手协助胎头向同方向旋转,当后肩逐渐旋转到前肩位置时娩出。操作时,胎背在母体右侧用右手,胎背在母体左侧用左手。

(5) 牵引后臂娩后肩法:助产者将手沿骶骨伸入阴道,胎背在母体右侧用右手,胎背在母体左侧用左手,握住胎儿后上肢,保持肘部屈曲同时,上抬肘关节,沿胎儿胸前轻轻滑过,然后抓住胎儿手,沿面部侧面滑过(洗脸样),伸展后臂,娩出胎儿后肩及后上肢。后肩娩出后,前肩松动入盆,轻轻牵拉即可娩出前肩。操作时注意保护产妇会阴,以免造成会阴Ⅲ度裂伤。

(6) 四肢着地法:让产妇翻转至双手和双膝着地,重力作用或这种方法产生的骨盆径线的改变可能会解除胎肩嵌顿的状态。该法需多人参与,产程过程中根据需要可提前尝试这个姿势。以上方法均无效时,还可使用Zavaneli助娩法,腹部救援(急诊子宫下段剖宫产),断锁骨法。

(7)分娩后处理:仔细探查软产道,及时发现并缝合裂伤,预防产后出血及产褥感染,保持产后排便通畅。新生儿全面体格检查,及早发现锁骨骨折、臂丛神经损伤、肱骨骨折等产时损伤,及时处理。

【特殊问题】

一旦发生,应立即与产妇及其家属交代病情,以及当前的治疗措施与效果。

【谨记】

1. 胎头娩出后,胎儿前肩嵌顿在耻骨联合上方,常规助产方法不能娩出胎儿双肩,除外胎儿畸形。若助产失败,易导致母儿严重损伤。

(1)胎儿血流受阻,导致宫内缺氧,胎儿胸廓受压,不能建立呼吸可造成胎儿宫内窘迫、新生儿窒息、颅内出血,甚至胎死宫内。

(2)产妇并发产道损伤,甚至子宫破裂时,大出血可导致休克。

2. 肩难产时产妇可合并宫缩乏力,助娩胎肩时切忌压宫底。注意加强会阴保护,减少产道裂伤。

3. 部分正常体重新生儿可发生肩难产,注意产妇骨盆前后径的评估及产程进展的评估,及早发现异常。

4. 胎肩娩出困难时,切记不要用蛮力下压强行娩出胎肩。

【请示和会诊】

1. 立即呼叫其他医务人员给予帮助,辅助产妇屈大腿,于耻骨上加压,进而进行手转胎肩。

2. 肩难产娩出的新生儿要请新生儿科医师到场

检查。

【附：巨大胎儿的高危因素】

1. 产妇大多肥胖或身材高大(身高 >165cm),孕期体重增加迅速(体重 ≥ 20kg),合并有妊娠糖尿病,既往有巨大胎儿分娩史及糖尿病病史等。

2. 腹部查体提示腹围 ≥ 115cm,宫高 >40cm,触诊胎体大。

3. 超声辅助评估胎头双顶径 >10cm,股骨长 ≥ 8cm,腹围 >33cm,预估胎儿重量 >4 000g。

(张加韧 杨 华)

第三十九节 胎盘娩出的注意事项

【可能原因】

胎盘娩出异常的可能原因如下:

(1)胎盘形态异常:副叶胎盘、胎盘面积过大。

(2)胎盘位置异常:前置胎盘(胎盘植入)、胎盘粘连、早产。

(3)子宫畸形:如双角子宫。

(4)瘢痕子宫:既往有剖宫产及子宫肌瘤切除术史。

【重点关注】

1. 检查胎盘、胎膜的完整性

(1)将胎盘、胎膜铺平,先检查胎盘母体面胎盘小叶有无缺损。

(2)将胎盘提起,检查胎膜是否完整,再检查胎盘胎儿面边缘有无血管断裂,能够及时发现副胎盘。副胎盘为一小胎盘,与正常胎盘分离,但两者之间有血管相连。

(3)检查胎膜破口距胎盘边缘的距离。

2. 胎盘测量 包括胎盘大小、厚度、重量、脐带长度、脐血管数目,以及仔细观察胎盘与脐带有无异常,记录并画图显示。

(1)确定胎盘、胎膜是否完整。

(2)观察阴道出血量,预防产后出血。

【处理】

1. 疑有胎盘、胎膜残留,应在无菌条件下,用大号刮匙刮宫,刮出物送病理活检。

2. 积极促进宫缩,注意宫缩及阴道出血情况,持续静脉滴注缩宫素,必要时可宫体肌内注射卡贝缩宫素。

3. 静脉应用抗生素预防感染。

4. 次日追踪血 β-hCG 水平,如持续不降至正常,应考虑为胎盘残留或滋养细胞肿瘤。

5. 必要时行盆腔超声或磁共振检查以明确诊断。

【特殊问题】

1. 胎盘胎膜的少量残留可导致晚期产后出血,大多发生在产后 1~2 周。

2. 警惕胎盘粘连、胎盘植入。

【谨记】

滞留的组织通常可继发宫内感染或晚期产后出血。

【请示和会诊】

可疑胎盘胎膜残留时应立即请上级医师到场协助诊治。

（仝佳丽）

第四十节　产妇合并心脏病分娩过程中的注意事项

【可能原因】

产妇在分娩过程中可能出现危及生命的情况,如心力衰竭、感染、缺氧和栓塞。

(1)心力衰竭:妊娠合并心脏病患者不能耐受妊娠各期的血流动力学变化而发生心力衰竭。

(2)感染:妊娠各期发生菌血症的危险性增加,如泌尿和生殖道感染,此时心脏容易发生亚急性感染性心内膜炎。

(3)缺氧和发绀:妊娠期周围循环阻力下降,可使缺氧和发绀加重。

(4)静脉栓塞和肺栓塞:妊娠时的高凝状态及心脏病患者静脉血液淤积,易引起栓塞。

【重点关注】

根据孕妇的心功能分级,正确选择分娩方式。

【处理】

1. 心内科会诊,评估是否可耐受经阴道分娩。如果需要行剖宫产术,还需请麻醉科会诊。

2. 第一产程开始时,可使用安慰剂鼓励产妇,消除其紧张情绪。

3. 产程开始后即应给予抗生素预防感染。

4. 第二产程应避免屏气增加腹压,进行会阴左中侧切术、胎头吸引等方式能够尽量缩短第二产程。待胎儿娩出后,产妇腹部应放置沙袋,以防腹压骤降而诱发心力衰竭。

5. 剖宫产术中胎儿娩出后也需要腹部放置沙袋。

6. 要防止产后出血过多而加重心肌缺血,诱发心脏病,致使发绀及心力衰竭。

7. 可静脉注射或肌内注射缩宫素 10~20U,禁用麦角新碱,以防静脉压增高。产后出血过多者,应适当给予输血、输液,但需注意输液的速度。

【特殊问题】

在妊娠 32~34 周、分娩期和产后 3 天内是心脏负担最重的 3 个阶段,此 3 个阶段也是有器质性心脏病的孕妇最容易发生心力衰竭的时期,因此在临床上应给予高度重视。

【谨记】

1. 合并心脏病的产妇在分娩过程中应选择最佳的分娩方式,以预防发生心力衰竭、感染、缺氧和栓塞。

2. 正确评估孕妇的心功能分级,密切监测母儿双方情况,以期获得一个满意的结局。

【请示和会诊】

妊娠期应由产科医师和内科医师一起对孕产妇严密进行孕期监护和心功能评估,兼顾母儿双方面因素后再决定最佳的处理方案。

（杨 华）

第四十一节　早产儿分娩时的注意事项

【可能原因】

早产儿分娩异常的原因如下：

第一类：新生儿因为肺发育不成熟和缺乏肺表面活性物质而造成呼吸窘迫、器官发育不全，肝脏、体温调节中枢，以及代谢问题。

第二类：来源于产程和分娩的创伤，其中最重要的是颅内出血。

第三类：早产所造成的直接有害作用，如感染和缺氧。

【重点关注】

1. **妊娠周数**　妊娠 28 周以上，但小于 37 周。

2. **早产临产**　发生规律痛感的子宫收缩（每 20 分钟 4 次或每 60 分钟 8 次）；伴有宫颈进行性扩张；伴随或不伴随的胎膜早破或见红。

3. **病因分析**　超声检查可除外胎儿畸形、死胎、确定胎儿数目，并评价胎儿的存活性。宫颈及阴道分泌物培养，明确有无感染及病原体。

【处理】

在很多情况下，最好的办法可能就是安全的分娩。

1. 孕周 <34 周、妊娠糖尿病患者应用糖皮质激素促进胎肺成熟，给予地塞米松 6mg，肌内注射，每

日 2 次,共用 4 次。如果有可能,应将分娩拖延到最后一剂用药后的 24 小时。临床已有宫内感染证据者禁用。

2. 有确切的证据证明发生绒毛膜羊膜炎及胎膜早破,可采用合适的抗生素治疗,如青霉素类或头孢菌素类抗生素。

3. 早产分娩方式的争论

(1)在一般情况下,孕妇没有进入产程时,并有剖宫产的指征,如孕妇存在严重的疾病、胎儿受损、胎儿生长受限,或是存在宫内缺氧的证据。

(2)如果没有以上问题及阴道分娩禁忌证,最好采用经阴道分娩。

4. 向孕妇及其家属充分交代病情及风险、新生儿预后不良的情况,并签署书面协议书。

5. 经阴道分娩

(1)密切监测胎心。

(2)慎用可能抑制胎儿呼吸的镇静药。

(3)避免胎头受压,第二产程可常规行会阴侧切术。

(4)妊娠 34 周前不可以采用真空胎头吸引的方法。

(5)如果需要阴道助产,应当采用产钳术。

6. 临产后可给予产妇吸氧,避免应用抑制呼吸的药物。

7. 接生时做好早产儿复苏抢救的准备,及早打开辐射台,准备氧气,选择合适的氧气面罩,检查气管插管抢救器械,预热暖箱,及时抢救窒息的新生儿。

【特殊问题】

与孕妇和家属充分沟通早产儿的预后及经济问题。

【谨记】

早产的孕周越早,则存活的孩子发生远期致残的可能性越大。

【请示和会诊】

产妇早产临产时一定要通知上级医师和儿科医师到产房协助及指导。

（仝佳丽）

第四十二节 产后恶露异味的处理

【可能原因】

当生殖道有组织坏死时,可造成细菌(如厌氧链球菌)迅速繁殖,发出异味或恶臭味。

1. 致病菌

(1)多为混合感染。

(2)β 溶血性链球菌致病性最强,感染严重,侵袭性强。

(3)其他致病菌,如大肠埃希菌属、葡萄球菌、厌氧类杆菌属等。

2. 感染来源

(1)内源性:全身病灶经血液循环、生殖道本身的细菌、邻近器官的直接蔓延。

(2)外源性:接生过程中消毒不严格;过频的阴道检查;盆浴、性交;产褥期清洁卫生不良。

3. 危险因素

(1)剖宫产术。

(2)绒毛膜羊膜炎。

(3)早产。

(4)过期产。

(5)滞产。

(6)阴道助产/撕裂/切开。

(7)破膜时间长。

(8)多次宫颈检查。

(9)羊水粪染。

(10)手取胎盘。

(11)产后出血。

(12)B 组链球菌定植。

(13)鼻部携带金黄色葡萄球菌。

(14)阴道大量大肠埃希菌定植。

(15)遗传易感性。

(16)HIV 感染。

(17)产妇较低的社会经济地位。

(18)糖尿病。

(19)重度贫血。

【重点关注】

1. **病史** 详细询问病史及分娩经过,有无以上所列出的高危因素。

2. **临床表现**

(1) 发热(产后 10 天内任意 2 天的口腔温度 ≥ 38℃,但不包括产后最初 24 小时)。

(2)畏寒、寒战、中下腹疼痛和子宫压痛。

(3)恶露多、浑浊、有臭味、子宫出血。

3. **查体**

(1)有无心动过速,伴有或不伴有低血压。

(2)仔细检查腹/盆腔及会阴伤口是否有局部发

红、水肿和/或压痛,确定感染的部位及严重程度。

(3)子宫是否复旧不佳,有无压痛。

4. 辅助检查

(1)白细胞数目及中性粒细胞比例升高提示感染。

(2)乳酸浓度升高提示有严重感染。

(3)血培养、阴拭子、脓肿穿刺物及必要时尿培养(不常规行宫颈淋病和衣原体培养、子宫内膜培养)。

(4)B超:宫腔内积血及残留,但也可能没有特征性表现。

(5)CT/MRI:盆腔内炎性包块、脓肿的位置和大小。

【处理】

1. **综合判断病情**　包括有无发热、子宫压痛、复旧不全等;任何方式分娩后出现一定程度有恶臭的黄红色恶露,但无其他症状也可能是正常的。

2. **对于存在感染的患者**

(1)一般治疗,包括补充水及电解质,营养支持,纠正酸中毒。

(2)患者取半坐卧位,以利恶露排出或渗出物局限于盆腔底部。

(3)物理降温,床旁隔离。

(4)应用广谱抗生素的经验性治疗通常有效,使用原则为有效、足够剂量、足够时间。

(5)外阴伤口感染必要时进行拆线、引流。

(6)盆腔脓肿可于后穹窿切开引流或在CT引导下经腹穿刺引流。

【特殊问题】

1. **预防性使用抗生素**

(1)剖宫产术(行皮肤切口前60分钟内)。

(2)阴道助产。

(3)胎膜早破。

(4)手取胎盘。

(5)症状性细菌性阴道病。

(6)HIV 产妇。

2. 严重 A 组链球菌感染使用的抗生素

(1)青霉素 + 克林霉素。

(2)万古霉素。

(3)达托霉素。

3. 手术

(1)A 组链球菌 + 器官功能衰竭,考虑手术治疗。

(2)清创和 / 或子宫切除术。

【谨记】

产褥感染、严重侵袭性感染的临床表现如突发休克及器官功能障碍,包括肾衰竭和急性呼吸窘迫综合征,是产妇死亡的四大原因之一。

1. 综合判断病情,产后女性病情危重时,即使无发热,也应考虑感染。

2. 剖宫产是发生产后子宫内膜炎的最重要危险因素(是阴道分娩的 10 倍)。

3. 在产后早发感染(产后 48 小时内) 和高热(>38.5℃)的患者中,应怀疑 A 组链球菌感染,及时诊断 A 组链球菌至关重要;一旦发生休克,死亡率接近60%。

4. 其他会引起子宫内膜炎伴有中毒性休克综合征的还包括梭菌属和葡萄球菌。

【请示和会诊】

应及时向上级医师汇报,警惕患者出现感染性休克、急性盆腔腹膜炎及弥漫性腹膜炎、血栓性静脉炎等重症情况,必要时要积极请抢救室、感染科、血管外科及 ICU 医师会诊。

(娄文佳)

第四十三节 产后发热的鉴别诊断

【可能原因】

8 个"W"如下:

(1) 子宫(womb):子宫内膜炎。

(2) 气(wind):肺膨胀不全,肺炎。

(3) 水(water):尿路感染,肾盂肾炎。

(4) 走(walk):深静脉血栓,肺栓塞。

(5) 伤口(wound):伤口感染。

(6) 断乳(weaning):乳房肿胀,乳腺炎,乳腺脓肿。

(7) 保暖(warm):产褥中暑。

(8) 少见的(wonder):药物性发热。

【重点关注】

1. **目前情况** 体温(T)、脉搏(P)、呼吸(R)、血压(BP),尿量,有无呼吸道症状? 有无腹痛? 有无宫体压痛? 伤口愈合情况如何? 有无恶露? 有无腓肠肌压痛? 有无泌尿系统症状? 有无肾区叩击痛? 有无乳房胀痛?

2. **分娩情况** 方式(阴道分娩/剖宫产)如何? 产程是否顺利? 有无宫腔操作?

3. **辅助检查**

(1) 感染证据:血常规、尿常规;宫腔拭子、阴拭子、伤口拭子、痰培养、尿培养、乳汁培养。

严重程度:C 反应蛋白、降钙素原、血气 + 乳酸。

(2)影像学检查:盆腔 B 超,必要时行 X 线胸片,胸、腹、盆腔 CT 检查。

4. 几种不同原因产后发热的特点

(1)急性肾盂肾炎:发热、菌尿、脓尿、肋椎角压痛,可伴有恶心、呕吐。

(2)血栓性静脉炎:轻度体温升高、下肢肿胀、疼痛,常伴有腓肠肌压痛,偶有股三角疼痛。

(3)子宫内膜炎:发热,血性 / 脓性恶露(异味),宫体 / 宫旁压痛。

其并发症包括切口感染、腹膜炎、宫旁蜂窝织炎、盆腔脓肿、筋膜下脓肿、子宫切口裂开、败血症、盆腔血栓性静脉炎。

【处理】

产后发热的原因多,术后吸收热及脱水热一般≤产后 2 天,且体温 ≤ 38℃。感染为主者给予对因处理。

(1)感染相关:广谱抗生素,根据细菌和药敏培养结果再做调整;存在伤口感染或盆腔脓肿时要充分引流;呼吸系统感染、泌尿系统感染、乳腺脓肿可寻求相关科室协助。

(2)产褥中暑:降温、水及电解质平衡、呼吸循环稳定、预防脑水肿等严重神经系统并发症。

【特殊问题】

1. 一旦严重的细菌感染,应密切监测血压和尿量,当出现低血压和少尿时要考虑感染性休克和失血性休克。

2. 产科败血症的综合治疗流程见图 4-1。

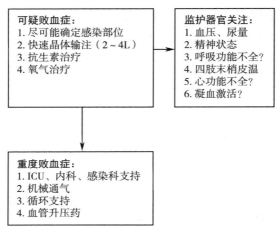

图 4-1 产科败血症的综合治疗流程

3. 败血症性盆腔血栓性静脉炎发生率为 1/3 000~1/2 000，多为胎盘种植部位或子宫切口处细菌感染所致。主要以疼痛、宫角外可触及触痛包块，消耗性波浪热为主要表现。CT、MRI 可有助于确定血栓和血管周围水肿。以抗生素治疗为主。

4. 产褥期脓毒症。宿主对感染的反应失调导致危及生命的器官功能障碍（序贯器官功能衰竭评分 ≥ 2 分），是罕见但危及生命的并发症。重点在早识别，除广谱抗炎 + 对因治疗外，早期给予液体复苏及多器官脏器保护。

【谨记】

1. 产后发热严重情况下可能有产褥期脓毒血症、感染性休克、重度产褥中暑。

2. 产后发热是许多产褥期疾病的症状或症状之

一,在对症的基础上需对因治疗。

【请示和会诊】

对于生命体征不平稳、病因不明确者一定要请示上级医师,经验性应用抗生素治疗无效者需重新评估会诊。

（李晓川）

第四十四节 产后宫底下降不满意的处理

【可能原因】

1. 产后 24 小时内

（1）子宫收缩乏力,松弛、扩张的子宫容纳大量血液。

（2）产后尿潴留。

2. 产褥期

（1）宫腔残留（包括胎盘、胎膜、蜕膜残留）。

（2）子宫胎盘部位复旧不全。

（3）宫腔感染 / 子宫内膜炎。

（4）剖宫产术后切口裂开,形成血肿。

（5）子宫肌瘤。

（6）盆腔肿物。

【重点关注】

1. 病史 分娩时间、方式、经过（如有无产程过长、有无胎头吸引 / 产钳助产术、剖宫产术中特殊情况;胎盘、胎膜是否分娩完整等）;产后体温;排尿情况;恶露的量、性状、有无异味;有无子宫肌瘤、盆腔囊肿、血液病病史。

2. 症状和体征

(1)一般生命体征：体温、血压、心率、氧饱和度、皮肤，计算休克指数，有无贫血貌。

(2)腹部体征：宫底高度，收缩硬度，可疑感染者有无压痛、反跳痛，剖宫产者尤其需要关注切口处。

(3)专科检查：阴道流血情况，侧切口有无延裂，有无组织物堵塞于宫颈口（注意阴道检查前应严密消毒，必要时打开静脉通路、备血、报备手术室和介入科）。

3. 辅助检查

(1)完善血常规、尿常规、凝血，评估感染、凝血功能及贫血情况。

(2)如无产检或无可参考报告单，完善术前全套检查（肝肾功能、血型、肝炎、梅毒、艾滋病、心电图等）。

(3)取宫腔分泌物作细菌培养。

(4)定期监测血 hCG。

(5)B 超检查子宫大小，宫腔内有无残留物，剖宫产切口的愈合和血肿情况、其他肿物。

(6)如有排尿困难，测量残余尿。

【处理】

1. 如生命体征稳定，阴道出血不多，存在子宫收缩乏力（产后出血最常见的病因），且无宫腔残留，应予以足量广谱抗生素、子宫收缩药及氨甲环酸。

2. 如存在尿潴留，留置导尿管，记录尿量。

3. 若怀疑出血是血流动力学不稳定的原因，留置导尿管，初始（迅速）输注血液和血液制品（而不是输注大量晶体液）。其他复苏方法包括子宫按摩、球囊填塞、主动脉压迫、纤维蛋白原、凝血酶原复合物等。子宫切除术一般是子宫收缩乏力患者最后的治疗手段。

4. 动脉栓塞术是治疗持续出血的有效方法。

5. 寻找尿路感染及盆腔软组织感染的证据,可经验性或按照药敏试验结果抗感染。

6. 疑有宫腔残留者,应行刮宫术。术前备血、建立静脉通路,并做好开腹手术的准备,刮出物送病理检查,刮宫术后继续给予抗生素及缩宫素。

7. 如剖宫产术后出现切口部位血肿及继发感染,必要时行开腹清创手术。若组织坏死范围大,酌情行子宫切除术。

【特殊问题】

进行阴道检查的过程中,如果看到有组织物堵塞于宫颈口,不要盲目"生拉硬拽",有可能该部分胎盘存在植入,在撕拉过程中会导致大出血,应行 B 超检查评估组织物与宫腔肌层的关系。必要时需先进行子宫动脉栓塞术,然后在手术室进行清宫术。

【谨记】

1. 及时诊断与早期干预。

2. 客观测定出血量。

3. 团队合作。

4. 任何低血压(收缩压 <90mmHg)或下降超过平时的 20%~30% 都应关注,必须先假定由出血导致,直到证明是其他原因(如椎管内麻醉、血管迷走神经性反应等)。

5. IV 级出血。失血超过 40%;多为低血压(收缩压 <90mmHg),脉压缩小(≤ 25mmHg),心动过速(>120 次 /min);尿量极少或无尿;皮肤冰冷、苍白;神志改变。

6. 注意识别存在产后出血风险的女性,做好应急预案。

（1）中危：子宫手术史、多胎妊娠、既往分娩 4 次以上、既往产后出血史、较大子宫肌瘤、巨大胎儿、体重指数 >40kg/m²、贫血、绒毛膜羊膜炎、第二产程延长、缩宫素使用 >24 小时、应用硫酸镁。

（2）高危：前置胎盘、胎盘植入、血细胞比容 <30%、出凝血功能障碍（如血友病）、入院时出血、心率快、低血压、2 个以上中危因素。

【请示和会诊】

1. 请示

（1）收治产妇时，及时向上级医师汇报存在出血风险的产妇。

（2）产妇分娩后，发现阴道出血多于正常量、子宫收缩差、宫底高，在监测生命体征、寻找病因、支持治疗的同时，通知上级医师到场。

（3）社区医师发现产褥期患者出现异常时，需让患者及时就诊，必要时急诊给予治疗，并联系妇产科医师到场协助。

2. 合作与会诊　产科医师、助产士、护士、麻醉医师、血液科医师 / 血库人员、检验科人员、介入放射科医师、外科亚专科医师、重症监护、感染科医师都有可能参与患者的处理。

（娄文佳）

第四十五节　产后尿少或无尿的处理

【可能原因】

1. **尿潴留**　是最常见的原因，包括尿管是否通畅？是否有排尿困难？

2. 入量不足　有无口渴？尿色如何？是否存在产时出血多？

3. 其他不常见的疾病　产后溶血性尿毒综合征、各种原因引起的产后急性肾衰竭。

【重点关注及处理】

尿潴留的诊断流程见图 4-2。

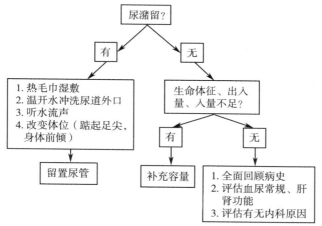

图 4-2　尿潴留的诊断流程

【特殊问题】

1. 产后立即出现的尿少或无尿多半是尿潴留。

2. 产后无尿或少尿要评估生命体征 + 查体，回顾产时情况是否出血多；是否存在休克症状和体征，警惕子宫破裂、盆腔血肿等腹腔内出血。

3. 产后急性肾衰竭并不常见，多为妊娠期急性脂肪肝、妊娠期高血压疾病、HELLP 综合征等的表现之一。

4. 产后溶血性尿毒综合征罕见,多伴有溶血、血小板减少等其他临床表现。

【谨记】

1. 判断是否为"真正"的少尿或无尿至关重要。

2. 阴道分娩后或尿管拔除后 6 小时排尿困难,或残余尿 >150ml 应考虑产后尿潴留。

【请示和会诊】

对于排除尿潴留和入量不足的少尿、无尿要及时汇报给上级医师,必要时寻求内科医师帮助。

(李晓川)

第四十六节 产后尿潴留的处理

【可能原因】

1. 会阴部神经受损。

2. 腹壁松弛,产后腹压下降。

3. 逼尿肌收缩乏力。

4. 膀胱括约肌反射性痉挛。

5. 伤口疼痛。

6. 尿道炎性水肿。

7. 产前或产程中应用解痉镇静药物,降低膀胱张力。

8. 产妇不习惯平卧位排尿。

【重点关注】

1. **病史** 硬膜外麻醉、初产妇、器械辅助分娩和会阴切开术是产后尿潴留的危险因素。其他还应注意孕前及妊娠期有无排尿困难,有无结石病史;分娩方式、产程是否过长,有无失血导致的容量不足;排尿时有无疼痛等;同时需关注患者的心理及环境因素。

2. 主诉　尿量小、尿频或尿急、尿缓、尿踌躇、尿痛、失禁、排空不完全感或无排尿感。

3. 体格检查　嘱患者尽量排空尿液后复查,耻骨上可扪及膀胱,或膀胱叩诊浊音(+),压之有尿意感;子宫复旧不满意。

4. 辅助检查　尿常规、尿培养、血常规明确有无尿路感染,B超或留置尿管测残余尿;泌尿系统B超除外结石等梗阻情况。

【处理】

1. 有效预防。嘱产妇多饮水,鼓励尽早下地排尿,给予产妇心理和环境支持,缓解疼痛,解除紧张、焦虑情绪。

2. 对于剖宫产术后的患者,预防尿潴留的关键是尽量缩短置管时间,如无特殊情况,应在术后24小时拔除尿管。

3. 如在腹部触及膀胱,并且产妇无法排尿或者仅排出少量尿液,则需采取导尿术。

4. 为避免多次导尿增加患者的痛苦,减少院内感染,可采用理疗、注射新斯的明(0.5mg,肌内注射)、口服盐酸坦索罗辛缓释胶囊(0.2mg,每晚口服1片)等辅助治疗方法。

5. 通常为自限性,大多数患者可在1周内恢复。

【特殊问题】

会阴伤口感染、愈合不佳的患者由于局部组织疼痛、水肿也可能出现尿潴留。

【谨记】

1. 显性产后尿潴留。阴道分娩后 6 小时或剖宫产后拔除导尿管 6 小时内无自发排尿。

2. 隐性产后尿潴留。有自发排尿,但导尿或超声发现膀胱残余尿量≥150ml。

3. 患者没有主诉并不意味着不存在尿潴留。

【请示和会诊】

1. 应及时向主治医师汇报患者的病情。

2. 如常规处理办法不能缓解,也可请理疗科或者针灸科医师会诊。

(娄文佳)

第四十七节 产后乳房胀痛的处理

【可能原因】

1. 单纯的乳房肿胀。

2. 急性化脓性乳腺炎。

【重点关注及处理】

产后乳房胀痛的处理流程见图 4-3。

【特殊问题】

1. 哺乳期腋窝包块可能为副乳肿胀。

2. 一般不停止哺乳,但患侧不哺乳。若感染严重或脓肿引流后并发乳瘘应停止哺乳,可采用溴隐亭、维

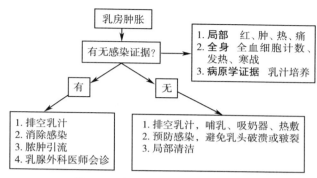

图 4-3 产后乳房胀痛的处理流程

生素 B_6、己烯雌酚、芒硝等方式退乳。

3. 症状和体征。持续 12~24 小时以上要考虑是否为感染性哺乳期乳腺炎，可使用的抗生素包括青霉素类、头孢菌素类、阿奇霉素、克林霉素，如有可能建议用药后间隔 2~4 小时健侧哺乳。

4. 对于重度感染或初始经验性抗生素治疗无效的感染性乳腺炎，乳汁培养有助指导抗生素的选择。

【谨记】

1. 单纯的乳房肿胀常见于初产妇，乳腺炎或乳腺脓肿累及 2%~3% 的哺乳母亲。

2. 指导哺乳、及时排空对避免乳腺炎的发生很重要。局部压痛和波动感多提示脓肿形成，超声有助于鉴别诊断及引流。

3. 经积极抗炎治疗无改善者需要与炎性乳腺癌鉴别，炎性乳腺癌患者可表现为局部皮肤增厚、红斑、橘皮样外观，常伴有淋巴结肿大，必要时进行病理活检帮助确诊。

【请示和会诊】

单纯乳房肿胀如上述处理 48 小时以上不缓解,或不能排除急性化脓性乳腺炎时,要汇报给上级医师,必要时可请乳腺外科医师会诊。

(李晓川)

第四十八节　产后需要观察和监测的内容

【可能原因】

产后出血、感染性休克等是产后可能出现的严重问题,主要原因如下:

(1)产后宫缩乏力。

(2)软产道裂伤,隐匿的会阴阴道甚至盆腔血肿。

(3)胎盘、胎膜残留是晚期产后出血的常见原因。

(4)泌尿生殖道、盆腔感染。

【重点关注】

1. 产后宫缩观察。产后 24 小时内继续观察宫缩及阴道出血量,住院期间每日记录子宫复旧情况及恶露的性质、气味、量。

2. 生命体征的监测。产后 24 小时体温略升高,产后 3~4 天为“泌乳热”;体温均不超过 38℃;心率加快警惕出血、感染;血压下降警惕产后出血。

3. 注意尿量。留置尿管者保留尿管长期开放,24 小时内拔除。阴道分娩者需警惕产后尿潴留,产后 72 小时易发生一过性尿潴留。

4. 注意对内科合并症的观察,加强监测。

5. 每日检查产妇恢复情况。泌乳量及乳房、乳头的情况,会阴或腹部切口情况,有无红肿热痛、血管充盈、肿块,以及大小便情况等。

【处理】

1. 产后宫缩乏力所致的产后出血应予以挤压宫底,排出血块,继续静脉滴注催产素,直至阴道出血好转。

2. 发生在分娩结束 24 小时后的早期产后出血应明确原因,在严密消毒、输液、备血及有抢救条件下进行双合诊检查,疑有胎盘、胎膜、蜕膜残留者应行刮宫术,术中备血、备开腹手术准备。给予足量广谱抗生素及子宫收缩药。

3. 鼓励饮水,注意饮食,阴道分娩者产后 4 小时即应让产妇自行排尿,必要时留置尿管 1~2 天。

4. 产褥期是指分娩结束 24 小时以后的 10 天内。产褥热是指每日用口表测 4 次体温,每次间隔 4 小时,2 次体温达到或超过 38℃。产褥热大多由产褥感染引起,主要经阴道分泌物、伤口拭子、血及尿培养和药敏试验确诊。可予以对症支持和抗生素治疗,保持引流通畅,如脓肿切开引流、会阴侧切口拆除缝线引流坐浴。

5. 加强产后卫生健康宣教,指导产妇正确哺乳,及时排空乳汁,避免急性乳腺炎发生;产后适度活动、合理饮食、多饮水、保持通风,预防呼吸道疾病、便秘、泌尿系统感染、下肢血栓性静脉炎等;保持外阴、阴道干燥清洁,禁止性生活、盆浴,以减少产褥感染的风险。

6. 有内科合并症的产妇产后相关科室医师应密切随诊,调整用药,预防并发症,减少风险。

【特殊问题】

1. 产后 1 天的宫底持续不下降,可能是由尿潴留引起的。

2. 经阴道分娩后产妇主诉肛门坠胀感,可能是由会阴阴道血肿引起的。

【谨记】

对于严重的内外科合并症产妇,产后的风险丝毫不小于妊娠期风险,但是这一风险常常被忽视。另外,不应忽视产妇产后疼痛的主诉,警惕潜在的出血感染风险。

【请示和会诊】

患有内外科并发症的产妇在入院后、分娩后均应请相关科室医师会诊,协助产后用药及治疗。

(仝佳丽)

第四十九节　产后阴道大出血的处理

【可能原因】

1. **子宫收缩乏力**　子宫收缩乏力是产后出血最常见的原因,占 80%~85%。

影响子宫收缩的因素如下:

(1)多次妊娠。

(2)产程延长。

(3)急产。

(4)胎盘滞留或胎盘残留。

(5)子宫结构异常,包括子宫畸形和子宫肌瘤。

2. 生殖道外伤 是导致产后出血的另一个原因,占 10%~15%。

(1)会阴、阴道和宫颈的损伤。

(2)会阴侧切术。

(3)外阴、阴道和阔韧带血肿。

【重点关注】

1. 出血量评估 大多数时出血发生在产后的几小时内,且诊断产后出血比较主观。一般来说,产科医师总是低估出血量,如果估计出血量超过了 500ml,那么通常失血量常接近 1 000ml。

2. 寻找出血原因

(1)产后阴道大出血的诊断流程:见图 4-4。

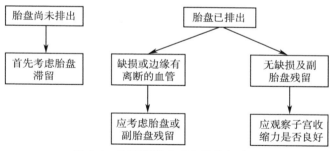

图 4-4 产后阴道大出血的诊断流程

(2)检查软产道:阴道、阴道穹窿、宫颈管、子宫下段。

【处理】

1. 胎盘滞留或残留。迅速给予消毒后做人工剥离胎盘术,必要时产后刮宫,胎盘娩出后,检查胎盘、胎膜是否完整。

2. 按压宫底,促进子宫收缩及子宫内血块排出。经腹壁按压子宫或一手置于阴道前穹窿,另一手握住腹部的子宫后壁,两手相对压迫。

3. 宫缩药物的及时应用。常用缩宫素注射液,将500ml晶体液中加入20U缩宫素静脉滴注,或10U肌内注射,或入壶;如果无效,给予卡前列素氨丁三醇,通常是0.25mg肌内注射或子宫肌内注射,或0.25mg加入500ml晶体液中静脉滴注,最快起效的方式是0.25mg加入5ml生理盐水中,于宫底两处直接肌内注射,药物作用可持续6小时,也可直肠给予卡前列甲酯栓2mg。

4. 如果宫缩乏力对缩宫素类药物和按摩宫底不敏感,这时需要选择外科治疗方法,包括子宫填塞、压迫缝合,大血管结扎栓塞,甚至考虑行子宫切除术。在准备外科手术时,应当采用双手按压子宫来阻止出血。

5. 认真检查软产道,在良好的照明条件下,用两把无齿卵圆钳轻轻夹持宫颈,按顺时针或逆时针方向交替移行,环视一圈确定有无撕裂。及时进行出血点的缝扎及裂伤的缝合。

6. 监测产妇生命体征,尽快开通静脉通道,积极纠正低血容量,主要是静脉输入晶体、胶体、血成分和全血。

7. 预防性应用抗生素,产后刮宫或手取胎盘者监测血 β-hCG 的下降幅度。

【特殊问题】

1. 警惕产程延长和急产两个极端。前者受影响的子宫特别容易出现宫缩乏力,而且会对缩宫素类药物不敏感；后者看似快速有效，但第一、第二产程之后可能就是宫缩乏力。

2. 产后宫缩乏力所致的出血最常发生在胎儿娩出后的 1 小时内。不过，在接下来的 2~3 小时内，产妇依旧易出血。

【谨记】

"每一个影响子宫收缩的因素都会导致血液汹涌的外流，在这种情况下，我们需要尽最大努力恢复子宫的收缩力来阻止血液快速流向它及周围的血管。"

——《威廉姆斯产科学》

【请示和会诊】

应及时请上级医师到场指导诊治，积极呼叫血管介入室准备行子宫动脉栓塞术，并通知手术室，待必要时进行手术止血。

（仝佳丽）

第五十节 产后子痫的处理

【可能原因】

对妊娠期高血压、慢性高血压、子痫前期控制不佳者。

【重点关注】

1. **子痫的临床特点** 患者从面肌抽动开始，然后下颚、眼睑猛烈地一开一合，最终导致面部和全身肌肉的痉挛和松弛。发作中可有短暂的膈肌固定、呼吸停止。子痫发生一次往往会接连再次发作。重症患者连续发作可致昏迷,甚至死亡。

2. 子痫后并发症的临床特点

(1)肺水肿:产后血容量增加更易出现。临床表现为呼吸困难、端坐呼吸、阵发性咳嗽伴有白色泡沫样痰,双肺对称性湿啰音。X线胸片可见模糊阴影。

(2)视盲:可能与视网膜不同程度的剥脱、脑水肿、出血相关,多继发于子痫之后。

【处理】

1. 子痫抽搐的抢救

(1)保持呼吸通畅,防止误吸。患者头偏向一侧,插入开口器,置导气管和牙垫,防止舌咬伤。使用吸痰器吸净咽部呕吐物。面罩吸氧(8~10L/min),必要时气管插管。

(2)床两边护栏加高,加护垫防止损伤。开放静脉通路,立即静脉注射地西泮 10mg。

(3)降压及维持生命体征平稳:降压指征包括血压持续 ≥ 150~160/100~110mmHg 者应启动药物治疗。

药物选择如下:①拉贝洛尔 20mg 静脉注射持续 2 分钟,每 10~20 分钟可给予 20~80mg 1 次(如先给予 20mg,再给予 40mg,随后 80mg,直至累计剂量为 300mg);持续 1~2mg/min 可代替间歇给药;如无效,建议改用肼屈嗪,也可口服硝苯地平缓释片或静脉给予尼莫地平。②肼屈嗪 5mg 静脉注射,持续 1~2 分钟,如 20 分钟内未达到目标血压,可追加 5~10mg,如 24 小时内总剂量 20~30mg 未达到目标血压,应使用拉贝洛尔。③硝苯地平缓释片 30mg 口服,每日 1 次,或

10~20mg,每 8~12 小时 1 次;或硝苯地平速释片 10mg 口服,20 分钟内未达到目标血压可追加 10~20mg,如 20 分钟后仍未达到目标血压建议用另一种药。④如上述方案降压仍不能满意,启动二线方案:尼莫地平 5mg/h,最多计量增至 15mg/h;其他药物包括艾司洛尔、硝普钠。

(4)防止抽搐复发:静脉推注硫酸镁解痉治疗,维持至末次子痫发作后 24 小时。

(5)持续性抽搐的处理:硫酸镁治疗中复发抽搐,需额外给予硫酸镁 2g(5~10 分钟),并监测有无镁中毒征象,如两次快速给药不能控制抽搐,应给予地西泮 5~10mg 静脉注射(速率 ≤ 5mg/min),每 5~10 分钟 1 次,最大剂量为 30mg;或劳拉西泮 4mg 静脉注射(速率 ≤ 2mg/min),持续时间为 4~6h;或咪达唑仑 1~2mg 静脉注射,速率 2mg/min,每 5 分钟追加 1 次,最大剂量为 2mg/kg。

2. 子痫并发症的处理

(1)肺水肿:监测血气,保证通气、换气、氧饱和度,吸氧,并请内科协助处理。

(2)视盲:通常预后良好,1 周内视力可恢复,并请眼科医师协助处理。

【特殊问题】

1. 如存在神经定位体征或抽搐反复发作应行影像学检查,以除外颅内病灶。

2. 不伴有神经功能缺损的抽搐发作可能由以下因素触发,如代谢异常、感染、毒素、创伤等。

3. 产后 72 小时至产后 6 周之间发生的子痫、硫酸镁治疗过程中发生的子痫要注意排查有无神经系统病变。

【谨记】

1. 11%~44% 的子痫发生于产后,而产后子痫大部分发生于产后 48 小时以内,个别甚至发生在产后 10 天,一般不超过产后 4 周。

2. 产后新发的高血压、子痫前期、子痫要引起重视,需全面排查心血管系统、神经系统、消化系统,甚至免疫系统和血液系统的疾病。

【请示和会诊】

子痫发作第一时间应做好抢救准备,同时呼叫上级医师到场协助救治。

(李晓川)

第五十一节　晚期产后出血的鉴别诊断及处理

【可能原因】

1. 妊娠物残留(胎盘、胎膜、蜕膜残留)多发生于产后 1~2 周。

2. 子宫胎盘附着部位复旧不全多发生于产后 2~3 周,子宫软且体积大。

3. 感染如子宫内膜炎、子宫肌炎、盆腹腔感染、产褥期败血症。

4. 剖宫产术后切口愈合不良多发生于产后 3~4 周。

5. 生殖道血肿。

6. 子宫血管异常。

7. 肿瘤相关出血。

【重点关注】

1. 病史

（1）目前情况：出血量、有无组织物排出、症状（有无感染？）。

（2）分娩情况：方式（阴道分娩／剖宫产）、产程情况、胎盘完整（副胎盘、胎盘粘连／植入）、有无宫腔操作？

（3）产后情况：产后时间、恶露量情况，有无产后发热、腹痛？

（4）全身情况：是否合并内科疾病（尤其是血液系统疾病）？

2. 查体

（1）体温、脉搏、呼吸、血压，腹部压痛、反跳痛，患者一般情况。

（2）消毒后双／三合诊：阴道内有无组织物、宫口开／闭，宫腔／宫颈／阴道出血，是否活跃出血；软产道／盆腹腔是否存在血肿，宫体复旧情况、压痛，双附件。

3. 辅助检查

（1）宫腔拭子／阴拭子（有无感染），血常规（有无感染及失血），凝血（有无失血），C 反应蛋白（有无感染），β-hCG（是否有肿瘤？有无残留），肝肾功能（有无药物禁忌）。

（2）B 超（有无残留？是否肿瘤？切口愈合如何），必要时行 CT、MRI、数字减影血管造影（digital subtraction angiography，DSA）检查。

4. 诊断及鉴别诊断流程　见图 4-5。

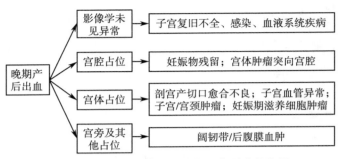

图 4-5 晚期产后出血的诊断及鉴别诊断流程

【处理】

晚期产后出血的处理流程见图 4-6。

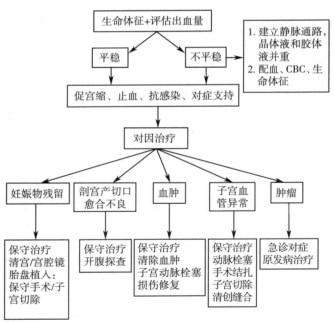

图 4-6 晚期产后出血的处理流程

【特殊问题】

1. 评估出血量大者,要在建立静脉通路、有备血且充分消毒的情况下进行双合诊。

2. 剖宫产术后晚期产后出血,不能排除子宫切口裂开,不能盲目采取宫腔纱布填塞,以免破口扩大发生更严重的出血。

【谨记】

晚期产后出血一般出血量可控,但也有极大可能会危及产妇生命,因此需先对症,再对因治疗。

（李晓川）

第五十二节 会阴侧切伤口肿痛的处理

【可能原因】

局部血肿、缺血、感染、对合不良。

【重点关注】

1. 产后 <24 小时产妇会阴、阴道疼痛,肛门坠痛应给予查体,以除外外阴及阴道血肿。

2. 产后 >24 小时产妇会阴肿痛需关注伤口对合、皮肤温度、渗液、溢脓、皮下囊性感。

3. 产妇一般情况,包括营养、并发症等。

【处理】

会阴侧切伤口的处理流程见图 4-7。

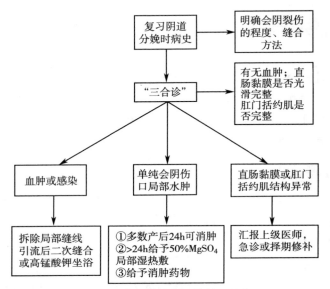

图 4-7　会阴侧切伤口的处理流程

【特殊问题】

坏死性筋膜炎：是会阴切口感染导致的罕见而致命的并发症，为深部软组织感染，可累及会阴浅筋膜、深筋膜，可扩展至大腿、臀部和腹壁。常发生于产后1~5 天。早期诊断、外科清创术、应用抗生素、采取重症监护是成功治疗的关键。

【谨记】

1. 产后 24 小时内剧烈的会阴及肛门坠痛要警惕阴道血肿。

2. 贫血患者延迟拆线有助于伤口愈合，却不能改变存在局部血肿伤口的预后。

3. 会阴切口感染的发生率＜1%，Ⅳ度会阴裂伤最容易导致严重感染。

4. 保持大便通畅可预防会阴伤口裂开和疼痛。

【请示和会诊】

血肿、感染、直肠黏膜或肛门括约肌结构异常时要汇报上级医师以指导及处理。

（李晓川）

第五十三节 剖宫产术后切口出现红肿的处理

【可能原因】

切口感染、切口脂肪液化。

【重点关注】

1. **切口感染** 切口有红、肿、热、痛或有脓性分泌物；深部切口引流出脓液或穿刺抽出脓液；自然裂开或由外科医师打开的切口，有脓性分泌物或伴有发热，体温≥38℃，局部有压痛；分泌物培养阳性。

2. **切口脂肪液化** 多发生于术后5~7天；红肿可不明显；伤口淡黄、淡血性渗液，细菌培养（−）；切口愈合不良，渗液在镜下或肉眼可见大量脂肪滴。

【处理】

1. 充分引流，拆除局部缝线，伤口换药。

2. 根据伤口的深度、范围决定后续治疗方法。新鲜清洁后二次缝合或蝶形胶布拉拢对合。

【特殊问题】

坏死性筋膜炎是深部软组织感染,常累及肌肉和筋膜。常发生于产后 1~5 天。早期诊断、外科清创术、应用抗生素、采取重症监护是治疗成功的关键。

【谨记】

1. 感染高危因素包括肥胖、糖尿病、贫血、破膜时间长、产程延长、绒毛膜羊膜炎、应用糖皮质激素和免疫抑制剂。

2. 通常出现于术后第 4 天左右,对于抗生素不能控制的持续发热尤其要引起警惕。

(李晓川)

参考文献

［1］谢幸, 孔北华, 段涛. 妇产科学. 9版. 北京: 人民卫生出版社, 2018.

［2］葛均波, 徐永健, 王辰. 内科学. 9版. 北京: 人民卫生出版社, 2018.

［3］刘新民. 妇产科手术学. 3版. 北京: 人民卫生出版社, 2004.

［4］马润玫. 妇产科医师行医必读. 6版. 北京: 人民卫生出版社, 2009.

［5］吴孟超, 吴在德. 黄家驷外科学 (中册). 8版. 北京: 人民卫生出版社, 2021.

［6］向阳. 宋鸿钊滋养细胞肿瘤学. 4版. 北京: 人民卫生出版社, 2020.

［7］向阳, 郎景和. 协和妇产科查房手册. 北京: 人民卫生出版社, 2016.

［8］CUNNINGHAM FG, LEVENO KJ, BLOOM SL, et al. Williams obstetrics. 24th edition. New York: McGraw-Hill Education, 2014.

［9］World Health Organization. Medical eligibility criteria for contraceptive use. 5th edition. Geneva: World Health Organization, 2015.

［10］谌永毅, 曾元丽, 钟平. 化疗药物外渗致组织损伤的治疗护理进展. 护士进修杂志, 2009, 24 (7): 617-618.

［11］程利南, 狄文, 丁岩, 等. 女性避孕方法临床应用的中国专家共识. 中华妇产科杂志, 2018, 53 (7): 433-447.

［12］邓华丽, 江小群. 子宫切除术后阴道残端不同缝合方式的临床效果对比. 现代诊断与治疗, 2018, 29 (12): 1858-1860.

［13］胡娅莉.早产临床诊断与治疗指南 (2014).中华妇产科杂志 , 2014, 49 (7): 481-485.

［14］贾柠伊 , 刘佳 , 李坚.子宫动静脉瘘诊断及治疗现状进展.中国妇产科临床杂志 , 2019, 20 (6): 571-573.

［15］金力 , 陈蔚琳 , 周应芳.剖宫产术后子宫瘢痕妊娠诊治专家共识 (2016).全科医学临床与教育 , 2017, 15 (1): 5-9.

［16］郎景和 , 陈春林 , 向阳 , 等.子宫肌瘤及子宫腺肌病子宫动脉栓塞术治疗专家共识.中华妇产科杂志 , 2018, 53 (5): 289-293.

［17］陆琦 , 王玉东.2019 年英国妇科内镜学会 / 英国皇家妇产科医师学会《妊娠期腹腔镜手术指南》解读.中国实用妇科与产科杂志 , 2020, 36 (2): 139-144.

［18］秦秀丽 , 曾铁英 , 徐晶 , 等.蒽环类化疗药物外渗处置的循证护理实践.护理学杂志 , 2016, 31 (13): 36-39.

［19］任琛琛 , 顾向应 , 刘欣燕 , 等.宫角妊娠诊治专家共识.中国实用妇科与产科杂志 , 2020, 36 (4): 329-332.

［20］王玉东 , 陆琦.输卵管妊娠诊治的中国专家共识.中国实用妇科与产科杂志 , 2019, 35 (7): 780-787.

［21］夏伟 , 周容.2019 年母胎医学会 "妊娠和产褥期脓毒症管理指南" 解读.实用妇产科杂志 , 2020, 36 (1): 17-20.

［22］杨孜 , 张为远.《妊娠期高血压疾病诊治指南 (2020)》解读.中华妇产科杂志 , 2020, 55 (6): 425-432.

［23］姚珂 , 彭伟 , 叶远华 , 等.75 例妊娠期急性阑尾炎的诊断和治疗分析.中国现代普通外科进展 , 2018, 21 (8): 661-663.

［24］张佳妮 , 牟祎 , 刘娜 , 等.《孕期和产褥期孕产妇衰竭指南 (2019)》要点解读.中华妇幼临床医学杂志 (电子版), 2020, 16 (1): 23-31.

［25］赵小明 , 秦晶 , 丛悦.化疗药物外渗处理方法的研究进展.中国实用护理杂志 , 2011, 27 (z2): 26-27.

［26］中国医师协会介入医师分会妇儿介入专业委员会 , 中华医学会放射学分会介入学组生殖泌尿专业委员会 , 中国妇儿介入联盟.围分娩期产科出血介入治疗中国专家共识.中华介入放射学电子杂志 , 2020, 8 (1): 1-5.

［27］中华医学会妇产科学分会产科学组.胎膜早破的诊断与

处理指南 (2015). 中华妇产科杂志 , 2015, 50 (1): 3-8.

［28］ 中华医学会妇产科学分会产科学组 . 妊娠合并心脏病的诊治专家共识 (2016). 中华妇产科杂志 , 2016, 51 (6): 401-409.

［29］ 中华医学会妇产科学分会计划生育学组 . 剖宫产术后子宫瘢痕妊娠诊治专家共识 (2016). 中华妇产科杂志 , 2016, 51 (8): 568-572.

［30］ 中华医学会计划生育学分会 . 40 岁及以上女性避孕指导专家共识 . 中华妇产科杂志 , 2020, 55 (4): 239-245.

［31］ 中华医学会计划生育学分会 , 国家卫生健康委科学技术研究所 . 青少年避孕服务指南 . 中华妇产科杂志 , 2020, 55 (2): 83-90.

［32］ 中华医学会围产医学分会 . 晚期产后出血诊治专家共识 . 中国实用妇科与产科杂志 , 2019, 35 (9): 1008-1013.

［33］ 周丽丽 , 肖静 . 阴道残端裂开的治疗策略探讨 . 现代妇产科进展 , 2020, 29 (2): 159-160.

［34］ ABE SK, BALOGUN OO, OTA E, et al. Supplementation with multiple micronutrients for breastfeeding women for improving outcomes for the mother and baby. Cochrane Database Syst Rev, 2016, 2: CD010647.

［35］ ALHOUSSEINI A, LAYNE ME, GONIK B, et al. Successful continuation of pregnancy after treatment of group a streptococci sepsis. Obstet Gynecol, 2017, 129 (5): 907-910.

［36］ ALI A, BECKETT K, FLINK C. Emergent mri for acute abdominal pain in pregnancy-review of common pathology and imaging appearance. Emerg Radiol, 2020, 27: 205-214.

［37］ BARNHART KT. Ectopic pregnancy. N Engl J Med, 2009, 361 (4): 379-387.

［38］ BASSI C, MARCHEGIANI G, DERVENIS C, et al. The 2016 update of the international study group (isgps) definition and grading of postoperative pancreatic fistula: 11 years after. Surgery, 2017, 161 (3): 584-591.

［39］ BATEMAN BT, FRANKLIN JM, BYKOV K, et al. Persistent opioid use following cesarean delivery: Patterns and predictors among opioid-naive women. Am J Obstet Gynecol, 2016, 215 (3): 353. e351-353. e318.

[40] BATRA P, FRIDMAN M, LENG M, et al. Emergency department care in the postpartum period: California births, 2009-2011. Obstet Gynecol, 2017, 130 (5): 1073-1081.

[41] BERENS P. Overview of the postpartum period: Physiology, complications, and maternal care. I uptodate. Hentet, 2019, 26: 2019.

[42] BLACKWELL RH, KIRSHENBAUM EJ, SHAH AS, et al. Complications of recognized and unrecognized iatrogenic ureteral injury at time of hysterectomy: A population based analysis. J Urol, 2018, 199 (6): 1540-1545.

[43] BROWN S, GARTLAND D, PERLEN S, et al. Consultation about urinary and faecal incontinence in the year after childbirth: A cohort study. BJOG, 2015, 122 (7): 954-962.

[44] BRUNING AH, HELLER HM, KIEVIET N, et al. Antidepressants during pregnancy and postpartum hemorrhage: A systematic review. Eur J Obstet Gynecol Reprod Biol, 2015, 189: 38-47.

[45] CHUKUS A, TIRADA N, RESTREPO R, et al. Uncommon implantation sites of ectopic pregnancy: Thinking beyond the complex adnexal mass. Radiographics, 2015, 35 (3): 946-959.

[46] de Graaff LF, HONIG A, van PAMPUS MG, et al. Preventing post-traumatic stress disorder following childbirth and traumatic birth experiences: A systematic review. Acta Obstet Gynecol Scand, 2018, 97 (6): 648-656.

[47] DEMURI GP, STERKEL AK, KUBICA PA, et al. Macrolide and clindamycin resistance in group a streptococci isolated from children with pharyngitis. Pediatr Infect Dis J, 2017, 36 (3): 342-344.

[48] DOBSON G, CHOW L, FLEXMAN A, et al. Guidelines to the practice of anesthesia-revised edition 2019. Can J Anesth, 2019, 66 (1): 75-108.

[49] EISENBERG DL, SCHREIBER CA, TUROK DK, et

al. Three-year efficacy and safety of a new 52-mg levonorgestrel-releasing intrauterine system. Contraception, 2015, 92 (1): 10-16.

[50] EVENSEN A, ANDERSON JM, FONTAINE P. Postpartum hemorrhage: Prevention and treatment. Am Fam Physician, 2017, 95 (7): 442-449.

[51] GIRAULT A, DENEUX-THARAUX C, SENTILHES L, et al. Undiagnosed abnormal postpartum blood loss: Incidence and risk factors. PLoS ONE, 2018, 13 (1): e0190845.

[52] GOLIŃSKA E, VAN DER LINDEN M, WIĘCEK G, et al. Virulence factors of streptococcus pyogenes strains from women in peri-labor with invasive infections. Eur J Clin Microbiol Infect Dis, 2016, 35 (5): 747-754.

[53] GOSTIGIAN A. Acute abdominal pain in the first trimester of pregnancy. JAAPA, 2020, 33 (8): 19-21.

[54] GRZESKOWIAK LE, MCBAIN R, DEKKER GA, et al. Antidepressant use in late gestation and risk of postpartum haemorrhage: A retrospective cohort study. BJOG, 2016, 123 (12): 1929-1936.

[55] GUSTAFSON LW, BLAAKAER J, HELMIG RB. Group a streptococci infection. A systematic clinical review exemplified by cases from an obstetric department. Eur J Obstet Gynecol Reprod Biol, 2017, 215: 33-40.

[56] American College of Obstetricians and Gynecologists. ACOG practice bulletin no. 193: Tubal ectopic pregnancy. Obstet Gynecol, 2018, 131 (3): e91-e103.

[57] American College of Obstetricians and Gynecologists. ACOG practice bulletin no. 202: Gestational hypertension and preeclampsia. Obstet Gynecol, 2019, 133 (1): e1-e25.

[58] HAMADEH S, ADDAS B, HAMADEH N, et al. Spontaneous intraperitoneal hemorrhage in the third trimester of pregnancy: Clinical suspicion made the difference. J Obstet Gynaecol Res, 2018, 44 (1): 161-164.

[59] JAAFAR SH, HO JJ, LEE KS. Rooming-in for new

mother and infant versus separate care for increasing the duration of breastfeeding. Cochrane Database Syst Rev, 2016, 8: CD006641.

[60] JACOBSON J, GORBATKIN C, GOOD S, et al. Splenic artery aneurysm rupture in pregnancy. Am J Emerg Med, 2017, 35 (6): 935. e935-935. e938.

[61] JAYARAM P, MOHAN M, LINDOW S, et al. Postpartum acute colonic pseudo-obstruction (ogilvie's syndrome): A systematic review of case reports and case series. Eur J Obstet Gynecol Reprod Biol, 2017, 214: 145-149.

[62] KAISER JE, BAKIAN AV, SILVER RM, et al. Maternal outcomes in puerperal group a streptococci infection. Obstet Gynecol, 2018, 132 (1): 179-184.

[63] LABARTA FR, RECARTE MP, LUQUE AA, et al. Outcomes of pelvic arterial embolization in the management of postpartum haemorrhage: A case series study and systematic review. Eur J Obstet Gynecol Reprod Biol, 2016, 206: 12-21.

[64] LAMVU G, FERANEC J, BLANTON E. Perioperative pain management: An update for obstetrician-gynecologists. Am J Obstet Gynecol, 2018, 218 (2): 193-199.

[65] LEONARD A, WRIGHT A, SAAVEDRA-CAMPOS M, et al. Severe group a streptococcal infections in mothers and their newborns in london and the south east, 2010-2016: Assessment of risk and audit of public health management. BJOG, 2019, 126 (1): 44-53.

[66] LIER M, MALIK R, VAN WAESBERGHE J, et al. Spontaneous haemoperitoneum in pregnancy and endometriosis: A case series. BJOG, 2017, 124 (2): 306-312.

[67] LIM G, MELNYK V, FACCO FL, et al. Cost-effectiveness analysis of intraoperative cell salvage for obstetric hemorrhage. Anesthesiology, 2018, 128 (2): 328-337.

[68] MARKOVA V, NORGAARD A, JØRGENSEN KJ, et al. Treatment for women with postpartum iron deficiency anaemia. Cochrane Database Syst Rev, 2015, 8: CD010861.

[69] MARSHALL AL, DURANI U, BARTLEY A, et al. The impact of postpartum hemorrhage on hospital length of stay and inpatient mortality: A national inpatient sample-based analysis. Am J Obstet Gynecol, 2017, 217 (3): 344. e341-344. e346.

[70] MCDONALD E, GARTLAND D, SMALL R, et al. Dyspareunia and childbirth: A prospective cohort study. BJOG, 2015, 122 (5): 672-679.

[71] NARASIMHULU DM, EGBERT NM, MATTHEW S. Intrapartum spontaneous ureteral rupture. Obstet Gynecol, 2015, 126 (3): 610-612.

[72] NYFLØT L, SANDVEN I, OLDEREID N, et al. Assisted reproductive technology and severe postpartum haemorrhage: A case-control study. BJOG, 2017, 124 (8): 1198-1205.

[73] O'NEAL MA, CHANG LY, SALAJEGHEH MK. Postpartum spinal cord, root, plexus and peripheral nerve injuries involving the lower extremities: A practical approach. Anesth Analg, 2015, 120 (1): 141-148.

[74] OLIVEIRA JM, ALLERT R, EAST CE. Vitamin a supplementation for postpartum women. Cochrane Database Syst Rev, 2016, 3: CD005944.

[75] ORLIAGUET G, HAMZA J, COULOIGNER V, et al. A case of respiratory depression in a child with ultrarapid cyp2d6 metabolism after tramadol. Pediatrics, 2015, 135 (3): e753-e755.

[76] PARKER VL, SRINIVAS M. Non-tubal ectopic pregnancy. Arch Gynecol Obstet, 2016, 294 (1): 19-27.

[77] QASRAWI A, ABUGHANIMEH O, ABU GHANIMEH M, et al. Intrahepatic cholangiocarcinoma masquerading as acute fatty liver of pregnancy: A case report and review of the literature. Case Rep Hepatol, 2018, 2018: 6939747.

[78] ROTTENSTREICH A, BENENSON S, LEVIN G, et al. Risk factors, clinical course and outcomes of pregnancy-related group a streptococcal infections: Retrospective 13-year cohort study. Clin Microbiol Infect, 2019,

25 (2): 251. e251-251. e254.

[79] SAX MR, WHITESIDE JL. Persistent abdominal pain 2 years after cesarean delivery. Obstet Gynecol, 2019, 134 (1): 102-105.

[80] SHIELDS LE, WIESNER S, FULTON J, et al. Comprehensive maternal hemorrhage protocols reduce the use of blood products and improve patient safety. Am J Obstet Gynecol, 2015, 212 (3): 272-280.

[81] SHINAR S, FOUKS Y, AMIT S, et al. Clinical characteristics of and preventative strategies for peripartum group a streptococcal infections. Obstet Gynecol, 2016, 127 (2): 227-232.

[82] SHNAEKEL KL, WENDEL MP, RABIE NZ, et al. Incarceration of the gravid uterus. Obstet Gynecol Surv, 2016, 71 (10): 613-619.

[83] SIU AL, US Preventive Services Task Force. Screening for depression in adults: US preventive services task force recommendation statement. JAMA, 2016, 315 (4): 380-387.

[84] SKUBIC JJ, SALIM A. Emergency general surgery in pregnancy. Trauma Surg Acute Care Open, 2017, 2: e000125.

[85] SKUPSKI DW, BRADY D, LOWENWIRT IP, et al. Improvement in outcomes of major obstetric hemorrhage through systematic change. Obstet Gynecol, 2017, 130 (4): 770-777.

[86] SPARLING TM, HENSCHKE N, NESBITT RC, et al. The role of diet and nutritional supplementation in perinatal depression: A systematic review. Matern Child Nutr, 2017, 13 (1): e12235.

[87] STEVENS DL, BRYANT AE. Necrotizing soft-tissue infections. N Engl J Med, 2017, 377 (23): 2253-2265.

[88] TANAKA H, KATSURAGI S, HASEGAWA J, et al. The most common causative bacteria in maternal sepsis-related deaths in japan were group a streptococcus: A nationwide survey. J Infect Chemother, 2019, 25 (1): 41-44.

[89] TANI A. An attempt to prevent vaginal stump infection after total laparoscopic hysterectomy. J Minim Invasive Gynecol, 2015, 22 (6): S216-S217.

［90］ TEELUCKDHARRY B, GILMOUR D, FLOWERDEW G. Urinary tract injury at benign gynecologic surgery and the role of cystoscopy: A systematic review and meta-analysis. Obstet Gynecol, 2015, 126 (6): 1161-1169.

［91］ TULLY KP, STUEBE AM, VERBIEST SB. The fourth trimester: A critical transition period with unmet maternal health needs. Am J Obstet Gynecol, 2017, 217 (1): 37-41.

［92］ van den BOSCH T. Spontaneous haemoperitoneum in pregnancy (ship): Take-home messages. BJOG, 2017, 124 (2): 313.

［93］ WALDOW C, CAMPANHARO FF, SOUZA LS, et al. 144 liver disease in pregnancy: Imitators of preeclampsia. Pregnancy Hypertens, 2016, 6 (3): 251.

［94］ WEBSTER K, EADON H, FISHBURN S, et al. Ectopic pregnancy and miscarriage: Diagnosis and initial management: Summary of updated nice guidance. BMJ, 2019, 367: l6283.

［95］ WEIZMAN NF, EINARSSON JI, WANG KC, et al. Vaginal cuff dehiscence: Risk factors and associated morbidities. J Soc Laparoendosc Surg, 2015, 19 (2): e2013. 00351.

［96］ WENIGER M, D'HAESE JG, ANGELE MK, et al. Treatment options for chylous ascites after major abdominal surgery: A systematic review. Am J Surg, 2016, 211 (1): 206-213.

［97］ WONG JM, BORTOLETTO P, TOLENTINO J, et al. Urinary tract injury in gynecologic laparoscopy for benign indication: A systematic review. Obstet Gynecol, 2018, 131 (1): 100-108.

［98］ WOODHEAD N, NKWAM O, CADDICK V, et al. Surgical causes of acute abdominal pain in pregnancy. Obstet Gynaecol, 2019, 21 (1): 27-35.

［99］ ZAAT TR, VAN STEIJN ME, de HAAN-JEBBINK JM, et al. Posttraumatic stress disorder related to postpartum haemorrhage: A systematic review. Eur J Obstet Gynecol Reprod Biol, 2018, 225: 214-220.